Andrzej Grzybowski

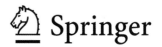 Springer

眼科人工智能

Artificial Intelligence in Ophthalmology

主　编　〔波〕安德烈·格日博夫斯基
主　审　唐仕波
主　译　胡建斌
副主译　陈忠平　戴伟伟　桂君民
　　　　秦　波　王　颖

天津出版传媒集团
天津科技翻译出版有限公司

著作权合同登记号：图字：02-2022-154

图书在版编目(CIP)数据

眼科人工智能 / (波)安德烈·格日博夫斯基
(Andrzej Grzybowski) 主编；胡建斌主译. —天津：
天津科技翻译出版有限公司,2024.6
书名原文：Artificial Intelligence in
Ophthalmology
ISBN 978-7-5433-4453-2

Ⅰ.①眼…　Ⅱ.①安…　②胡…　Ⅲ.①人工智能–应
用–眼科学　Ⅳ.①R77-39

中国国家版本馆 CIP 数据核字(2024)第 063418 号

First published in English under the title
Artificial Intelligence in Ophthalmology
edited by Andrzej Grzybowski
Copyright © Springer Nature Switzerland AG, 2021
This edition has been translated and published under licence from
Springer Nature Switzerland AG.

授权单位：Springer Nature Switzerland AG.
出　　　版：天津科技翻译出版有限公司
出 版 人：方艳
地　　　址：天津市南开区白堤路 244 号
邮政编码：300192
电　　　话：022-87894896
传　　　真：022-87893237
网　　　址：www.tsttpc.com
印　　　刷：天津海顺印业包装有限公司
发　　　行：全国新华书店
版本记录：787mm×1092mm　16 开本　17.5 印张　250 千字
　　　　　2024 年 6 月第 1 版　2024 年 6 月第 1 次印刷
　　　　　定价：180.00 元

(如发现印装问题,可与出版社调换)

主译简介

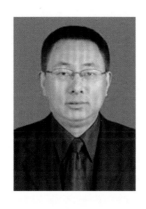

胡建斌 主任医师，硕士研究生导师，成都爱尔眼科医院常务副院长。担任中国医药教育协会智能医学专业委员会副主任委员，爱尔眼科医疗集团眼底病研究所副所长，爱尔眼科医疗集团眼底病学组副组长，中国医药文化协会医学康养工程分会副会长，中国医药教育协会智能医学专业委员会智能眼科学组委员。主要从事玻璃体视网膜疾病的科研及临床工作，擅长视网膜脱离、糖尿病视网膜病变、高度近视视网膜病变、严重眼外伤手术。

副主译简介

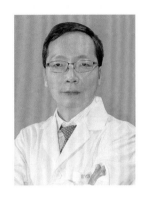

陈忠平 眼科学博士,主任医师,博士研究生导师,博士后合作导师,长沙爱尔眼科医院副院长,长沙爱尔眼科医院眼底病中心主任,爱尔眼科集团眼底病学组副组长。担任中国非公医疗机构眼科学会眼底病分委会委员,湖南省眼底病学组委员,*Acta Ophthalmologica*、*Evidence-Based Complementary and Alternative Medicine*、*Archives Of Physiology And Biochemistry* 等杂志审稿人,湖南省、北京市、浙江省及江西省自然科学基金项目评审专家,《中华临床医师杂志》编辑,发表 SCI 论文 4 篇,在《中华眼底病杂志》等核心期刊上发表学术论文 30 余篇,参编专著 3 部,参译专著 1 部。主持湖南省重点科研项目、省自然科学基金等 6 项,参与国家自然科学基金项目 1 项,获长沙市自然科学优秀学术成果一等奖 1 项、二等奖 1 项,获国家专利 1 项。荣获爱尔眼科集团"玻切大师"称号,被评为爱尔眼科学院优秀研究生导师、爱尔集团最美医师。

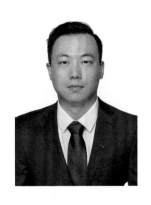

戴伟伟 工学博士,硕士研究生导师,长沙爱尔数字眼科研究所所长,爱尔数字眼科研究所常务副所长,爱尔眼科医院集团总裁办主任。担任中国人工智能学会智慧医疗专业委员会委员,中国体视学会智慧医疗分会常务委员,中国非公立医疗机构协会眼科专业委员会委员,中国信息产业商会联邦边缘计算分会副理事长,湖南省数字医学学会副理事长,长沙市欧美同学会副会长。长期从事交叉学科研究及转化,并在企业运营管理上拥有丰富的经验。在基于稀疏特性的算法研究与开发工作方面具有扎实的研究基础,并将研究成果运用于眼球运动的分析和研究。主持国家级项目 1 项,省部级项目 1 项,发表论文 20 余篇。

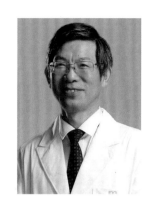

桂君民 主任医师,重庆南坪爱尔眼科医院副院长。担任重庆市眼外伤学组委员、爱尔眼科集团眼底病学组委员、《伤害医学杂志(电子版)》编委。曾就职于北京医科大学中国药物依赖性研究所、重庆市第三人民医院、重庆第三军医大学西南医院、长沙及重庆爱尔眼科医院。2005—2008 年先后在美国纽约州立大学锡拉丘兹和路易斯安那州立大学新奥尔良医学中心神经科学及药理系做访问学者。从事眼科临床工作 20 余年,擅长眼底疾病的诊疗和眼底外科手术,发表研究论文 20 余篇。

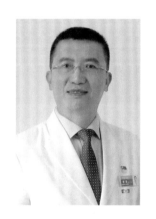

秦 波 医学博士,主任医师,博士研究生导师,现任爱尔眼科深圳特区总院长,深圳爱尔眼科院长,爱尔眼科集团眼外伤学组组长、眼底病学组副组长。担任亚太眼外伤学会委员、中华医学会眼科学分会眼外伤学组委员、中国医师协会眼科医师分会眼外伤学组委员、中国医师协会中西医结合医师分会眼科专业委员会委员、中国残疾人康复协会视力残疾康复专业委员会委员、广东省中西医结合学会眼科专业委员会副主任委员、广东省预防医学会眼病防治专业委员会副主任委员。主持国家和省市级科研课题共 20 余项,发表论文 70 余篇,授权实用新型专利 13 项。

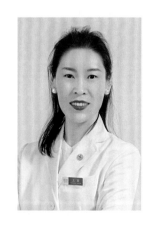

王 颖 眼科学博士,主任医师,博士研究生导师,辽宁爱尔眼科医院眼底病科副主任、GCP 机构办主任。入选辽宁"百千万人才工程"千层次人才。担任辽宁省医学会眼科学分会青年委员,中国中医药信息学会眼科学分会委员,爱尔集团眼底病学组青年委员。2015—2017 年于美国新墨西哥大学完成博士后学习,同期在美国克里夫兰医学中心交流访问。主持国家自然科学青年基金 1 项,湖南省自然科学基金 1 项,沈阳市中青年科技创新人才支持计划项目 1 项,以第一作者或通讯作者发表 SCI 论文 4 篇、国内眼科核心期刊论文 4 篇,获专利 4 项。

译者名单

主　审　　　唐仕波　爱尔眼科研究所/中南大学爱尔眼科学院

主　译　　　胡建斌　爱尔眼科视网膜研究所/成都爱尔眼科医院

副主译　　　陈忠平　长沙爱尔眼科医院

　　　　　　戴伟伟　爱尔数字眼科研究所

　　　　　　桂君民　重庆南坪爱尔眼科医院

　　　　　　秦　波　暨南大学附属深圳爱尔眼科医院

　　　　　　王　颖　辽宁爱尔眼科医院

译　者　　　(按姓氏汉语拼音排序)

　　　　　　陈忠平　长沙爱尔眼科医院

　　　　　　戴伟伟　爱尔数字眼科研究所

　　　　　　高小明　宁波爱尔眼科医院

　　　　　　桂君民　重庆南坪爱尔眼科医院

　　　　　　哈文静　银川爱尔眼科医院

　　　　　　胡建斌　爱尔眼科视网膜研究所/成都爱尔眼科医院

　　　　　　胡凌溪　南方科技大学

　　　　　　李丹杰　成都爱尔眼科医院

　　　　　　李九可　杭州爱尔眼科医院

　　　　　　李俊萍　成都东区爱尔眼科医院

　　　　　　鲁　静　成都东区爱尔眼科医院

　　　　　　马红婕　爱尔眼科研究所/暨南大学附属广州爱尔眼科医院

　　　　　　秦　波　暨南大学附属深圳爱尔眼科医院

　　　　　　王　颖　辽宁爱尔眼科医院

　　　　　　吴松一　泉州爱尔眼科医院

　　　　　　夏建平　沈阳爱尔卓越眼科医院

　　　　　　杨　月　成都东区爱尔眼科医院

　　　　　　禹　海　沈阳爱尔眼视光医院

　　　　　　周梦兰　成都东区爱尔眼科医院

主译助理　　李俊萍　成都东区爱尔眼科医院

　　　　　　　　胡凌溪　南方科技大学

　　　　　　　　李晓洁　爱尔眼科医院集团

翻译组秘书　赵　耀　爱尔眼科医院集团国际交流与合作部

编者名单

Andrzej Grzybowski

Department of Ophthalmology, University of Warmia and Mazury, Olsztyn, Poland

Institute for Research in Ophthalmology, Foundation for Ophthalmology Development, Poznan, Polan

Ikram Issarti

Visual Optics Lab Antwerp (VOLANTIS), Department of Ophthalmology, Antwerp University Hospital, Edegem, Belgium

Department of Medicine and Health Sciences, Antwerp University, Wilrijk, Belgium

Jos J. Rozema

Visual Optics Lab Antwerp (VOLANTIS), Department of Ophthalmology, Antwerp University Hospital, Edegem, Belgium

Department of Medicine and Health Sciences, Antwerp University, Wilrijk, Belgium

Paisan Ruamviboonsuk

Department of Ophthalmology, Rajavithi Hospital, Bangkok, Thailand

Natsuda Kaothanthong

Sirindhorn International Institute of Technology, Thammasat University, Pathumtani, Thailand

Thanaruk Theeramunkong

Sirindhorn International Institute of Technology, Thammasat University, Pathumtani, Thailand

Varis Ruamviboonsuk

Department of Biochemistry, Faculty of Medicine, Chulalongkorn University, Bangkok, Thailand

Michael D. Abramoff

The Robert C Watzke Professor of Ophthalmology and Visual Sciences, University of Iowa, Iowa City, IA, USA

Retina Service, University of Iowa, Iowa City, IA, USA

Digital Diagnostics, Coralville, IA, USA

Zhiqi Chen

Department of Electrical and Computer Engineering, New York University, Brooklyn, NY, USA Department of Ophthalmology, NYU Langone Health, New York, NY, US

Hiroshi Ishikawa

Department of Ophthalmology, NYU Langone Health, New York, NY, USA Department of Biomedical Engineering, New York University, Brooklyn, NY, USA

Tomasz Krzywicki

Faculty of Mathematics and Computer Science, University of Warmia and Mazury, Olsztyn, Poland

Joelle A. Hallak

Department of Ophthalmology and Visual Sciences, University of Illinois at Chicago, Chicago, IL, USA

Kathleen Emily Romond

Department of Ophthalmology and Visual Sciences, University of Illinois at Chicago, Chicago, IL, USA

Dimitri T. Azar

Department of Ophthalmology and Visual Sciences, University of Illinois at Chicago, Chicago, IL, USA

Twenty/Twenty Therapeutics, San Francisco, CA, USA

Yifan Peng

National Center for Biotechnology Information (NCBI), National Library of Medicine (NLM), National Institutes of Health (NIH), Bethesda, MD, USA

Department of Population Health Sciences, Weill Cornell Medicine, New York, NY, USA

Qingyu Chen

National Center for Biotechnology Information (NCBI), National Library of Medicine (NLM), National Institutes of Health (NIH), Bethesda, MD, USA

Tiarnan D. L. Keenan
Department of Epidemiology and Clinical Applications, National Eye Institute (NEI), National Institutes of Health (NIH), Bethesda, MD, USA

Emily Y. Chew
Department of Epidemiology and Clinical Applications, National Eye Institute (NEI), National Institutes of Health (NIH), Bethesda, MD, USA

Zhiyong Lu
National Center for Biotechnology Information (NCBI), National Library of Medicine (NLM), National Institutes of Health (NIH), Bethesda, MD, USA

Gadi Wollstein
Department of Ophthalmology, NYU Langone Health, New York, NY, USA Department of Biomedical Engineering, New York University, Brooklyn, NY, US

Joel S. Schuman
Department of Electrical and Computer Engineering, New York University, Brooklyn, NY, USA Department of Ophthalmology, NYU Langone Health, New York, NY, USA
Department of Biomedical Engineering, New York University, Brooklyn, NY, USA

Brittni A. Scruggs
Casey Eye Institute, Department of Ophthalmology, Oregon Health and Science University, Portland, OR, USA

J. Peter Campbell
Casey Eye Institute, Department of Ophthalmology, Oregon Health and Science University, Portland, OR, USA
Department of Medical Informatics and Clinical Epidemiology, Oregon Health and Science University, Portland, OR, USA

Michael F. Chiang
National Eye Institute, National Institutes of Health, Bethesda, MD, USA

Piotr Brona
Department of Ophthalmology, Poznan City Hospital, Poznan, Poland

Xinle Liu
Google Health, Palo Alto, CA, USA

Akinori Mitani
Google Health, Palo Alto, CA, USA

Terry Spitz
Google Health, London, UK

Derek J. Wu
Google Health, Palo Alto, CA, USA

Joseph R. Ledsam
DeepMind, London, UK

David Chuen Soong Wong
School of Clinical Medicine, University of Cambridge, Cambridge, UK

Grace Kiew
Royal Bournemouth and Christchurch Hospitals NHS Foundation Trust, Bournemouth, UK

Sohee Jeon
Keye Eye Center, Seoul, South Korea

Daniel Ting
Duke-NUS Medical School, Singapore National Eye Center, Singapore, Singapore

T.Y. Alvin Liu
Retina Division, Department of Ophthalmology (Wilmer Eye Institute), Johns Hopkins University School of Medicine, Baltimore, MD, USA

Neil M. Bressler
Retina Division, Department of Ophthalmology (Wilmer Eye Institute), Johns Hopkins University School of Medicine, Baltimore, MD, USA

José Luis Reyes Luis
Boston, MA, USA

Roberto Pineda
Boston, MA, USA

Haotian Lin
State Key Laboratory of Ophthalmology, Zhongshan Ophthalmic Center, Sun Yat-sen University, Guangzhou, China

Lixue Liu
State Key Laboratory of Ophthalmology, Zhongshan

Ophthalmic Center, Sun Yat-sen University, Guangzhou, China

Xiaohang Wu
State Key Laboratory of Ophthalmology, Zhongshan Ophthalmic Center, Sun Yat-sen University, Guangzhou, China

Yan Wang
Tianjin Eye Hospital, Tianjin Eye Institute, Tianjin Key Laboratory of Ophthalmology and Visual Science, Nankai University School of Medicine, Nankai University, Tianjin, China
Clinical College of Ophthalmology, Tianjin Medical University, Tianjin, China

Mohammad Alzogool
Tianjin Eye Hospital, Tianjin Eye Institute, Tianjin Key Laboratory of Ophthalmology and Visual Science, Nankai University School of Medicine, Nankai University, Tianjin, China

Haohan Zou
Tianjin Eye Hospital, Tianjin Eye Institute, Tianjin Key Laboratory of Ophthalmology and Visual Science, Nankai University School of Medicine, Nankai University, Tianjin, China
Clinical College of Ophthalmology, Tianjin Medical University, Tianjin, China

Nouf Alnafisee
Faculty of Biology, Medicine and Health, The University of Manchester, Manchester, UK

Sidra Zafar
The Wilmer Eye Institute, Johns Hopkins University School of Medicine, Baltimore, MD, US

Kristen Park
Malone Center for Engineering in Healthcare, Department of Computer Science, The Johns Hopkins University Whiting School of Engineering, Baltimore, MD, USA

Satyanarayana Swaroop Vedula
Malone Center for Engineering in Healthcare, Department of Computer Science, The Johns Hopkins University Whiting School of Engineering, Baltimore, MD, USA

Shameema Sikder
The Wilmer Eye Institute, Johns Hopkins University School of Medicine, Baltimore, MD, US

Yiran Tan
South Australian Institute of Ophthalmology, Royal Adelaide Hospital, Adelaide, Australia

Stephen Bacchi
South Australian Institute of Ophthalmology, Royal Adelaide Hospital, Adelaide, Australia

Weng Onn Chan
South Australian Institute of Ophthalmology, Royal Adelaide Hospital, Adelaide, Australia

Zelia M. Correa
Retina Division, Wilmer Eye Institute, Johns Hopkins University, Baltimore, MD, USA

Dan Milea
Duke-NUS Medical School, Singapore, Singapore
Copenhagen University Hospital, K benhavn, Denmark
Visual Neuroscience Group, Singapore Eye Research Institute, Singapore, Singapore
Neuro-Ophthalmology Department, Singapore National Eye Centre, Singapore, Singapore

Raymond Najjar
Duke-NUS Medical School, Singapore, Singapore
Visual Neuroscience Group, Singapore Eye Research Institute, Singapore, Singapore
Rachel Marjorie Wei Wen Tseng
Singapore Eye Research Institute, Singapore National Eye Centre, Singapore, Singapore

Tyler Hyungtaek Rim
Singapore Eye Research Institute, Singapore National Eye Centre, Singapore, Singapore
Ophthalmology and Visual Sciences Academic Clinical Program (Eye ACP), Duke-NUS Medical School, Singapore, Singapore

Carol Y. Cheung
Department of Ophthalmology and Visual Sciences, The Chinese University of Hong Kong, Hong Kong, Hong Kong

Tien Yin Wong
Singapore Eye Research Institute, Singapore National Eye Centre, Singapore, Singapore
Ophthalmology and Visual Sciences Academic Clinical Program (Eye ACP), Duke-NUS Medical School, Singapore, Singapore

John G. Ladas
Wilmer Eye Institute, Baltimore, MD, USA Maryland Eye Consultants and Surgeons, Silver Spring, MD, USA

Shawn R. Lin
Stein Eye Institute, Los Angeles, CA, USA

Guillaume Debellemanière
Adolphe de Rothschild Foundation Hospital, Paris, France

Alain Saad
Adolphe de Rothschild Foundation Hospital, Paris, France

Damien Gatinel
Adolphe de Rothschild Foundation Hospital, Paris, France

中文版序言

未来到底是属于互联网 Web 3.0，还是元宇宙？到底什么样的革命性技术可以引领人类社会走进经济振兴？无论谁成为"未来之王"，都离不开人工智能(AI)技术的加持。被认为是第四次科技革命核心驱动力的人工智能，正逐渐渗透到人类生活的各个方面，包括医疗、教育、法律、金融、贸易，乃至衣食住行。近几年，人工智能在医疗领域的应用发展迅速。随着老龄化人口数量的逐渐增加和慢性疾病患病率的增长，人们对医疗服务的需求也逐渐增强，而医疗资源不足、地区分配不均、医疗成本高等问题，使得人工智能技术的应用场景越发丰富。

AI 应用于医疗的具体场景主要有医学影像、辅助诊疗、新药研发、可穿戴设备、急救室和医院管理、医疗保健、病理学研究、慢病管理等。眼底疾病，尤其是糖尿病性视网膜病变和年龄相关性黄斑病变等，是 AI 医疗领域的热门研究方向。本书首先介绍了 AI 在眼科领域的应用前景与挑战，以及所涉及的 AI 基本技术与原理，然后结合世界各国在眼科领域已开展的 AI 应用实例，着重介绍了 AI 在具体眼病中的应用与发展，包括糖尿病性视网膜病变和早产儿视网膜病变的分级、筛查与管理，年龄相关性黄斑病变的辅助诊断、分级与预后分析，白内障的辅助诊断、术前术后评估、人工晶状体测算及白内障手术训练，青光眼的诊断与管理，屈光手术辅助及术前角膜疾病的诊断，眼部肿瘤和神经眼病的诊断。本书内容涉及眼科的重要亚专业学科，基本涵盖了与人民群众密切相关的眼部常见病、多发病。

目前，介绍 AI 与其他临床学科的专业书籍并不多见，已出版的书籍也多集中在 AI 与医学影像或医疗健康方面。本书是国内较早介绍 AI 与眼科的专业书籍，这也正是翻译并出版本书的意义，借此将 AI 与眼科相关内容介绍给国内眼科同道，为大家了解、掌握，甚至深入研究 AI 与眼科相关知识带来一些启迪，也希望本书为致力于研究 AI 与眼科的临床医生或科研人员提供重要的参考信息。

尽管智能医疗在医疗保健的各个方面发挥重要作用,但由于各医院之间存在医学影像设备不同,且图像数据、电子病历无法流通等问题,从而限制了AI更广泛的应用,并降低了其准确性,但这并不影响AI在医疗应用中的显著优势。本书将眼科专业知识与AI有机结合,通过阅读本书,希望更多的眼科同道或科研工作者对AI医疗产生兴趣并进行深入研究,挖掘AI眼科应用的巨大潜能。

　　衷心感谢胡建斌教授带领的团队对本书的翻译工作所做出的艰辛努力和巨大贡献。特别是胡建斌教授,他在繁重的临床、科研与教学工作之余仍笔耕不辍,面向国际科技前沿,以敏锐而前卫的眼光,不断探索、学习先进技术在医疗健康领域的应用,为国内眼科医生带来了珍贵的参考资料。

中国医师协会眼科学分会副会长

中南大学爱尔眼科学院院长

爱尔眼科研究所所长

爱尔眼科医院集团总院长

中文版前言

  人工智能是一个范围非常广泛的研究领域,在很长一段时间里都被视作科幻概念,直到艾伦·麦席森·图灵(Alan Mathison Turing)在 1950 年提出了著名的图灵测试,迈出了智能机器在科学研究领域的第一步。在随后的几十年里随着新技术的不断发展,人工智能开始应用于医学领域,处于领先的人工智能研究应用学科包括放射学、心脏病学、内科/内分泌学、神经学、眼科学、急诊医学及肿瘤学。

  20 世纪 90 年代,第一批眼科人工智能系统开始应用于青光眼、糖尿病视网膜病变和圆锥角膜的筛查和诊断中。随后国内外关于眼科人工智能领域的研究开始走向"快车道",随着一些眼科人工智能产品的落地应用,其在一定程度上提高了临床工作效率,为缓解医疗资源短缺问题提供了新途径。

  本书由来自欧洲、北美和亚洲的国际专家团队以综述的形式对眼科领域人工智能技术研究、应用及其前景进行概述,旨在为眼科医生、专业眼视光学人士及研究人员提供有关人工智能在眼科应用的最新进展。书中关于数字图像分析、人工智能基础知识和人工智能技术方面的章节为读者提供了眼科医生相对缺乏的人工智能相关知识;综合阐述了人工智能在视网膜疾病、角膜疾病、先天性白内障、神经眼科、青光眼、眼肿瘤学、人工晶状体计算、白内障手术培训等诸多方面的研究及临床应用;同时,在人工智能安全性和有效性相关章节阐明了眼科在引入和广泛应用该技术时面临的风险与挑战。在如今的大数据时代,人工智能在眼科学中的广泛应用是必然的发展趋势,希望本书可以为国内眼科医生及相关专业人员提供一个了解眼科人工智能的途径。

  在翻译过程中,我们秉持忠于原著的理念,力争在语言及表达方式上更符合国内读者的阅读习惯。尽管经过了我们翻译团队全体成员的反复推敲,但限于学识水平和能力,文中可能存在一些不当之处,还望同道不吝赐教,给予批评指正!

前　言

我很高兴，《眼科人工智能》这本书能有机会被中国读者阅读，也很有幸能与中国眼科医生合作。我曾多次亲临中国的全国眼科学术大会(CCOS)。2022年，我还参加了在中国汕头举办的第四届全国眼科人工智能(AI)会议。为什么要读这本书？AI和机器学习这一新领域已经延展到我们眼科领域，并在诊断和治疗方面开启了多种临床应用。近10年来，AI和眼科领域的科学出版物数量也大幅增加(图1)，这表明个人的知识更新速度想要跟上AI与眼科和视觉领域研究的快速发展是很困难的。因此，本书的作用是将现有的知识进行总结，使其易于理解。在本书中，我们省略了几章对于眼科医生来说在机器学习和图像分析技术方面有困难的内容。但是，我们认为AI的一些基础知识对于眼科医生了解这项技术的临床应用非常重要。我相信，读完本书后，读者将有能力分析AI在医学领域的优势和劣势。

本书涵盖了眼科AI发展的主要子领域，包括年龄相关性黄斑变性、糖尿病视网膜病变、早产儿视网膜病变和青光眼。然而，我们也试图描述和总结AI在其他进展较为缓慢的子领域的发展，包括圆锥角膜检测和屈光手术筛查、屈光手术、白内障管理和白内障手术培训、眼科分诊、眼肿瘤学、神经眼科、系统性风险预测和IOL度数计算。此外，其中一章专门介绍了眼科学中的实验性AI系统。同时，本书还介绍了几种成熟的多疾病AI算法，包括Google、DeepMind、新加坡眼病变分析仪(SELENA)，以及约翰·霍普金斯大学开发的算法。

我非常认同这个概念：AI可以帮助我们从"浅医学"转向"深度医学"，从而使医生在与患者建立基于深度同理心和联系的关键关系上投入更多的时间[1]。

中国在全球AI技术的发展中发挥了非常重要的作用[2]。就发表论文数量而言，中国是全球眼科AI研究产出第二的国家；就引用数量而言，中国是排名第四的国家[3]。仅在2020年，中国的初创企业就吸引了14亿美元的投资。

此外,由于中国拥有巨大的数据优势,以及可用的高质量数据,使得医疗 AI 从研究到应用的转化比美国更快。这显示了 AI 在中国医学发展的光明前景,希望本书能在这方面尽绵薄之力。

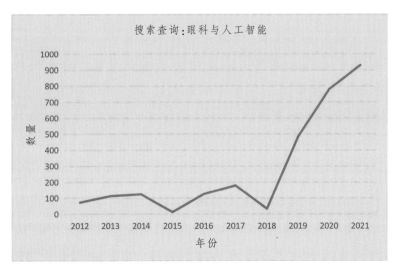

图 1

Andrzej Grzybowski, MD, PhD, MBA

参考文献

[1]Topol E. Deep Medicine: How Artificial Intelligence Can Make Healthcare Human Again. Basic Books, New York 2019.

[2]Kai-Fu Lee. AI Superpowers: China, Silicon Valley, and the New World Order, Mariner Books 2018.

[3]Boudry C et al. Analysis of international publication trends in artificial intelligence in ophthalmology. Graefes Arch Clin Exp Ophthalmol. 2022 Jan 9.

目　录

共同交流探讨
提升专业能力

■···■ 智能阅读向导为您严选以下专属服务 ■···■

加入【读者社群】   与书友分享阅读心得，交流并探讨专业知识与经验。

领取【推荐书单】   推荐专业好书，助您精进专业知识。

操作步骤指南

微信扫码直接使用资源，无需额外下载任何软件。如需重复使用可再扫码，或将需要多次使用的资源、工具、服务等添加到微信"📦收藏"功能。

扫码添加
智能阅读向导

第 1 章
人工智能在眼科领域的展望、风险和挑战

Andrzej Grzybowski

"在没有获得反馈时，你信心的增长会比准确率的提升快得多。"

——Tetlock P., Gardner D.

人工智能的展望

1955 年 8 月 31 日，约翰·麦卡锡、马文·L. 明斯基、纳撒尼尔·罗切斯特和克劳德·E. 香农在"达特茅斯夏季人工智能研究项目提案"中首次使用了"人工智能(AI)"一词[1,2]。然而，早在 1947 年艾伦·图灵就在伦敦的一次公开演讲中提到了"计算机智能"的概念，1948 年他又在一份题为《智能机器》的报告中介绍了人工智能的许多核心概念[3]。此外，艾伦·图灵在 1950 年提出了最初被称为"模仿游戏"的一项测试方法，后来我们称之为图灵测试，其是用以确认机器是否具备人类智能行为的一种测试。图灵测试方法是指人类评估员使用文字内容沟通的方式来判断其沟通对象是人类还是机器的一项测试[1-3]。图灵测试问世以来经过了数十年的缓慢进展后，人工智能终于开花结果了。随着诸多新技术的应用和逐渐成熟，人们对

人工智能在医疗健康领域的应用寄予了厚望。人工智能具有帮助患者改善治疗结果与提升医学从业者体验的潜力，并且通过回避错误和省略不必要的程序来降低成本，并为全人类提供了健康呵护。进入 18 世纪以来，第四次工业革命的主要特点之一是人工智能技术的应用(图 1.1)。ImageNet 大规模视觉识别挑战(ILSVRC)的年度竞赛结果让我们洞察了近期人工智能技术的有趣发展现状(图 1.2)。2010—2016 年，已发表的算法的错误率稳步下降，2017 年，38 个竞争团队中有 29 个团队的错误率低于 5%(被认为是人类阈值)，因此，10 年间图像识别方面 AI 算法性能超越了人类。

通过实现不同的目标和采用不同的实现手段，人工智能在医疗健康领域的应用前途无量(表 1.1)。例如误诊，尽管是对其认识不足，但确实是一个较大的医疗问题。2014 年发表的一项研究表明，每年由于诊断失误至少影响 5% 的美国成年人(1200 万人)[4]，最

1

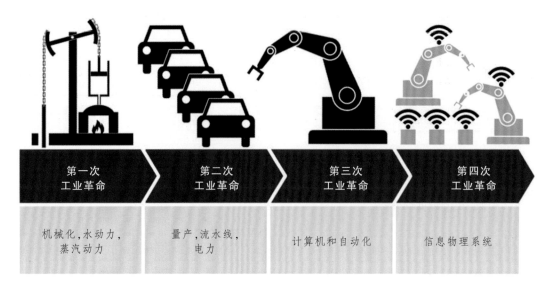

图 1.1　始于 18 世纪的工业革命的四个主要阶段。

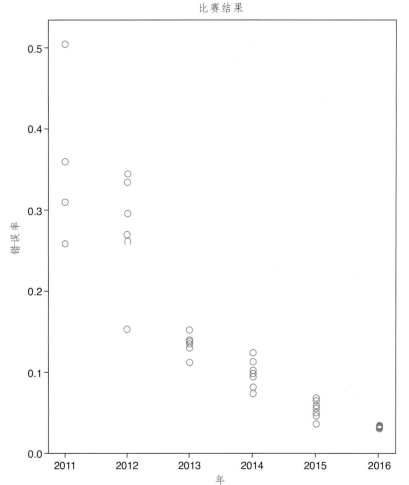

图 1.2　ImageNet 的错误率变迁。

表 1.1　对人工智能在医疗保健领域的一些期望。(Adapted from Topol E. Deep Medicine: How Artificial Intelligence Can Make Healthcare Human Again. Basic Books, New York 2019)

- 超越医生
- 帮助诊断目前无法诊断的疾病
- 帮助治疗目前无法治疗的疾病
- 影像学诊断应用于目前无法识别的图像
- 预测不可预知的疾病
- 对不可分类的事物进行归类
- 减少工作效率低下的情况
- 减少入院和再入院
- 增加药物治疗依从性
- 减少对患者的伤害
- 减少或消除误诊

近的一项系统性综述和荟萃(Meta)分析报告指出在住院患者中由诊疗失误导致的不良事件占比率为 0.7%[5]。此外,误诊是导致美国医疗事故诉讼的最重要的原因, 仅在 2017 年误诊引起医疗事故诉讼的就占 31%[2],而人工智能程序是辨识和分析误诊的一个重要解决方案。

Eric Topol 提出, 人工智能可以助力医生转向"深度医学", 让医生将更多时间用于建立重要的医患关系——从医学层面而言, 这种关系的建立是任何人工智能技术无法替代的[2]。同时思考人工智能是否可以丰富医患关系也很有趣, 基于医患之间的深度共鸣和联系, 从现在的"浅层医学"转变为"深度医学"[2]。这种关系建立的成功与否, 很大程度上取决于医生能留出多少时间给患者, 以及他们与患者的个人接触程度。在美国, 一位复诊患者在诊所就诊的平均时间是 7 分钟,初诊患者为 12 分钟。而在许多亚洲国家,每位患者的就诊时间仅为 2 分钟[2],更糟

糕的是,医生还必须留出时间填写电子病历,这样进一步缩短了医生与患者的接触时间。2017 年发表的调查研究表明,在要求患者描述他们对医生的看法中,发现最常见的负面反馈是"匆忙""忙碌"和"仓促"[7]。这些反馈都是"浅层医学"的表现。

支持人工智能在医学中应用的一个论点是,人类有效管理信息的认知能力往往会被生成的数据量所超越。全世界每年都会产生数 ZB(即泽字节,代表 10 万亿亿字节)数据(足以覆盖 1 万亿部智能手机)[2]。此外,人工智能与人类不同,人类会有糟糕的情绪或经历,在疲劳的时候会造成效率和精确度的下降,而人工智能可以"7×24 小时"制连续工作,无须休假并且没有抱怨[2]。

事实证明,采用深度学习(DL)方法的人工智能技术能够帮助和支持放射学、心脏病学、肿瘤学、皮肤病学、眼科学等诸多医学专业领域的决策。例如,AI/DL 算法(在下文中也称为 AI/DL 模型)已被证明可以减少患者等待时间、增加药物治疗依从性、调制胰岛素剂量,并帮助磁共振图像阅片。PubMed 收录的人工智能生命-科学论文数量从 2010 年的 596 篇增加到 2019 年的 12 422 篇[8]。在眼科领域应用人工智能的论文数量也在急剧增加(图 1.3 和图 1.4)。

AI/DL 算法已被用于基于图像分析的疾病检测,如利用眼底照片和光学相干断层扫描(OCT)分析视网膜疾病,利用胸部放射图像评估肺部疾病及利用皮肤照片分析皮肤疾病。眼底视网膜图像也被用于识别与心血管疾病相关的危险因素,包括血压、吸烟和体重指数[9]。Poplin 等使用 DL 模型对 28 万余例患者的两项独立的数据集进行了验证并预测了心血管危险因素,这些因素过去在视网膜图像中被认为是不存在或无法量

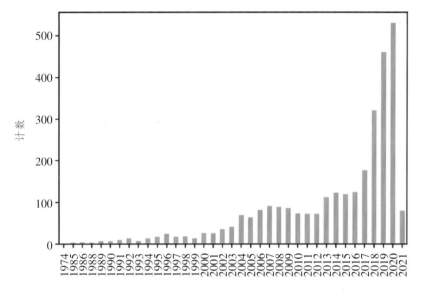

图 1.3　1974 年至 2020 年发表在 PubMed 的与眼科学相关的人工智能论文的数量。

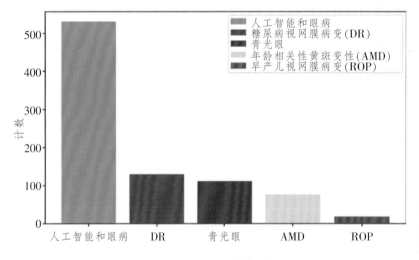

图例：
- 人工智能和眼病
- 糖尿病视网膜病变（DR）
- 青光眼
- 年龄相关性黄斑变性（AMD）
- 早产儿视网膜病变（ROP）

图 1.4　2020 年发表的关于人工智能与眼病相关论文的数量。

化的，包括年龄（3.26 年内的平均绝对误差）、性别（受试者工作特征 AUC=0.97）、吸烟状况（AUC=0.71）、收缩压（平均绝对误差在 11.23mmHg 以内，1mmHg ≈ 0.133kPa）和主要心脏不良事件（AUC=0.70）（图 1.5）[9]。

COVID-19 的流行提高了人们对人工智能在数据分析领域的期待。迄今为止，人工智能已被用于流行病建模，错误信息的检测、诊断，疫苗和药物的开发，患者的分诊和结果判断，以及确定最需要医疗资源

的地区[10]。

人工智能医疗设备的监管：效益和安全性

评估人工智能医疗设备效益的证据是什么？应该由谁来对这些证据进行评估？这两个问题一直都是人工智能领域面临的挑战[2]。大多数人工智能研究都是在实验条件下并基于预先选择的数据进行的。当面对真

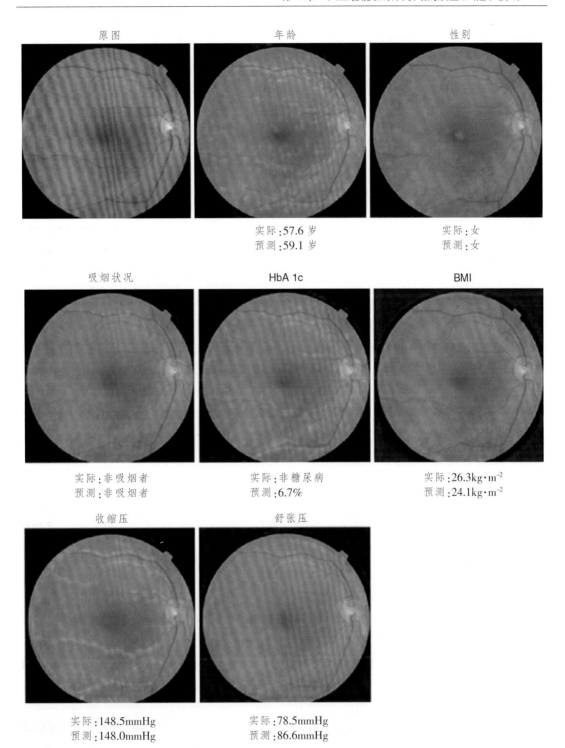

原图　　　　　　　　年龄　　　　　　　　性别

实际：57.6 岁　　　　　实际：女
预测：59.1 岁　　　　　预测：女

吸烟状况　　　　　　HbA 1c　　　　　　BMI

实际：非吸烟者　　　实际：非糖尿病　　　实际：26.3kg·m^{-2}
预测：非吸烟者　　　预测：6.7%　　　　　预测：24.1kg·m^{-2}

收缩压　　　　　　舒张压

实际：148.5mmHg　　　实际：78.5mmHg
预测：148.0mmHg　　　预测：86.6mmHg

图 1.5　单个视网膜眼底图像的注意力图。左上图来自 UK Biobank 数据集的原始视网膜彩色图像，其余图像是相同的黑白形式的视网膜图像，每幅预测图像以绿色叠加，表示神经网络模型用于对图像进行预测的增强区域。(Source：Poplin R，Varadarajan AV，Blumer K，Liu Y，McConnell MV，Corrado GS，Peng L，Webster DR. Prediction of cardiovascular risk factors from retinal fundus photographs via deep learning. Nat Biomed Eng. 2018 Mar；2(3)：158-164.)

实世界中多样化的医疗健康环境,我们可能无法充分了解人工智能应用程序的使用情况。

Lee 等测试了在世界各地临床上使用的 7 种算法,其中一种获得了美国食品药品监督管理局(FDA)的批准,另外 4 种的开发人员已经提交了 FDA 批准的申请。与实验相比,他们发现这些算法中的大多数在真实世界中表现并不理想,其中只有 3/7 达到人类评分员的敏感性,1/7 达到人类评分员的特异性。仅一种算法达到人类评分员的水平[11]。另一种算法的测试结果在所有 DR 严重程度的水平上都远远低于人类评分员——晚期视网膜病变的误诊率为 25.5%,这将可能造成严重后果。该研究中使用的算法在临床应用的潜在风险之一是,将该算法在特定人群的训练结果应用于包括不同种族、年龄与性别等其他人群的风险。此外,许多用人工智能开发的算法研究排除了低质量图像,将其视为不可用的图像;排除了合并眼病的患者,使其无法反映现实世界中的情况。

Lee 等的研究提出了基于人工智能的医疗设备注册过程的重要性与局限性。FDA 注册申请是一个集中式系统,该系统没有针对基于人工智能的医疗设备提供一种特定的、易于进入的变通途径。通常 FDA 系统通过 3 种途径对医疗设备进行审批:上市前审批途径、重新上市前审批和 510(k)途径[12,13]。医学领域领先的人工智能学科是放射学、心脏病学、内科/内分泌学、神经病学、眼科学、急诊医学和肿瘤学。近年来,FDA 对人工智能医疗设备的批准在稳步增长:2015 年有 9 项,2016 年有 13 项,2017 年有 32 项,2018 年有 67 项,2019 年有 77 项,其中大多数设备用于放射学、心脏病学和神经病学[12]。有趣的是,2015—2019 年 FDA 批准的医疗设备的 85% 是供医疗保健人员专用,只有 15% 是供患者使用的。FDA 批准的人工智能的医疗设备中,眼科领域最著名的是 IDx-DR(2018)和 Eyenuk(2020),IDx-DR(2018)是首个无须临床医生解释的提供筛查测定的软件,Eyenuk(2020)类似于 IDx-DR(2018),用于筛查糖尿病视网膜病变。

在包括欧盟(EU)国家和欧洲自由贸易联盟(EFTA)成员(冰岛、列支敦士登、挪威和瑞士)在内的欧洲经济区,医疗设备以分散的方式获得批准。

Conformité Européenne(CE)标志表明符合欧盟健康、安全和环境保护标准。对于风险最低的医疗设备(CE Ⅰ 类),制造商确保产品符合规定,无须批准程序。高风险医疗设备(CE Ⅱa、Ⅱb 和 Ⅲ 类)的注册程序由被认定的公告机构执行,这些机构已被授权评估设备并可颁发 CE 标志的认证。

2015 年有 13 项 CE 标志的人工智能的医疗设备获批,2016 年获批 27 项,2017 年获批 26 项,2018 年获批 55 项,2019 年获批 100 项。大多数设备用于放射科、综合医院护理、心脏病科、神经科、眼科(12 种设备)和病理学,大多数是 Ⅱa 类(40%)、Ⅰ 类(35%)或 Ⅱb 类(12%)设备[12]。在 2015 年至 2019 年间获得 CE 标志的 AI 设备中,有 124 项(52%)也获得了 FDA 批准,占 FDA 批准的人工智能设备的 56%。较大规模的公司更有可能获得这两项认证,而较小规模的公司更有可能仅获得 CE 认证。这些研究的作者认为,欧洲的审批制度不如美国严格,并且 FDA 的研究报告也表明,获得 CE 认证的 12 种设备后来被发现是不安全的或是无效的[13,14]。在欧洲经济区审批带有 CE 标志的医疗设备中的一个主要问题是,对于已经审批的医疗设备,其缺乏可与 FDA 审批登记相媲美的注册制度。此外,提交给指定机构的信息是保密的。2022 年，一个新的欧洲医疗设备数据库(Eudamed)将投入使用，该数据库可提供医疗设备生命周期的实时画像。其将由 6 个模块组成，包括参与者注册、唯一设备标识(UDI)、设备注册、公告机构和证书、临床调查和性能研究、警戒测试，以及市场监督[15]。

获取真实可靠的数据

DL 算法训练需要大量的数据集，其中包括数千张甚至数十万张不同的、均衡的、准确标记的图像[16]。人工智能研究所需的资源如图 1.6 所示。其所需的大量图像很少能从个体中心获得；因此，只能从安全的共享数据存储库或中心获得。目前，迫切需要就

医疗实体的标准化定义达成共识，包括数据格式的约定；确定计量单位；数据清理、调参和验证协议；共享和数据再利用，以及共享实现人工智能模型代码的标准化；采用开放的 AI 应用程序接口模型[17]。这对于人工智能中的数据共享和开放交流是必要的，在人工智能技术被用于医疗保健领域之前进行必要的可重复性研究至关重要。

Kermany 等使用 DL 分析光学相干断层扫描图像数据集，用于分类和诊断脉络膜新生血管、糖尿病性黄斑水肿和玻璃膜疣。DL 的表现与人类专家相当，并通过突出神经网络识别的区域，提供了更透明和可解释的诊断。此外，他们认为，迁移学习方法只产生了略差的结果(与全部数据集相比，误差增加了 2 倍)，同时使用的图像减少了大约

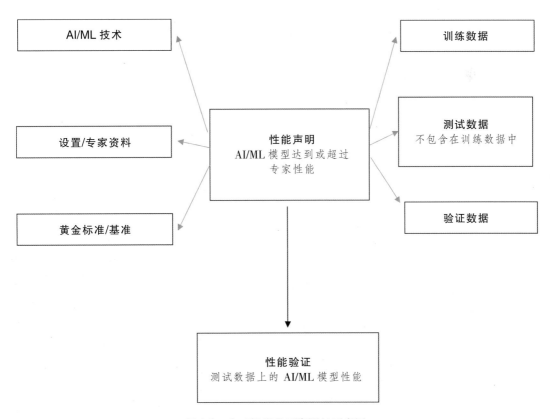

图 1.6　人工智能学习资源的示意图。

2000%。他们还将该方法应用于通过胸部X线图像识别小儿肺炎,展示该方法更广泛的用途。他们在公开的数据库中提供数据和代码,以便于其他生物医学研究人员使用,从而提高未来模型的性能[18]。

近年来,迁移学习(图1.7和图1.8)已被用于建立医学图像的各类模型,因为与适用于训练一般模型的图像数量相比,可用于训练的图像数量相对较少[19](图1.9)。满足大型带注释训练数据集需求的另一种方法可能是使用低样本深度学习算法。也称为小

样本量学习(LSL),LSL是一种机器学习(ML)问题,其中训练数据集包含有限的信息。众所周知,许多真实生活中的情况,包括罕见疾病(如匐行性脉络膜病变或弹性假黄瘤中的血管样条纹)和常见疾病的非典型表现或亚型,由于数据的缺乏或不平衡,容易出现人工智能偏差。这些缺陷也可能导致未来模型的准确性降低。在解决这种偏差时,根据某些患者特征(如年龄、性别和种族/民族)划分数据可能会导致较小的数据集,可能不足以用于这些特定群体的训练模型。Burli-

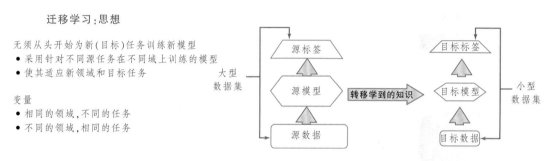

图1.7　迁移学习的思想。

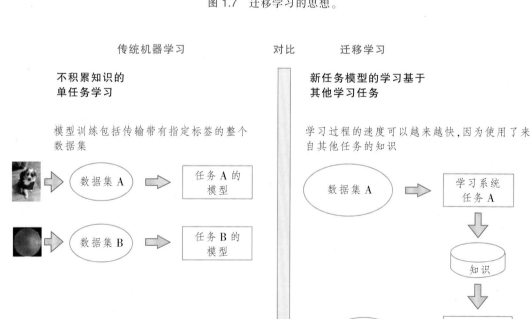

图1.8　卷积神经网络和迁移学习示意图。

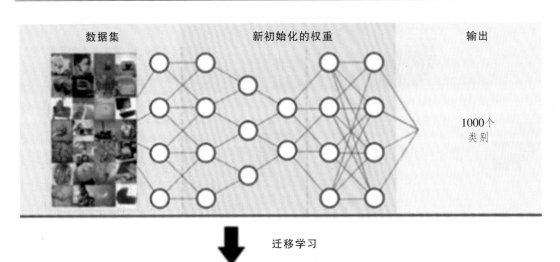

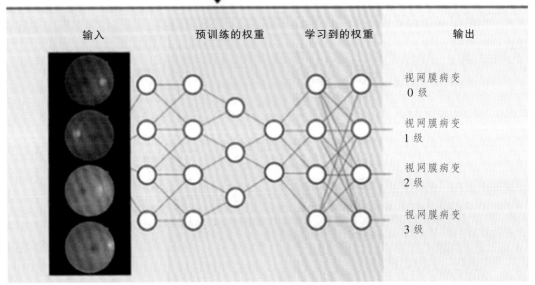

图 1.9　迁移学习示意图。(Source：Lingling Li et al. Diabetic retinopathy identification system based on transfer learning. 2020. *J. Phys.*：*Conf. Ser.* 1544 012133. https://doi.org/10.1088/1742–6596/1544/1/012133. Content from this work may be used under the terms of the Creative Commons Attribution 3.0 licence.)

na 等的研究表明当使用有限的数据集时，广泛使用的 DL 方法的性能会大幅下降，但 LSL 方法的性能更好，并且当可用于训练的视网膜图像数量有限时，仍可应用于视网膜疾病的诊断[20]。

一些作者提出的另一种解决数据集有限问题的方法是使用生成对抗网络(GAN)，从真实图像的训练数据集中合成新图像。

GAN 是 ML 模型，可以生成具有与训练集相同统计数据的新数据(图 1.10)。例如，经过照片训练的 GAN 可以生成不存在的人的照片，这些照片看起来和真人一样真实(图 1.11)。人工照片可在 https://thispersondoesnotexist.com 中找到。GAN 已广泛应用于许多领域，包括艺术、时尚、广告、科学、视频游戏，然而，有人担忧它会被恶意伪造非法照

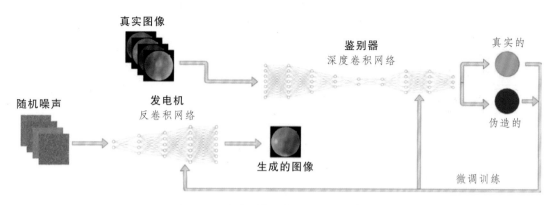

图1.10   生成对抗网络(GAN)的示意图。

片和视频。Burlina等利用130 000余张年龄相关眼病的眼底图像研究数据集来生成相似数量的合成图像，以此来训练DL模型。用合成图像训练的DL模型性能几乎与在真实图像上训练的模型性能一样[21]。Liu等报道了92%的合成OCT图像具有足够的质量用于进一步的临床解析。只有26%~30%

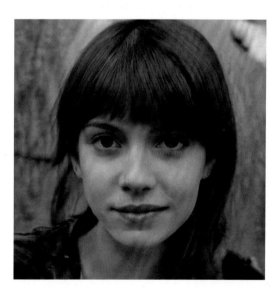

图1.11   生成对抗网络StyleGAN生成的年轻女性图像。这张照片中的女性并不存在，而是由人工智能根据肖像分析生成的。(Source：https://commons.wikimedia.org/wiki/File：Woman_1.jpg.该文件可公开，因为由计算机算法或人工智能生成的作品，不受版权保护，所以不需要个人知情权。)

的治疗后的合成图像可以被准确地识别为合成图像(图1.8)[22]。在合成图像上训练以预测湿性或干性黄斑变性的模型准确性为0.85(95% CI：0.74~0.95)[22]。在Zheng等的一项研究中，两位视网膜专家评估的真实与合成OCT图像的图像质量相似。视网膜专家1的真实与合成OCT图像的区分准确率为59.50%，视网膜专家2的区分准确率为53.67%。对于本地数据集，在真实和合成OCT图像上训练的DL模型的AUC分别为0.99和0.98。对于临床数据集，真实模型的AUC为0.94，合成模型的AUC为0.90[23]。这些研究证明临床医生可以将GAN合成图像用于教育目的和开发DL算法[24]。

一个重要且有趣的问题是MI的持续临床应用，即从新数据中持续学习和开发，同时保留先前学习的知识[25]。然而，在实现这一概念方面存在技术挑战，包括需要防止新旧数据之间、新旧知识之间的干扰。在这种灾难性的干扰现象中，获取新数据会导致算法性能的突然下降。由于存在此类风险，在医疗健康中的实际应用引入人工智能工具必须谨慎。FDA法规要求，为安全起见必须锁定FDA批准的自主算法，以防止未来发生不可预测的变化。因此，其目的旨在确保模型的安全性，而不是提高其性能。持续学习可以通过逐步纠正和消除错误来改进 ML 算法的性能。有必要考虑如何将这项技术安全地引入医疗健康领域。

人工智能在眼科应用的风险和挑战

眼科的未来发展取决于更好地、尽可能无限制地访问存储在电子医疗病历档案的医疗数据。然而，这种访问不能损害敏感数据的隐私。为了在个人保护和公共利益之间取得平衡，需要制订有效的法规。保护隐私和增加样本量的一种方法是与当地机构共享深度学习算法以进行再训练，但不共享用于构建算法的私有数据。我们在眼科中进行了测试，并证明这种"模型到数据"的方法（也被称为联邦学习）是有效的[26]。

美国国家标准和技术研究所认为，包括视网膜图像在内的生物特征数据是可识别的个人身份信息，应受到保护，防止不当访问。尽管人工智能模型已被证明可以从眼底照片、OCT 和视野图像中诊断和检查某些眼部疾病，但大多数人工智能算法是在与真实世界条件不完全对应的数据集上进行的测试。患者群体通常是同质的，低质量的图像和具有多种病理学的患者被排除在外。未来的研究需要验证来自异质（不同疾病）人群的眼部图像的算法，包括优质量和低质量图像。否则，我们可能会面临"好的 AI 变坏了"的局面。挑选最佳结果的倾向可能会使情况变得更糟。随着训练和测试条件（数据集转移）之间的变化，人工智能算法在应用到现实生活中时可能会表现出不可预测的行为。例如，使用与训练集不同的设备生成的图像或在不同的临床环境中收集的图像[27-30]，算法的性能（效能）可能会下降。此外，当呈现相似的输入时，算法可能会在不同的时间得到不同的输出结果[31,32]——其可能会受到图像质量的微小变化或图像上的无关数据的影响[32-35]。所有这些问题都可能导致误诊或误导治疗，从而破坏对人工智能技术的信任。人工智能系统中的一个错误可能会伤害数百甚至数千例患者。

美国国家医学科学院最近的一份报告[36]强调了人工智能在医疗保健应用的进一步发展中面临的一些重要挑战（表 1.2）。作者提倡使用可公开访问的、标准化的、具有人口代表性的数据；解决与人工智能相关的显性和隐性偏见；为卫生工作者开发和部署适当的培训和教育计划，以支持医疗保健人工智能；并通过使用监管和立法来增强信心，不断创新，保证安全。

为了解基于 AI 模型在医疗保健中的局限性及 AI 软件作为医疗设备（SaMD）的制造商和用户的责任，提出了用于 AI 软件开发的 MI-CLAIM 清单[37]。其目的是直接评估临床影响，包括公平与偏见问题的考虑，并允许通过任何合法的临床人工智能研究快速复制技术设计。MI-CLAIM 清单包含 6 个部分（表 1.3），包括：①学习设计；②将数据划分为模型训练和模型测试的分区；③优化后选择最终模型；④性能评估；⑤模型检验；⑥可再现性。CONSORT-AI 和 SPIRIT-AI 工作组提出了人工智能干预临床试验的报告指南。指南的摘要见表 1.4。

我们应该承认固有的利益冲突。开发和营销 SaMD 的制造商对积极展示其产品具有强烈的经济利益的追求。因此，如果研究成果是他们投资、执行和发表的，包括那些可能展示其产品缺陷的成果，那么利益冲突就会存在。许多在基于人工智能的糖尿病性视网膜病变筛查领域发表的论文，特别是那

表 1.2　在临床环境中人工智能设备的进步和应用面临的实际挑战

工作流程一体化	了解影响人工智能融入医疗保健工作流程的技术、认知、社会和政治因素
加强说明和解释性	研究需要解释的内容，以及确保医疗团队所有成员理解的方法，从而促进人工智能融入医疗保健工作流程中
劳动力教育	推动教育计划，让临床医生了解人工智能/机器学习方法，并培养足够的劳动力
监督和监管	研究人工智能/机器学习的适当监管机制，以及评估算法及其影响的方法
问题识别和优化	对人工智能/机器学习可以发挥作用的医疗保健和公共卫生的不同领域进行分类，重点关注干预驱动的人工智能
医患沟通	了解让用户和临床医生参与人工智能/机器学习的优先级排序、开发及融合的适当方法，以及人工智能/机器学习算法对医患关系的潜在影响
数据质量和访问	提升数据质量、权限和共享，同时应用结构化和非结构化数据，以及非临床数据的整合，对于开发有效的人工智能工具至关重要

(Source：Matheny ME，Thadaney Israni S，Ahmed M，Whicher D. AI in Health Care：The Hope，the Hype，the Promise，the Peril. Washington，DC：National Academy of Medicine；2019. https：//nam.edu/artificial-intelligence-special-publication.)

些使用 CE 和 FDA 批准的算法的论文，均由制造商或专利所有者发表。

值得注意的是，人工智能算法还可以被设计成不道德的方式执行。例如，Uber 软件使用 Greyball 工具故意躲避当地法规，而大众汽车的算法允许车辆通过减少测试期间的氮氧化物排放量来通过排放测试。人工智能算法可以通过在临床用户不知情的情况下推荐特定的药物、测试，使其所有者增加利润。人工智能系统容易受到网络安全攻击，这可能导致其算法对医疗信息进行错误分类[31]。

Floridi 等提出了为社会公益设计人工智能的 7 个基本因素(表 1.5)[38]。作者提出可证伪性是提高技术应用可信度的一个重要因素，即 SaMD 要可信，其安全性应该是可证伪的，其必须规定设备的关键功能要求，并且必须是可测试的。如果可证伪是不可能的，那么关键要求就无法被测试，系统也不应被认为是可信的[38]。

人工智能设备的成本-效益

基于人工智能医疗设备的一个论点是，其可降低医疗成本并消除不必要的程序。新加坡的一项研究发现，通过利用 DL 系统与人工评估相结合的半自动化模型取得了最佳的经济效益，从而在筛查糖尿病性视网膜病变方面节省了 19.5%的成本。英国早期的一项研究也有节省 12.8%~21.0%成本的报告；然而，由于两国的 DR 筛查模式不同(新加坡为两阶段筛查，英国为三阶段筛查)，以及两国的 DR 分类系统不同，因此无法将其进行简单的比较。两项研究的作者都认为，由于假阳性率和不必要的专家就诊率较低，半自动化系统比全自动系统节省更多成本[39,40]。

本书旨在为眼科医生和其他视光专业人员及研究人员提供有关人工智能在眼科应用的最新研究综述。我们与来自欧洲、北

表 1.3　MI-CLAIM 清单。[Source：Norgeot B, Quer G, Beaulieu-Jones BK, Torkamani A, Dias R, Gianfrancesco M, Arnaout R, Kohane IS, Saria S, Topol E, Obermeyer Z, Yu B, Butte AJ. Minimum information about clinical artificial intelligence modeling: the MI-CLAIM checklist. Nat Med. 2020 Sep;26 (9):1320-1324]

投稿前		
研究设计（第 1 部分）	已完成页码	未完成的备注
论文中清楚、详细地说明了将采用该模型的临床问题	☐	
研究问题明确	☐	
文本中详细说明了队列（训练和测试集）的特征	☐	
已确定并详细说明了用作比较基准的最先进的解决方案	☐	
数据和优化（第 2、3 部分）	已完成页码	未完成的备注
描述了数据的来源，并在论文中详细说明了原始格式	☐	
描述的数据是已设计好的模型应用之前转换的	☐	
已在论文中证明训练集和测试集之间的独立性	☐	
提供了有关已评估模型的详细信息，以及为选择最佳模型而开发的代码	☐	
输入数据类型是结构化的还是非结构化的？	☐	
模型性能（第 4 部分）	已完成页码	未完成的备注
已明确说明选择用于评估算法性能的主要指标（如 AUC、F 分数等），以及选择的理由	☐	
已明确说明为评估模型的临床效用而选择的主要指标（如 PPV、NNT 等），以及选择的理由	☐	
与基值比较，拟建模型的性能具有统计学意义	☐	
模型检验（第 5 部分）	已完成页码	未完成的备注
检查技术 1[a]	☐	
检查技术 2[a]	☐	
讨论了检查结果与模型/算法性能的相关性	☐	
讨论了在检查方法不可解释时，则需要从案例层面解释模型的可行性和意义	☐	
随着基础数据分布的变化，关于模型的可靠性和稳健性的讨论也包括在内	☐	
再现性（第 6 部分）：选择合适的透明度层级		笔记
第 1 层：完全共享代码	☐	
第 2 层：允许第三方评估代码的准确性/公平性；分享本次评估的结果	☐	
第 3 层：发布用于在新数据上运行代码而不共享其详细信息的虚拟机（二进制）	☐	
第 4 层：不共享	☐	

PPV，阳性预测值；NNT，需要治疗的人数。

[a] 基于研究类型的常见检查方法：对于仅涉及结构化数据的研究，系数和敏感性分析通常是合适的；对于图像分析或自然语言处理领域中涉及非结构化数据的研究，显著性图（或等效图）和敏感性分析通常是合适的。

表 1.4 CONSORT-AI 的主要主题

1.说明参与者层面的纳入和排除标准

2.说明输入数据层面的纳入和排除标准

3.描述如何将人工智能介入整合到试验环境中,包括任何现场或非现场要求

4.说明使用了哪个版本的 AI 算法

5.描述怎样获取和选择人工智能相关的数据

6.描述怎样评估和处理低质量或不可用的输入数据

7.指定在处理输入数据时是否存在人机交互,以及对用户的专业知识水平要求

8.指定人工智能介入的结果

9.说明人工智能介入的重要性或其对临床应用等其他因素的贡献

10.描述性能误差分析的结果,以及发生误差的原因;如果没有计划或实施的分析,请解释其原因

(Source:Adapted from Liu X,Cruz Rivera S,Moher D,Calvert MJ,Denniston AK;SPIRIT-AI and CONSORT-AI Working Group. Reporting guidelines for clinical trial reports for interventions involving artifcial intelligence:the CONSORT-AI extension. Lancet Digit Health. 2020 Oct;2(10):e537–e548.)

表 1.5 为社会公益设计人工智能的基本因素

因素	相应的最佳实践	相应的伦理原则
可证伪性和增量部署	识别可证伪的需求并在从实验室到"外部世界"的增量步骤中对其进行测试	无恶意
防范措施操纵预测因子	采取保障措施:①确保非因果指标不会不恰当地扭曲干预措施;②在适当的时候限制对输入如何影响 AI4SG 系统输出的知识,以防止被操纵	无恶意
受众情境化干涉	与这些系统交互并受这些系统影响的用户进行协商,建立决策系统;了解用户的特点、协调方法、干预目的和效果;尊重用户忽略或修改干预的权利	自治
受众情境化解释和透明目的	选择满足 AI 解释的抽象级别,以满足期望的解释目的,适用于系统和受众;以合理且适当有说服力的论点,为受众提供解释;确保 AI4SG 系统的开发和部署目标(系统的目的)默认情况下对其输出的受众是可理解的	可解释性
隐私保护和数据主体同意	尊重个人数据隐私权,为处理数据建立个人数据处理门槛	无恶意;自治
情境公平	从相关数据集中删除与结果无关的变量和代理,除非其包含支持包容性、安全性或其他道德要求	正义
人性化语义化	不要妨碍人们语义化的能力(即赋予其意义并使其有意义)	自治

(Source:Floridi L,Cowls J,King TC,Taddeo M. How to Design AI for Social Good:Seven Essential Factors. Sci Eng Ethics. 2020 Jun;26(3):1771–1796. Springer.)

美和亚洲的国际专家团队一起,对眼科领域最重要的文献研究中的 ML 和人工智能技术及其优势进行了概述,同时我们讨论了人工智能在一些视网膜和角膜疾病的诊断、先天性白内障的诊断、神经眼科、青光眼、人工晶状体计算中的应用方法,眼肿瘤学、眼科分类、白内障手术培训、屈光手术,以及通过使用眼睛评估和预测系统性疾病。关于数字图像分析、人工智能基础知识和人工智能技术方面的章节为读者提供了眼科医生通常不具备的知识,但需要在特定领域和更广泛的背景下理解该主题。关于人工智能安全性和有效性的章节是非常重要的,我们阐述了眼科在引入和广泛传播该技术时将面临的挑战。尽管我们已经涵盖了眼科 AI/ML 技术的所有主要领域,但该领域的研究进展如此之快,以至于 2020 年底之后出现的一些新概念并未出现在这些页面上。然而,循证医学通常要求我们等待更多证据来验证早期报告并评估新医疗技术或应用的真正价值。感谢所有的编者分享他们在这个迷人的新学科中学到的知识,这门学科具有改变眼科的巨大潜力。

致谢:衷心感谢波兰兹曼眼科发展基金会的 Aleksandra Lemanik(先生)和波兰奥尔兹林的瓦米亚马祖里大学·数学与计算机科学学院的 Tomasz Krzywicki(先生)在图解中所提供的各种帮助,感谢波兰波兹曼理工大学计算机与电信学院的 Szymon Wilk(先生)对本章所提的宝贵意见。

(李丹杰 译)

参考文献

1. Mitchell M. Artificial intelligence: a guide for thinking humans. Penguin UK; 2019.
2. Topol E. Deep medicine: how artificial intelligence can make healthcare human again. New York: Basic Books; 2019.
3. Copeland BJ. Artificial intelligence. *Encyclopedia Britannica*, 11 August 2020. https://www.britannica.com/technology/artificial-intelligence. Accessed 18 Mar 2021.
4. Singh H, Meyer AN, Thomas EJ. The frequency of diagnostic errors in outpatient care: estimations from three large observational studies involving US adult populations. BMJ Qual Saf. 2014;23(9):727–31.
5. Gunderson CG, Bilan VP, Holleck JL, et al. Prevalence of harmful diagnostic errors in hospitalised adults: a systematic review and meta-analysis. BMJ Qual Saf. 2020;29:1008–18.
6. Zwaan L, Singh H. Diagnostic error in hospitals: finding forests not just the big trees. BMJ Qual Saf. 2020;29(12):961–4.
7. Singletary B, Patel N, Heslin M. Patient perceptions about their physician in 2 words: the good, the bad, and the ugly. JAMA Surg. 2017;152(12):1169–70.
8. Benjamens S, Dhunnoo P, Meskó B. The state of artificial intelligence-based FDA-approved medical devices and algorithms: an online database. NPJ Digit Med. 2020;3:118.
9. Poplin R, Varadarajan AV, Blumer K, Liu Y, McConnell MV, Corrado GS, Peng L, Webster DR. Prediction of cardiovascular risk factors from retinal fundus photographs via deep learning. Nat Biomed Eng. 2018;2(3):158–64.
10. Chen J, See KC. Artificial intelligence for COVID-19: rapid review. J Med Internet Res. 2020;22(10):e21476.
11. Lee AY, Yanagihara RT, Lee CS, Blazes M, Jung HC, Chee YE, Gencarella MD, Gee H, Maa AY, Cockerham GC, Lynch M, Boyko EJ. Multicenter, head-to-head, real-world validation study of seven automated artificial intelligence diabetic retinopathy screening systems. Diabetes Care. 2021;dc201877. https://doi.org/10.2337/dc20-1877.
12. Muehlematter UJ, Daniore P, Vokinger KN. Approval of artificial intelligence and machine learning-based medical devices in the USA and Europe (2015-20): a comparative analysis. Lancet Digit Health. 2021;3(3):e195–203.
13. Hwang TJ, Kesselheim AS, Vokinger KN. Lifecycle regulation of artificial intelligence- and machine learning-based software devices in medicine. JAMA. 2019;322(23):2285–6.
14. Hwang TJ, Sokolov E, Franklin JM, Kesselheim AS. Comparison of rates of safety issues and reporting of trial outcomes for medical devices approved in the European Union and United States: cohort study. BMJ. 2016;353:i3323.
15. European Commission. Medical devices—EUDAMED. 17 June 2020. https://ec.europa.eu/growth/sectors/medical-devices/new-regulations/eudamed_en. Accessed 15 Jan 2021.
16. Ting DSW, Liu Y, Burlina P, Xu X, Bressler NM, Wong TY. AI for medical imaging goes deep. Nat Med. 2018;24(5):539–40.
17. Wang SY, Pershing S, Lee AY, AAO Taskforce

on AI and AAO Medical Information Technology Committee. Big data requirements for artificial intelligence. Curr Opin Ophthalmol. 2020;31(5):318–23.

18. Kermany DS, Goldbaum M, Cai W, Valentim CCS, Liang H, Baxter SL, McKeown A, Yang G, Wu X, Yan F, Dong J, Prasadha MK, Pei J, Ting MYL, Zhu J, Li C, Hewett S, Dong J, Ziyar I, Shi A, Zhang R, Zheng L, Hou R, Shi W, Fu X, Duan Y, Huu VAN, Wen C, Zhang ED, Zhang CL, Li O, Wang X, Singer MA, Sun X, Xu J, Tafreshi A, Lewis MA, Xia H, Zhang K. Identifying medical diagnoses and treatable diseases by image-based deep learning. Cell. 2018;172(5):1122–1131.e9.

19. Rampasek L, Goldenberg A. Learning from everyday images enables expert-like diagnosis of retinal diseases. Cell. 2018;172(5):893–5.

20. Burlina P, Paul W, Mathew P, Joshi N, Pacheco KD, Bressler NM. Low-shot deep learning of diabetic retinopathy with potential applications to address artificial intelligence bias in retinal diagnostics and rare ophthalmic diseases. JAMA Ophthalmol. 2020;138(10):1070–7.

21. Burlina PM, Joshi N, Pacheco KD, Liu TYA, Bressler NM. Assessment of deep generative models for high-resolution synthetic retinal image generation of age-related macular degeneration. JAMA Ophthalmol. 2019;137:258–64.

22. Liu Y, Yang J, Zhou Y, Wang W, Zhao J, Yu W, Zhang D, Ding D, Li X, Chen Y. Prediction of OCT images of short-term response to anti-VEGF treatment for neovascular age-related macular degeneration using generative adversarial network. Br J Ophthalmol. 2020;104(12):1735–40.

23. Zheng C, Xie X, Zhou K, Chen B, Chen J, Ye H, Li W, Qiao T, Gao S, Yang J, Liu J. Assessment of generative adversarial networks model for synthetic optical coherence tomography images of retinal disorders. Transl Vis Sci Technol. 2020;9(2):29.

24. Liu TYA, Farsiu S, Ting DS. Generative adversarial networks to predict treatment response for neovascular age-related macular degeneration: interesting, but is it useful? Br J Ophthalmol. 2020;104(12):1629–30.

25. Lee CS, Lee AY. Clinical applications of continual learning machine learning. Lancet Digit Health. 2020;2(6):e279–81.

26. Mehta N, Lee CS, Mendonça LSM, Raza K, Braun PX, Duker JS, Waheed NK, Lee AY. Model-to-data approach for deep learning in optical coherence tomography intraretinal fluid segmentation. JAMA Ophthalmol. 2020;138(10):1017–24.

27. Larson DB, Harvey H, Rubin DL, Irani N, Tse JR, Langlotz CP. Regulatory frameworks for development and evaluation of artificial intelligence-based diagnostic imaging algorithms: summary and recommendations. J Am Coll Radiol. 2021;18(3 Pt A):413–24.

28. Wang X, Liang G, Zhang Y, Blanton H, Bessinger Z, Jacobs N. Inconsistent performance of deep learning models on mammogram classification. J Am Coll Radiol. 2020;17:796–803.

29. Subbaswamy A, Schulam P, Saria S. Preventing failures due to dataset shift: Learning predictive models that transport. Proc Mach Learn Res. 2019;89:3118–27.

30. Subbaswamy A, Saria S. From development to deployment: dataset shift, causality, and shift-stable models in health AI. Biostatistics. 2020;21:345–52.

31. Kelly CJ, Karthikesalingam A, Suleyman M, Corrado G, King D. Key challenges for delivering clinical impact with artificial intelligence. BMC Med. 2019;17:195.

32. Winkler JK, Fink C, Toberer F. Association between surgical skin markings in dermoscopic images and diagnostic performance of a deep learning convolutional neural network for melanoma recognition. JAMA Dermatol. 2019;155:1135–41.

33. Finlayson SG, Bowers JD, Ito J. Adversarial attacks on medical machine learning. Science. 2019;363:1287–9.

34. Zech JR, Badgeley MA, Liu M, Costa AB, Titano JJ, Oermann EK. Variable generalization performance of a deep learning model to detect pneumonia in chest radiographs: a cross-sectional study. PLoS Med. 2018;15:e1002683.

35. Antun V, Renna F, Poon C, Adcock B, Hansen AC. On instabilities of deep learning in image reconstruction and the potential costs of AI. Proc Natl Acad Sci U S A. 2020; pii: 201907377. https://doi.org/10.1073/pnas.1907377117.

36. Matheny ME, Thadaney Israni S, Ahmed M, Whicher D. AI in health care: the hope, the hype, the promise, the peril. Washington, DC: National Academy of Medicine; 2019. https://nam.edu/artificial-intelligence-special-publication

37. Norgeot B, Quer G, Beaulieu-Jones BK, Torkamani A, Dias R, Gianfrancesco M, Arnaout R, Kohane IS, Saria S, Topol E, Obermeyer Z, Yu B, Butte AJ. Minimum information about clinical artificial intelligence modeling: the MI-CLAIM checklist. Nat Med. 2020;26(9):1320–4.

38. Floridi L, Cowls J, King TC, Taddeo M. How to design AI for social good: seven essential factors. Sci Eng Ethics. 2020;26(3):1771–96.

39. Xie Y, Nguyen QD, Hamzah H, Lim G, Bellemo V, Gunasekeran DV, Yip MYT, Qi Lee X, Hsu W, Li Lee M, Tan CS, Tym Wong H, Lamoureux EL, Tan GSW, Wong TY, Finkelstein EA, Ting DSW. Artificial intelligence for teleophthalmology-based diabetic retinopathy screening in a national programme: an economic analysis modelling study. Lancet Digit Health. 2020;2(5):e240–9.

40. Tufail A, Rudisill C, Egan C, Kapetanakis VV, Salas-Vega S, Owen CG, Lee A, Louw V, Anderson J, Liew G, Bolter L, Srinivas S, Nittala M, Sadda S, Taylor P, Rudnicka AR. Automated diabetic retinopathy image assessment software: diagnostic accuracy and cost-effectiveness compared with human graders. Ophthalmology. 2017;124(3):343–51.

第 **2** 章
眼科医生人工智能基础知识

Ikram Issarti, Jos J. Rozema

引言

过去的 10 年间,AI 的应用呈持续增长的态势,特别是在重复或复杂的任务中,人类可能很快就会出现注意力分散或细微矛盾的情况。AI 高性价比的优势使得它更容易被采纳与接受,进而增加了人类对 AI 的依赖。然而大部分人缺乏对 AI 工作原理的理解,这使得许多人冒着无条件接受其输出内容的风险将 AI 视为一个"黑匣子"。虽然本质上 AI 对于其如何得出判断结果是不透明的,但是可以通过统计方法客观评估其输出结论的质量。随着 AI 在科学研究与医疗应用领域成为热门话题,本章将结合其在眼科学领域的应用,全面且循序渐进地解释 AI 的基本原理。并重点介绍 AI、机器学习(ML)和深度学习(DL)这 3 种高度关联但是经常容易混淆的技术之间的区别。

简史

AI 在很长一段时间里都被视作科幻概念,直到艾伦·图灵在 1950 年提出了著名的图灵测试[1],迈出了智能机器在科学研究领域的第一步。图灵测试涉及使用开放式问题进行访谈,以确定受试者表现出的智能属于人类的还是人造的。当在特定的预设定义范围里无法分辨这两者之间的区别时,真正的机器智能就实现了。该概念提出,原则上,一个机器在可以通过学习、解释与交流等行为思考和模拟人类智能。这个概念被称为人工智能。

1956—1974 年,AI 迎来了黄金时代。在此期间,计算机算力的巨大提升使得 MacCulloch 和 Pitts[2]的构思得以验证,即神经元可以用简单的逻辑运算符(与、或和非)来描述,从而引导并产生第一个人工智能算法–神经网络。这说明了 AI 从一开始就是受到生物现象的启发来模仿人类的能力与行为,例如,学习和适应真实生活场景的能力。这些构思在随后的几十年里随着新技术的引入得到了扩展,直到 20 世纪 90 年代,第一批眼科应用开始出现在青光眼、糖尿病视网膜病变和圆锥角膜的筛查和诊断[3-5]中。更加详细的眼科应用概述可以参考最近的综述论文[6]或本书的其他章节。

概述

AI 是一个范围非常广泛的研究领域,其中包含了一系列使机器能够显示出更加智能行为的技术(图 2.1)。ML 是 AI 最重要的子领域之一。虽然 ML 与 AI 通常会被混淆,AI 同时囊括机器学习所没有的方法,如专家系统、基于知识或规则的系统,这些系统通过遵循某种准则执行决策过程[7],从而模仿人类的认知和推理能力。另一方面,ML 指代一组数学算法,通过模拟人类学习行为从经验(数据)中学习来执行新任务。ML 能够拟合复杂数据集,提取新知识,模拟复杂行为,以及基于先验数据预测和分类。另一类著名的算法是 DL,它是 ML 领域中基于人工神经网络的子方向。DL 可以同时分析多层数据。这些层由称为神经元的数据处理单元组成,允许其一次分析大量数据,同时保留数据的空间分布。DL 系统在模式识别、图像处理和语音识别等领域的应用中取得了重大成功。

ML 与 DL 的训练过程与学校中教授教导学生的模式极其相似。算法会从数量庞大的给定数据中学习如何将特定主题描述为模型(知识获取),随后使用未知数据进行验证从而评估模型通用性。最终,通过"性能评估"一节中给出的几个准则来评价模型性能。

数据基础

数据是 AI 的"助推剂",其可以取自不同数据源,包括网络、视频、音频和文字等。数据由大量二进制值 0 和 1 组成,其可被重组为数据库或电子表格等 AI 算法更易处理的结构化数据。同时,也可以使用没有预定义格式(如音频、视频、文字等)或混合了结构化与非结构化数据的混合数据。最后,时间数据是一类由有结构或无结构按时序步骤组成的数据[8]。对数据结构的良好理解有利于 AI 的合理实现。相关要点可以在"实现机器学习分析"一节中找到,更多细节则在数据挖掘课程与数据预处理教材中进行介绍[9]。

常见任务

在医药领域,机器学习主要用于通过深入了解大数据集中的结构和模式来协助医生进行诊断、监测和决策。ML 最典型的任务是分类、聚类和预测。

- 分类:涉及将新病例归纳为两个或以上的组别(图 2.2a)。在医疗保健领域,分类可以被用于诊断(健康或异常)或生物标志识别。
- 聚类:在聚类中模型会将数据划分为多个事先未知的,具有某些共同特性的聚类(组)(图 2.2b)。聚类可以被用于划分疾病的不同阶段。
- 预测:包含了基于历史数据建立模型,并对未知的未来参数值进行预测,如对手术或治疗结果进行预测(图 2.2c)。
- 回归:不同于分类问题将数据分为不

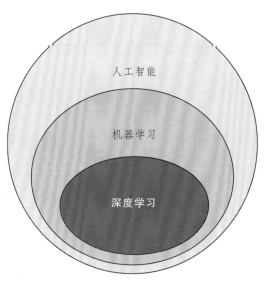

图 2.1 人工智能技术。

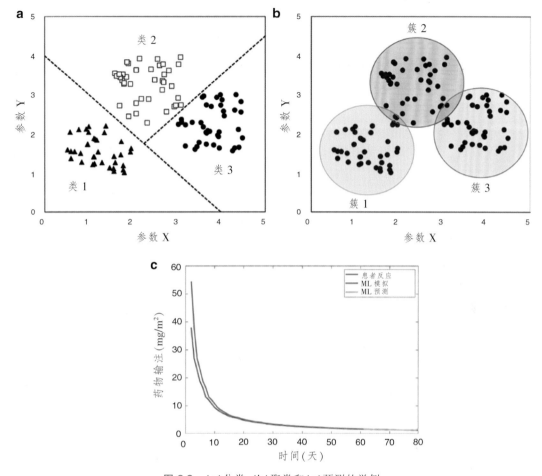

图 2.2 (a)分类、(b)聚类和(c)预测的举例。

同类或类别,回归问题会预测一个连续而非类别变量的值,这个问题也被称为预测任务。

学习模型

AI 算法可以使用以下 4 种方法的任意一种进行训练:

- 监督学习("有教授"):使用有标签的类别数据训练 ML 算法期望输出值(答案)。基于这些训练算法学习到每个类别的特征,这使得它在见到未知输入时,可以将其归类为正确的输出类(类别)。监督算法通常用于已被归类于 3 个预先定义类别(如健康、患病、疑似病例)的分类问题(图 2.2a)或预测问题,如预测肿瘤的发展。

- 无监督学习("无教授"):算法将没有预设答案的数据分配至与输入数据具有相似特性的子组别(簇)。无监督学习可应用于输出结果未知的分类任务,如图 2.2b 中所示,其中该算法根据可用数据识别出 3 个簇。

- 半监督学习:其通过仅对少量输入给出期望的输出,将监督学习和无监督学习相结合。在基于标注数据训练模型以后,算法会针对无标签数据使用无监督学习建立新的集群。最终这些集群本身会被标记并添加到先前的输出中。这个方法通常在只有部分结果可用的情况下使用。

- 强化学习:其是一种最接近人类的学习方法,其基本思想是根据"试错定义"来反馈的训练方法。这种方法可以应用于机器需要应对不断变化的环境。尽管这种方法相当先进,它在医学领域的应用依然具有局限性,例如,从文献中学习临床试验成败经验中吸取教训,以提出新的测试方法的系统。

机器学习算法

文献中描述机器学习的算法有数十种。在此,只将最常见的种类简要列举如下。

(非)线性回归

回归分析是一种广为人知的统计学方法,它作为机器学习的基础理论,根据先前观察的数据建立数学模型以进行预测。如果

输入与输出之间的关系线性的,则该模型被称为线性回归(图 2.3)。例如,可以通过对数个观察变量$(x_1, x_2, \cdots, x_n)$赋予能表达它们相对关系的权重$(w_1, w_2, \cdots, w_n)$,以此对疾病进程进行评分。

随后整合分数会被定义为一个由加权变量组合而成的公式:

$$Score = w_1 \cdot x_1 + w_2 \cdot x_2 + \cdots + w_n \cdot x_n$$

其中权重通过对数据集的整体拟合得到。同样,非线性回归可以通过高阶变量$(x_1, x_2, \cdots, x_n)$处理更复杂的关系。一个由 n 个参数组成的二阶非线性回归函数如下:

$$Score = w_1 \cdot x_1 + \cdots + w_n \cdot x_n + w_{11} \cdot x_1^2$$
$$+ w_{12} \cdot x_1 \cdot x_2 + \cdots + w_{nn} \cdot x_n^2$$

逻辑回归

这是一个易于实现且功能强大的分类算法,其可提供二进制输出(如患病或健康)[8,10]。

朴素贝叶斯算法

朴素贝叶斯是监督分类算法中最简单的算法之一,仅基于贝叶斯理论。这个理论将特定事件 c 在场景 x 下发生的概率 $P(c|x)$,

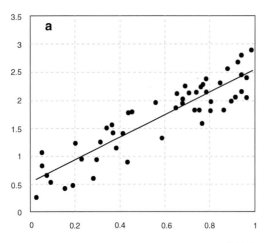
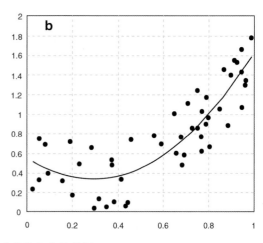

图 2.3　(a)线性和(b)非线性拟合的举例。

特定场景 x 只在 c 事先发生时呈现的概率 $P(x|c)$，及分别发生事件 c 和场景 x 的概率 $P(c)$ 和 $P(x)$ 关联在一起。这可以表达为：

$$P(c|x)=P(x|c) \cdot P(c)/P(x)$$

虽然这看起来或许有些复杂，举个例子，想象一位患者必须被划分为正常角膜（NL）或圆锥角膜（KC）的场景，只使用最薄角膜厚度测量法得出的判断，最小厚度<500μm 时为"Thin"，最小厚度>500μm 时为"Thick"。假设一例角膜最小厚度<500μm 的患者出现，那么该患者确实患有圆锥角膜的概率即可被表达为：

$$P(KC|Thin)=P(Thin|KC) \cdot \frac{P(KC)}{P(KC) \cdot P(Thin|KC)+P(NL) \cdot P(Thin|NL)}$$

其中所有右侧项都可以通过大量预收集的数据组在使用权重 W 为 P(KC/Thin, W 赋权)而得到。在实际应用中，分类建立在多个变量之上，而这增加了参数之间相互依赖的概率。朴素贝叶斯选择忽略这种相互依赖性，尽管这是一种严重的过度简化，但是它在分类任务方面表现出良好的效果，特别是文字识别、垃圾信息检测与医疗诊断中。

支持向量机(SVM)

SVM 是最近发展起来的，可同时应用于回归与分类的一种监督机器学习形式。这类算法在具备灵活处理小样本数据能力的同时，因其高准确率、高复现性及低算力负担的优势得到了相关专家的青睐。简而言之，SVM 是一个通过分割平面来分离不同聚类数据的二进制分类器。这个分割平面的方向和位置是由最近的点确定的，这些点被称为支持向量，进而使不同聚类之间的边界距离最大化[8,10]。

K-均值

作为无监督聚类的一种形式，K-均值可将无标签的数据归类为预设好数量的 K 个聚类，这使得它可以在大数据集上运行。例如，一组包含健康与患病对象，但是没有明确疾病分类的数据，均可使用 K-均值定义 K 个包含统计特性的不同聚类，这些聚类可用于临床。模型首先随机选择一些中心点（图 2.4），并且探究能否通过评估相邻点与中心点的距离有效地将数据划分为指定的

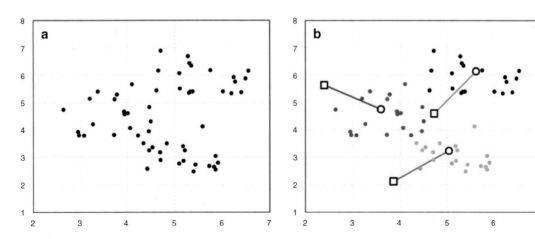

图 2.4 (a)输入数据和(b)K-均值聚类，初始随机布局的中心点（空心方形）逐渐调整，直到达到平衡（空心圆形）。

集群数量。如果不能,中心点会迭代移动直到达到一定的最小距离。

K-近邻(KNN)

KNN 是一种用于解决回归与分类问题的监督机器学习算法。因为不依赖于训练,而是依赖于一种类似输入依然互为近邻的假设,其被认为是一种"懒惰"的算法。该算法会计算测试数据与其最近的 K 个近邻的距离,从而形成一个大的集群。每当对新的数据点进行分类时,KNN 会在数据库中寻找与新数据点最相邻的 K 个点,以确定新的数据点应该归类到哪个组。

决策树

决策树是一个由一系列是或否问答引导分类的指令数据结构。它的起点是一个包含是或否输入问题的根节点, 从这里开始,一系列决策路线(分支)会帮助模型进行概率计算并得出最终通向与输出相关的树叶节点[10]。决策树也可以组合成所谓的"随机森林"的结构,它可以将多个使用不同训练集创建的决策树结果进行平均,从而减少单一决策树经常面临的过拟合风险。然而,性能的提升同时也会伴随着可解释性与训练集难以精准拟合的问题。

人工神经网络(ANN)

人工神经网络是受到人类大脑启发,构建相互连接的人工神经元结构的算法家族。这些结构通过交互模拟真实神经中如自适应、自组织和实时案例学习等复杂行为。人类大脑包含了大量神经元,这些神经元会通过大量相互连接的轴突交换信号。神经元经由连接接收到特殊输入信号时,其细胞体会通过轴突生成一个新的信号并传递到其他

树突状细胞(图 2.5)[11]。人工智能神经元模拟了这种生物结构,树突信号被模拟为赋予突触权重 θij 的神经元输入 X=(xi)j。而细胞体由一个非线性激活函数表示,其借由一个输入信号创造出一个对应的输出信号并传递到下一层神经元中。ANN 的优势在于数个相互连接的人工神经元中,这些神经元会在向前和向后的方向上交换信号。文献介绍了数十种 ANN 模型,一些是有监督模型,比如多层感知器 (MLP) 和前馈神经网络 (FFN),以及一些无监督模型,如自组织映射(SOM)。人工神经网络可应用于回归、分类及聚类问题中,并且已被应用于高度复杂的预测和系统控制任务中。

深度神经网络(DNN)

深度神经网络包含了多个神经层和大量神经元,虽然这种设计伴随着极高的运算成本,但是 DNN 在医学图像、视觉识别等领域展现出了极高的精度。一些经典的深度神

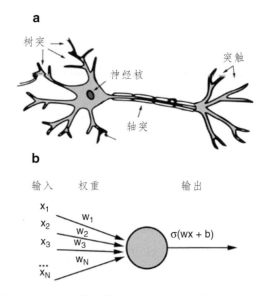

图 2.5 (a)生物学神经元和(b)人工神经元的对比图。

经网络包含了卷积神经网络、递归神经网络、自组织映射等。深度神经网络又被称为深度学习。

卷积神经网络 (CNN)

这是一种可以同时分析多个输入层,同时保留其空间连接关系的先进神经网络算法。在图像分析中,神经网络会将每个像素转换为一个向量,而它们之间的空间联系与相关性会在这个过程中丢失[7]。但是,CNN的多层架构克服了这一限制并保留了像素之间的相互关系。

递归神经网络 (RNN)

RNN 是为处理序列数据而设计一种神经网络模型,如时间序列或拥有重复属性的数据序列(如具有很长的碱基对序列的 DNA)。

自组织映射 (SOM)

这些无监督神经网络算法的灵感受到大脑视觉皮层的启发。其神经元在空间上彼此接近,以便在处理过程中用尽可能短的信号传输来处理输入数据。SOM 主要应用于数据的模式识别、特征提取和高维数据压缩[12,13]。

强化学习 (RL)

这是一种理想化的、目标导向的、近似模拟人类学习行为的运算方法,它将与环境的互动及反馈评估作为一种知识的获取来源。强化学习不被告知任务的具体执行方式,而是通过试验、情境映射和奖励函数最大化[14]来制订最佳行动方案。理论上,这个方法可以应用于减少白内障手术并发症,如通过选择最佳手术策略减少术后屈光不正。

性能评估

指标

性能评估是评估算法如何处理一般人群不可见的数据。常规做法中被称为维持验证的一项内容是指将可用数据随机分配为功能不同的训练集(60%)、测试集(15%)与验证集(25%)。训练集用于输入机器学习算法,测试集用于每次训练中迭代时的内部验证运算,而验证集则用于评估算法稳定后的性能。

ML 模型使用指标来对比真实测量值与模型预测值,并利用训练与测试过程评估每次迭代的性能。这个过程通过使用训练集评估学习性能,同时使用验证集评估模型通用性。常见的指标包括准确性、灵敏度、特异性和精确性,其定义见表 2.1。

表 2.1　性能指标

真阳性	TP	正确识别异常病例
真阴性	TN	正确识别正常病例
假阳性	FP	归为异常的正常情况(Ⅰ类错误)
假阴性	FN	归类为正常的异常情况(Ⅱ类错误)
准确度	(TP+TN)/(TP+FP+FN+TN)	算法正确次数的百分比
灵敏度	TP/(TP+FP)	正确识别的真阳性百分比
特异性	TN/(TN+FP)	正确识别的真阴性百分比
精确性	TP/(TP+FP)	正确分类的阳性率;高精确性与低假阳性相关
截断		设计作为群组极限的值或者点

在训练过程中,需要特别注意模型过拟合与欠拟合的问题。在模型变得过于详细,以至于开始随机拟合统计波动(噪声)时出现过拟合。这可以通过持续改进的训练集指标及趋于稳定乃至恶化的测试集看出(图2.6)。另一方面,欠拟合正好与之相反,在模型因缺乏良好的映射参数而无法解释不同关系时出现。因此,在计算验证集性能指标之前最好避免过拟合或欠拟合的情况。与此同时,良好的拟合下训练集与测试集的性能应该非常相似。

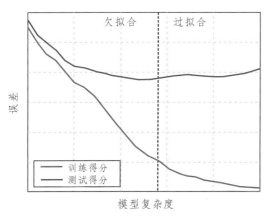

图2.6 欠拟合与过拟合。

混淆矩阵

混淆矩阵是一种流行的性能表示方法,它将算法的分类与表2.2中的实际分类指标进行比较。理想情况下,非对角值应该保持为0。混淆矩阵通常是二进制的,但也可以被拓展为两个以上的类别。

表2.2　混淆矩阵

	真实阳性	真实阴性
预测阳性	真阳性	假阳性
预测阴性	假阴性	真阴性

受试者工作特征曲线(ROC)

ROC曲线是不同截断点将真阳性率作为假阳性率的函数曲线(即100-特异度),其旨在找到最佳临界点,能最大限度地平衡特异性与敏感性。通常情况下,靠近图像左上角的曲线代表假阳性率为0,真阳性率为1的"理想"模型,而接近对角线的曲线近似于随机噪声(图2.7)。ROC曲线也可以使用曲线下面积(AUC)来表示,对于AUC,随机噪声的范围在0.5,而理想模型的范围是1。

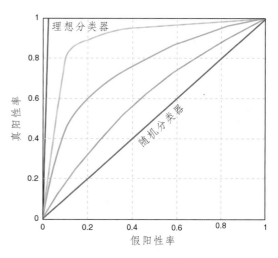

图2.7　ROC曲线示例。

K折交叉验证测试

这种验证方法将训练数据分为K个折叠,而后选择一个进行验证,并基于剩余的(K-1)折叠构建模型。其可以被认定为K次重复的维持验证,其中测试集与验证集对于每次迭代或运行过程中都是独立的。该方法存在多种变体,如分层K折交叉验证和移除P项交叉验证等。

实现机器学习分析

当开始机器学习或深度学习分析时,首

先需要对试图解决的问题有一个清晰的理解。首先,着眼于可用的参数与可能的预期结果。并根据这项评估决定哪些参数最适合纳入分析,或者在进行下一步前评定参数是否需要进行融合与转换。接下来,实行预处理过程以移除缺失值与离群值,并且将数据组整合为用于有监督学习的"输入,输出"的格式,或用于无监督学习的"输入"格式。一旦准备好用于训练的数据,就需要根据需要执行的任务选择人工智能算法(如分类、聚类、时间序列预测等)。如果有多种 AI 算法可用,则选择最容易实现和调试的算法来避免时间与计算成本的损失。AI 的实际训练过程涉及一个基于输入与输出结果的非线性优化过程。这个步骤通常在所选择的程序环境中以"黑匣子"的形式完成(如 Python、Weka、Matlab 等),这会生成一个训练后的模型及其性能指标。在这个阶段,需要注意过拟合、欠拟合或误差过大的问题。如果出现上述问题中任何一项,即使多次训练也不会改善数据预处理步骤中选择的参数缺乏代表性的问题,这种情况下就需要在重新训练模型之前选择其他参数。一旦模型在测试集的 ROC 曲线、混淆矩阵及评估指标中表现良好,就可以使用不可见的验证数据集评估模型性能了。理想状态下,这些数据最好是来自不同中心的完全独立的数据。如果验证集的效果也符合要求,那么模型开发的工作就完成了。图 2.8 展示了对这些步骤的全面概述。

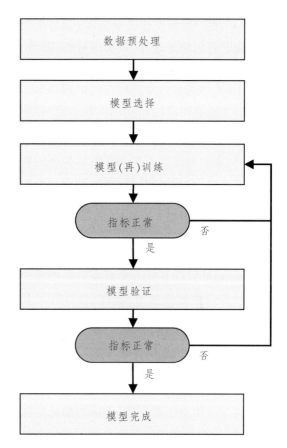

图 2.8　构建机器学习模型。

机器学习实现软件

目前,有多种软件包可以快速实现机器学习模型。其中最为流行的是 Python。这种开源环境具有用户友好的语法架构,易于学习且允许快速原型构建,通常被用于网页开发、数学或系统脚本等应用场景。尽管实现 AI 算法可能会很耗时,Python 提供了许多方便的 AI 开发协助库,例如,Keras、TensorFlow 和 SciKit–learn。除 Python 库之外,TensorFlow 也是机器学习和深度学习开发中首屈一指的独立开源软件包,深受 ML 初学者与从业者的青睐。其拥有一个用于构建机器学习流水线的开源工具包,以及对计算机视觉、自然语言处理、语音识别和常规预测分析等应用程序的支持库[15]。与此同时,Keras 是一个开源神经网络库,因其简易快速试验与原型构架而流行。它可以支持实现如卷积神经网络和递归神经网络这样的深度学习算法。

Weka 是一个基于 Java 语言的开源程序包,具有只需鼠标点击或简易编程就能使用的图形化用户界面。这使得 Weka 成为机器学习初学者的理想选择，可实现分类、聚类、数据预处理[16]及数据挖掘等几种机器学习算法。

另一种被广泛使用的编程语言是 R，其在统计数据分析上进行了大量优化，其使用向量、列表和数据等方便 ML 模型处理的数学数据结构。R 以开发社区编写的附加资源包的形式支持各种机器学习算法，如 K 近邻、朴素贝叶斯、决策树、回归方法、神经网络和支持向量机[17]。

最后，MATLAB 是一个高端、高性能的科学计算商业软件包，将编程、计算和可视化功能集成到一个基于矩阵概念的交互系统中。其具备许多被称为工具箱的拓展包，其中包括能实现机器学习和深度学习算法的功能。这些功能使用户可以在分类、聚类和预测等应用中实现开发、训练和验证算法的过程。用户友好的可视化及数据预处理功能，以及与其他 ML 工具（如 TensorFLow 和 Keras）的接口能力是 MATLAB 的主要优势。

眼科中的应用

目前的医疗诊断技术产生了大量难以分析的数据，其缺乏可解释性的问题阻碍了从业者对这些数据的探索。这促使临床从业人员将注意力集中在有限数量的诊断标准及主观专业知识上，从而使有些病理指标存在被忽视的风险。人工智能可客观、自动地提取有意义的数据，这使其成为医疗诊断与决策过程中的重要工具。以下，连同下面章节重点介绍了人工智能在眼科领域的一些应用，重点介绍其应用技术与取得的成果。

青光眼

ML 在眼科最早的应用[18]表明了神经网络可被用于筛选具有青光眼症状的视野数据，且其性能与专家观察者相似（ML 的灵敏度为 65%，特异性为 71%；专家的灵敏度为 59%，特异性为 74%）。随后的研究基于这些结果进行了改进，进一步证实了 ML 在青光眼检测方面优于临床从业者[19]。目前使用的 ML 算法，如带有决策树的自组织映射[20]，已经能够以高达 0.98 的精度检测青光眼[21]。

视网膜疾病

深度学习经常被用于视网膜疾病的精准诊断，如糖尿病视网膜病变（DR）、年龄相关性黄斑变性（AMD）和早产儿视网膜病变（ROP）。例如，用于 ROP 诊断的眼底图像质量的 DL 模型达到了 0.95 的 AUC[22]，而用于诊断 ROP 的 CNN 模型对于正常与患病病例分别达到了（0.94，0.99）的 AUC[23]，这些数值与人类专家的测试数值类似。后一种 DL 算法[24]也被应用于检测 DR 的视网膜图像，达到了 97.5% 的敏感性和 93.4% 的特异性。与此同时，预测模型对中度 AMD 中的点回归视网膜生物标志的识别的 AUC 达到了 0.75[25]。同样，Arcadu 等[26]的 DL 模型预测了糖尿病视网膜病变在 12 个月内的恶化，其 AUC 达到了 0.79。这些结果展示了 ML 模型在评估视网膜疾病的发展风险中存在的潜在应用价值。

圆锥角膜

尽管人工智能最早的尝试是针对圆锥角膜疾病的晚期阶段，但其在圆锥角膜疾病早期检测也展现出了潜力。如今，人工智能已应用于圆锥角膜早期阶段的筛查及严重程度的评分。圆锥角膜的早期筛查尤为重要,因为其能够通过临床干预阻止或延缓疾病的进展。同时,在屈光手术前,将这部分患者筛选出来,可避免术后并发症。例如,Sousa 等[27]评估了 3 种分类器(SVM、MLP、径向基函数)用于圆锥角膜的诊断并报告了 98%~99% 的灵敏度。Arbelaez 等[28]将 SVM 应用于断层扫描成像和角膜厚度的测量数据,圆锥角膜诊断准确率达到 98.2%,其中早期圆锥角膜诊断准确率达到 97.3%,其他报告对早期病例展现出了更好的结果[28,38]。Lopes 等[29]使用随机森林对断层扫描数据进行了分析,在早期病例的诊断上达到了 85.2% 的灵敏度与 96.6% 的特异性。最后,基于 FFNN 的混合 ML 算法结合了有监督和无监督学习,对疑似圆锥角膜的诊断达到了 97.8% 的灵敏度与 95.6% 的特异性[30]。

屈光手术

最近,一种用于 LASIK 屈光手术后 12 年随访期风险评估的决策森林分类器被开发出来[31]。与此同时,Yoo 等[32]开发出一个决策支持系统,可筛选出不适合做屈光手术的患者。这项研究结合了医疗设备与专家知识,AUC 达到了 0.983,突出了人类与 AI 合作交互的优势。最后,一种人工多层感知器被开发出来,其可根据角膜曲率和散光值对植入角膜内环段的 KC 患者的视觉质量改善情况进行预测,其最佳角膜屈光力误差为 0.97D,散光误差为 0.93D[33]。

其他应用

深度学习能力的显著优势之一是其能够从视网膜眼底图像中提取新的信息,用以预测心血管危险因素[34]或发现阿尔茨海默病[35]。尽管眼科医生研究眼底图像已有多年,但由于视网膜的特性、模式、颜色等特征具有极大的可变性,这些信息在之前是无法提取的。

常见误解

鉴于人工智能中存在许多误解,解决这些问题能够激励眼科医生对 AI 产生较为现实的期望。

技术层面

首先,AI 不是一个万能的"魔法工具"。相反,人工智能是一种受到知识驱动的算法,其可分析大量数据并以远快于人类生物突触的速度提取其中的规律。但是,目前的人工智能系统需要基于问题的明确定义以执行任务,且无法超越有特定专注点任务。因此,如果用户事先无法提供有准确定义的问题或高质量的数据,人工智能模型的输出结果可能会不尽如人意。

与一些用户想象中的相反,更大的数据集并不一定代表更好的结果。当训练数据不足以描述,或者存在算法无法检测到的规律时,可以增加训练数据集。但是当训练完成的人工智能算法已经拥有可接受的验证误差时,增加更多的数据可能会导致算法的过度训练、分歧和计算成本增加。

同样,人们对于 AI 算法的选择不会产生很大的区别,因为本质上所有算法都是相似的(非)线性函数的组合。改变 AI 算法的选择可能会轻微影响准确率,但是永远不会产生明显差异。相反,为了取得显著的改进,可以通过修改设计策略、添加更多描述性特征、去除相关性、增加数据集规模、实现混合机器学习系统(如结合有监督与无监督)等。

然而也存在例外，一些应用更适合使用深度学习或强化学习来实现。例如，图像分析中高度推荐 DL 算法，而时间序列相关的天气预测任务中 ML 算法最为合适，而 RL 在游戏自动化中最为合适。

社会层面

人们普遍担心在许多行业中 AI 终将取代人类工作者。虽然对于一些有明确定义的枯燥、重复的任务来说这可能是现实的，但是同时在人工智能的培训、监督和维护需求中也将产生新的岗位需求。就目前而言，考虑上面列出的技术限制，可以被人工智能取代的工作清单是有限的，以及计算机依然无法模拟人类一些在医疗环境下至关重要的特征，如团队合作、互动、创造力、适应性、同理心等[36]。尽管有人可能会说，人工智能可以模仿其中的一些重要的人类特征，但是这尚未在开放性问题、认知或者同理心方面展现出真正的创造力。因此，人工智能缺乏医患关系中最为重要的人文关怀，即增强患者对自身情况、治疗依从性、治疗有效性的理解[37]，以及满足患者的生理、情感与社会需求。通过一些途径，如第一印象或调查问卷，或许可以由类似 Siri 或者 Alexa 的虚拟助手来处理，但前提是医生会稍后与患者一起认真讨论沟通以确保没有遗漏重要信息。"眼科中的应用"中给出的筛选和预测案例也是如此，其旨在作为一个决策支持系统帮助医生得出结论，而非完全取代医生专业知识的诊断系统。最后，在有医生监督与纠正的情况下，人工智能可能协助筛查、患者随访与日程安排，以及填写患者档案、回复信件与管理的工作。因此当前的人工智能系统必须嵌入人类环境中应用。提供基于对人类互动、同理心及隐私开发的相关 AI 系统可以

充分利用时间并减少医院的等待时间。

结论

对于眼科领域有明确定义的任务，人工智能可以达成超越人类眼科医生水平的表现。然而，这项技术依然面临诸多限制，仅依靠人工智能的输出结果是不明智的。相反，人工智能系统与眼科医生的合作是一个理想选择，如用于疾病检测或作为决策支持系统使用。

（胡凌溪 译）

参考文献

1. Turing AM. I.—COMPUTING MACHINERY AND INTELLIGENCE. Mind. 1950;LIX:433–60.
2. McCulloch WS, Pitts W. A logical calculus of the ideas immanent in nervous activity. Bull Math Biophys. 1943;5:115–33.
3. Goldbaum, M. H. et al. Interpretation of automated perimetry for glaucoma by neural network. Invest. Ophthalmol. Vis. Sci. 1994;35:3362–73.
4. Gardner GG, Keating D, Williamson TH, Elliott AT. Automatic detection of diabetic retinopathy using an artificial neural network: a screening tool. Br J Ophthalmol. 1996;80:940–4.
5. Maeda N, Klyce SD, Smolek MK. Neural network classification of corneal topography. Preliminary demonstration. Invest Ophthalmol Vis Sci. 1995;36:1327–35.
6. Consejo A, Melcer T, Rozema JJ. Introduction to Machine Learning for ophthalmologists. Semin Ophthalmol. 2019;34:19–41.
7. Choi RY, Coyner AS, Kalpathy-Cramer J, Chiang MF, Campbell JP. Introduction to Machine Learning, Neural Networks, and Deep Learning. Transl Vis Sci Technol. 2020;9:14.
8. Taulli T. Artificial intelligence basics: a non-technical introduction. Apress; 2019. https://doi.org/10.1007/978-1-4842-5028-0.
9. Aggarwal CC. Data mining: the textbook. Springer; 2015.
10. Rebala G, Ravi A, Churiwala S. An introduction to Machine Learning. Springer; 2019.
11. Lo JT-H. Functional model of biological neural networks. Cogn Neurodyn. 2010;4:295–313.
12. Gupta N, Trindade BL, Hooshmand J, Chan E. Variation in the best fit sphere radius of curva-

ture as a test to detect keratoconus progression on a Scheimpflug-based corneal tomographer. J Refract Surg Thorofare NJ. 2018;1995(34):260–3.

13. Kohonen T. Self-organization of very large document collections: state of the art. In: Niklasson L, Bodén M, Ziemke T, editors. ICANN 98. Springer; 1998. p. 65–74. https://doi.org/10.1007/978-1-4471-1599-1_6.

14. Sutton RS, Barto AG. Reinforcement learning: an introduction. p. 352.

15. Hope IL, Yehezkel Resheff T. Learning TensorFlow.

16. Witten I, Cunningham SJ, Frank E. Weka: practical machine learning tools and techniques with Java implementations.

17. Lantz B. Machine learning with R: learn how to use R to apply powerful machine learning methods and gain an insight into real-world applications. Packt Publ; 2013.

18. Goldbaum MH, et al. Interpretation of automated perimetry for glaucoma by neural network. Invest Ophthalmol Vis Sci. 1994;35:3362–73.

19. Goldbaum MH, et al. Comparing machine learning classifiers for diagnosing glaucoma from standard automated perimetry. Invest Ophthalmol Vis Sci. 2002;43:162–9.

20. Huang M-L, Chen H-Y, Lin J-C. Rule extraction for glaucoma detection with summary data from StratusOCT. Invest Ophthalmol Vis Sci. 2007;48:244–50.

21. Kim SJ, Cho KJ, Oh S. Development of machine learning models for diagnosis of glaucoma. PLoS One. 2017;12:e0177726.

22. Coyner AS, et al. Automated fundus image quality assessment in retinopathy of prematurity using deep convolutional neural networks. Ophthalmol Retina. 2019;3:444–50.

23. Brown JM, et al. Automated diagnosis of plus disease in retinopathy of prematurity using deep convolutional neural networks. JAMA Ophthalmol. 2018;136:803–10.

24. Gulshan V, et al. Development and validation of a deep learning algorithm for detection of diabetic retinopathy in retinal fundus photographs. JAMA. 2016;316:2402–10.

25. Bogunovic H, et al. Machine learning of the progression of intermediate age-related macular degeneration based on OCT imaging. Invest Ophthalmol Vis Sci. 2017;58:BIO141–50.

26. Arcadu F, et al. Deep learning algorithm predicts diabetic retinopathy progression in individual patients. Npj Digit Med. 2019;2:1–9.

27. Souza MB, Medeiros FW, Souza DB, Garcia R, Alves MR. Evaluation of machine learning classifiers in keratoconus detection from orbscan II examinations. Clinics. 2010;65:1223–8.

28. Arbelaez MC, Versaci F, Vestri G, Barboni P, Savini G. Use of a support vector machine for keratoconus and subclinical keratoconus detection by topographic and tomographic data. Ophthalmology. 2012;119:2231–8.

29. Lopes BT, et al. Enhanced tomographic assessment to detect corneal ectasia based on artificial intelligence. Am J Ophthalmol. 2018;195:223–32.

30. Issarti I, et al. Computer aided diagnosis for suspect keratoconus detection. Comput Biol Med. 2019; https://doi.org/10.1016/j.compbiomed.2019.04.024.

31. Achiron A, et al. Predicting refractive surgery outcome: machine learning approach with big data. J Refract Surg. 2017;33:592–7.

32. Yoo TK, et al. Adopting machine learning to automatically identify candidate patients for corneal refractive surgery. Npj Digit Med. 2019;2:1–9.

33. Valdés-Mas MA, et al. A new approach based on Machine Learning for predicting corneal curvature (K1) and astigmatism in patients with keratoconus after intracorneal ring implantation. Comput Methods Prog Biomed. 2014;116:39–47.

34. Poplin R, et al. Prediction of cardiovascular risk factors from retinal fundus photographs via deep learning. Nat Biomed Eng. 2018;2:158–64.

35. Schrijvers EMC, et al. Retinopathy and risk of dementia: the Rotterdam Study. Neurology. 2012;79:365–70.

36. Korot E, et al. Will AI replace ophthalmologists? Transl Vis Sci Technol. 2020;9:2.

37. Blasi ZD, Harkness E, Ernst E, Georgiou A, Kleijnen J. Influence of context effects on health outcomes: a systematic review. Lancet. 2001;357:757–62.

38. Smadja D, et al. Detection of subclinical keratoconus using an automated decision tree classification. Am J Ophthalmol. 2013;156:237–246.e1.

第 3 章
人工智能系统在眼科的应用概述

Paisan Ruamviboonsuk,Natsuda Kaothanthong,Thanaruk Theeramunkong,Varis Ruanmviboonsuk

医疗保健领域最早成功的 AI 系统之一可以追溯到 20 世纪 70 年代后期的一项研究。在 Yu 等[1]的研究中,计算机能够推荐用于治疗脑膜炎的抗生素药物,推荐药物的接受率达到 65%。虽然这个比例并不高,但对于执行相同任务的专家,其推荐药物的接受率仅为 42.5%~62.5%。可见这个早期的 AI 系统具有优于专家的性能。

20 世纪 90 年代后期,Sinthanayothin 等开发的眼科 AI 系统[2]能够从视网膜图像中识别视盘,敏感性和特异性均高达 99.1%;从相同的图像中识别中央凹的敏感性和特异性分别为 80.4% 和 99.1%。这些结果比前述抗生素药物推荐的早期 AI 的结果更具有优势。

约 20 年后,另一个眼科 AI 系统 iDx-DR 成为美国 FDA 批准的第一个医疗 AI 系统[3],用于糖尿病视网膜病变(DR)的自动检测,以便在初级医疗机构识别眼病患者并将其转诊给眼科医生。

尽管在其他领域如病理学和放射学的 AI 研究可能在数量上超过眼科,iDx-DR 的获批使眼科 AI 跃身医疗 AI 的前沿。医疗中 AI 的大多数研究都集中在疾病筛查或早期诊断上,如 DR 的筛查,但其也可用于眼科

的其他任务[4]。相关研究包括自动分割由糖尿病视网膜病变(DR)、年龄相关性黄斑变性(AMD)和视网膜静脉阻塞(RVO)等不同疾病引起的黄斑水肿的视网膜层;自动分割青光眼中的视乳头(ONH);自动提取特征,如白内障中的核和囊等。此外,AI 已被研究用于治疗和预后预测,如预测抗血管内皮生长因子(抗-VEGF)注射需求和预测 AMD 治疗后的视觉效果。

人工智能、机器学习和深度学习

总体来说,当今广泛使用的 DL 是 ML 的一个子集,而 ML 是 AI 的一个子集。在当前的 DL 时代之前,ML 被普遍使用。现在提到的 ML 通常意味着传统的 ML 方法而不包括 DL。目前 AI 的研究重点已从传统的 ML 转向 DL,但这并不意味着 ML 在如今不再有效。ML 的用途取决于任务,在许多医疗应用中,其仍然可以实现稳健的性能,尤其是在与 DL 结合的应用中。

ML 是一种使计算机系统能够通过输入数据进行学习的 AI。学习过程也可以被称为训练,在训练阶段获得的知识被系统用来推断新数据的输出,这个过程也被称为推理,

如图 3.1 所示。有两种常见的学习方法, 监督学习和无监督学习。两者的区别, 在于有无人类提供的输入知识: 监督学习需要输入标签, 例如, 给图像打上患病或无病的标签; 而无监督学习则没有标签, 无监督学习在输入数据中对同质化的分组寻找相似特征来进行学习。

从技术角度来看, 如图 3.1 所示, 大多数传统 ML 算法, 无论是有监督的还是无监督的方法, 都需要特征提取过程, 而这通常需要领域专家。传统 ML 的应用需要专家指导特征提取过程, 如何将原始数据(如图像的像素值)转换为特征向量, 以便模型学习并进行模式识别。因此, 为了获得一个好的模型或算法, 我们需要一组好的特征来进行训练。

在过去, 一个好的模型的解决方案是在同一张图像上应用几种特征提取方法来获得一组不同的特征表示。然而这种方法的负面效果是生成的大量特征可能反过来导致

特征稀疏, 这被称为"维数灾难"[7], 会导致同类别的相似模式几乎无法被探测到[8]。

另一方面, DL 允许系统端对端的自动提取特征, 而无须领域专家的辅助, 这是它被称为"黑匣子"的原因。DL 的架构是一个简单模块的多层级分层堆栈结构, 如图 3.2 所示。它能够从一组原始输入数据中发现特征表示以进行分类[9]。每个模块将来自先前级别的输入转换为更高级别、略微抽象的表示。通过多层次的转换, DL 可以提取并推理非常复杂的特征, 这些特征的维度太高, 因而无法进行人工的诠释[10]。

传统机器学习算法概述

监督学习方法

在人为设定一个输入–输出对的情况下, 监督学习可以找到一种输入特征模式, 该模式可以区分不同情况下预期的输出。这

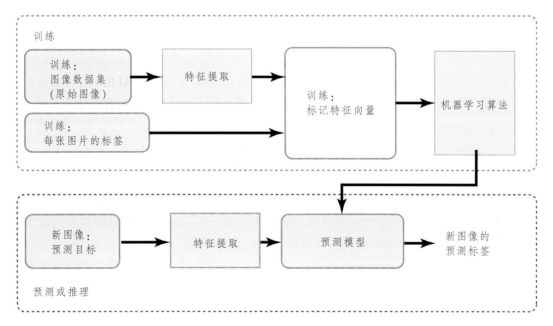

图 3.1　ML 中的手动特征提取。

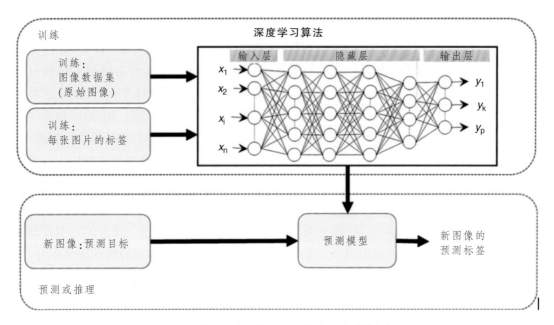

图 3.2　DL 中通过人工神经元连接实现自动特征提取。

种模式被认为是机器学习到的一种知识,可以用于预测新输入特征下的输出。监督学习有多种方法。

朴素贝叶斯是一种基于贝叶斯定理的概率方法。表示了当输入特征(用 A 表示)出现时,期望输出(用 B 表示)出现的概率,参见下面的等式:

$$P(B|A) = \frac{P(A|B)P(B)}{P(A)}$$

例如,在图像分割应用中,A 被定义为一个类别(如患病或无病),而 B 是从图像中的像素中提取的特征。使用特征 B 在 A 类区域中出现的似然比可以将像素 B 分类为患病或无病。

朴素贝叶斯也可以应用于图像分类。例如,输入图像的特征是糖尿病黄斑水肿(DME)或非 DME 的概率。有许多基于朴素贝叶斯定理的方法,如用于预测类的多项朴素贝叶斯和用于预测连续值的高斯朴素贝叶斯[11]。

支持向量机(SVM)寻找一条线或一个高维超平面,以此来更好地区分两个类别的特征。数据在一个超平面的一侧应尽可能包含同一类的数据。图 3.3 显示了使用 SVM 的图像分类应用示例,其中每个点代表一个图像的特征。当新图像被提供给 SVM 时,会根据新图像的特征在平面上的位置进行分类[12]。SVM 既可以用于图像分类,也可以用于图像分割。后者是通过评估每个像素的特征,并将其分类为背景(无病)或前景(患病)进行分割(图 3.11)。

决策树是一种基于二叉树的方法,将训练数据集中的输入特征递归地分成两部分,直到达到每个输出类别之间的最佳分支。对于每次分支,使用特征的值将特征最优地划分为两个子组,如患病和无病。每个子组使用前述方法进一步划分相同或不同的特征值。图 3.4 显示了用于对疾病进行分类的决策树示例。使用"特征 1"将训练集中的特征分成两个子组。每个子组使用"特征 2"进一

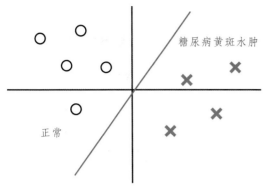

图 3.3 使用 SVM 进行分类的示例。

步划分,其中"特征 2<YY"的训练数据大多在第 1 类中。最后,决策树继续细分,直到能最好地分离不同类别,如灰色阴影标签所示。

随机森林(RF)不只依赖一棵决策树,而是应用多棵决策树来学习输入特征[12]。将输入特征分成同质组的标准,对于每棵树都有不同的定义。为了预测新图像的输出,随机森林会提取和使用决策树中的特征。最终的分类结果将对每棵树的输出进行投票,获得最高票数的输出成为预测结果。

人工神经网络(ANN)从示例中自动学习输入数据的相关特征,而无须明确分类任务的规则[13]。它应用了连接神经网络的概念,其中每个神经元调整权重至最佳参数以完成学习过程。人工神经网络已被应用在许多任务中,也是 DL 的基础。

无监督学习方法

有监督学习方法依赖于人类分配的输入–输出对,而无监督学习方法只需要输入特征来根据同质化地分离它们。无监督学习方法的目的是发现输入数据中的结构或分布,以便更多地了解每个分离的类别。

当不提供输入–输出对时,更适合使用无监督学习。该方法已广泛用于图像分割任务中,将像素集分离为一组背景和前景,或感兴趣对象的区域(图 3.11)。此外,其还适用于研究每个同质组中的对象。

K 近邻算法(KNN)可以查找特征与输入特征相似的对象集。输入特征之间的距离被用作相似性度量[14]。给定新数据的一个特征,分类结果是通过对离新数据最近的 k 个对象的数量进行投票来实现的。

提升算法

提升算法是一种通用算法,旨在提高预测结果的准确性。其不依赖于单个模型的预测结果,而是应用多个使用新数据训练的弱分类器来实现良好的分类器[15]。前置模型的结果与新模型一起通过新数据进行重新训练,以改进预测结果。有许多种类的提升算

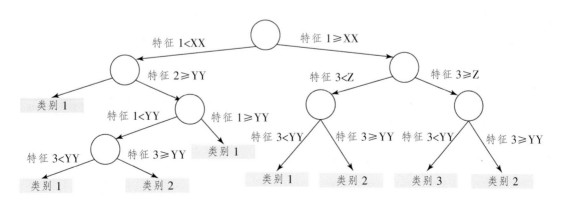

图 3.4 对 XX 进行分类的决策树示例。

法,每种算法都采用不同的措施来提高预测精度。其中 Adaboost[16]和 Gredient Boosting 就是其应用于眼科预测任务的例子。

深度学习算法概述

眼科中常用的 DL 方法可分为卷积神经网络(CNN)、预训练无监督网络(PUN)[17]和循环神经网络(RNN)[18]。在这 3 种类别的 DL 网络中,CNN 已被更广泛地用于包括眼科在内的医学图像识别[19,20]。

卷积神经网络

卷积神经网络(CNN)旨在自动提取二维数据(如图像)中的特征,同时将语义相似的特征合并为一个特征,以减少其稀疏性。使用 CNN 提取的特征可以保留重要信息,以获得良好的预测效果。此外,CNN 可以将一张或多张图像用作输入,并将单个诊断特征设计为输出,如预测疾病是否存在。

CNN 的架构包括 3 层:输入层、卷积层和池化层(图 3.5)。输入图像被放置在第一个输入层中,如图 3.5a 所示。该图像是一个二维数组,其中数组中的每个单元格都处于红色、绿色和蓝色的三色通道中。每个通道都被视为一个矩阵并应用于特征提取。为了获得丰富的表征,输入图像被分成更小的子图像。每个子图像被用于后续层。

图 3.5b 中的卷积层应用滤波器从输入矩阵中提取特征。该层的目标是使用不同的滤波器进行特征提取。卷积层的输出根据滤波器而变化,如提取边缘或纹理[21]。图 3.6 举例说明了使用两个不同梯度滤波器[22]进行卷积的结果。使用滤波器 A 可以清楚地表示血管,而使用滤波器 B 可使视盘可视化。预测模型的性能还取决于权重(最佳参数)[23],因此许多滤波器被用于从图像中提取特征。使用过多的滤波器来获得图像特征的问题是使特征稀疏,从而导致精度降低。为了解决这个问题,CNN 利用池化层进行降维。

图 3.5c 中的池化层应用滤波器来保留前一层提取特征的重要信息,并将其向下采样为更小的尺寸。滤波器可以是任何尺寸,如图 3.5c 所示的 3×3 滤波器。可使用以下 3 种方法提取特征的值:最大池化、平均池化、总和池化。除了降维之外,池化层也用于提取不随旋转角度和位置变化的主要特征。换句话说,它可以区分图像中的无病和患病位置。

深度学习中的卷积神经网络

在 DL 中应用 CNN 时,通常由一系列阶段构成,每个阶段由一个 CNN 单元组成,如图 3.7 所示。单元的数量取决于滤波器大小的数量,也被称为网络宽度。这些阶段的连

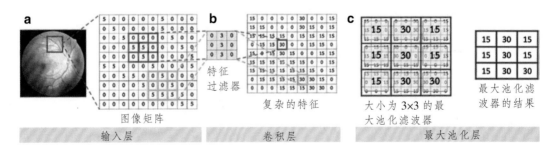

图 3.5 卷积神经网络架构:(a)输入层、(b)卷积层和(c)最大池化层。

接如图 3.8a 所示。阶段数量被称为网络深度。前几个阶段专注于将输入图像映射到特征图。后面的阶段以之前的特征作为输入,将语义相似的特征合并为一个特征[9,19](Lu,2018)。最后一个阶段是全连接层,用于预测分类结果。全连接层可以看作是一个传统的 ML,它应用来自池化层的输入特征进行分类。

CNN 的架构取决于特征提取的滤波器的数量和大小、这些特征之间的连接,以及网络深度的选取,如图 3.8 所示。滤波器的数量定义了网络的宽度,而网络深度定义了网

络的学习能力。如今已创建了许多 CNN 架构,如 AlexNet[17]、VGG[24]、Inception[25]、ResNet[26] 和 EffcientNet[27]。其用于特征提取的 CNN 结构相同,但是层数和特征映射(滤波器)的方法是不同的,其性能(如精度)和训练时间也各不相同。

AlexNet

原始 CNN 和 AlexNet 的区别在于卷积层的数量。AlexNet 包含 8 层,其中 5 层是卷积层,其余是全连接层[17]。它是第一个应用

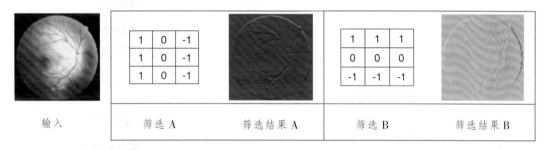

图 3.6　图像通过滤波器后的输出。

图 3.7　使用 CNN 的 DL 的神经网络概述。

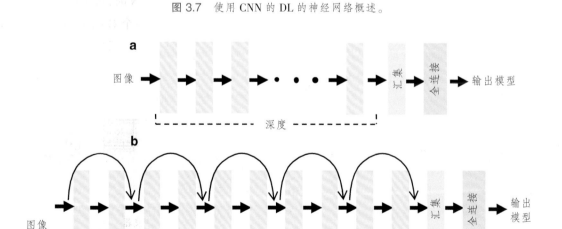

图 3.8　使用 CNN 的深度神经网络示例。(a)普通网络和(b)具有跳层连接的网络。

图形处理单元(GPU)来加速 DL 计算的 CNN 架构。

VGG

研究显示,增加 CNN 网络深度能使其分类结果更准确[24],在此基础上 VGG 的架构将 3×3 的小尺寸滤波器和更深的权重层应用于 CNN。VGG16 与 VGG19 的架构相似,只是权重层的深度不同。与原始 CNN 相比,使用更小尺寸滤波器的 VGG 结果显示其对模型性能有显著提升效果。

Inception

当训练数据规模有限时,增加深度神经网络的深度和宽度会导致预测模型的过拟合。过拟合意味着模型在新数据集中的表现比在训练数据中的表现要差得多。此外,网络规模的增加意味着计算资源的使用显著增加。Inception 架构通过增加网络的深度和宽度以实现更高的精度,同时保持计算量不变[25]。

ResNet

尽管增加网络的深度可以提高其性能,但也可能会导致"退化现象"(即深度学习模型的深度增加到一定程度后,如果继续加深会使损失增加,准确率降低)。退化现象将导致网络性能饱和。ResNet 中信号不通过网络中的每一层,而是通过"跳层连接"来跳过一些 CNN 层,见图 3.8b。当该层的输出特征与之前的相同时,可使用跳层连接,然后可以跳过该特定层,并且可以解决退化现象[26]。ResNet 架构有很多配置:ResNet35、ResNet50等,其中的数字代表网络深度。

EfficientNet

除了增加深度神经网络的深度,例如,在 VGG[24]、Inception[25]、ResNet[26]中的应用,增加网络宽度[28]和提高图像分辨率[29]也是提高网络性能的手段。EffcientNet[27]提出了一种复合缩放方法,该方法通过均匀缩放网络宽度、深度和输入分辨率来实现最大精度,但需要一个专门的并行计算库来训练。

预训练无监督网络

预训练无监督网络(PUN)是一系列 DL 模型,使用无监督学习来训练神经网络中的每个隐藏层,以实现更准确的数据集拟合。PUN 的类型包括自动编码器、深度置信网络(DBN)和生成对抗网络(GAN)。在图像处理任务中,PUN 使用大量图像进行训练,而不考虑数据的标签[30]。从"预训练"中获得的权重可用作针对不同目标域优化权重的初始化值,如检测眼底图像中的青光眼性视神经病变(GON)[31]。在另一个不同的任务中使用预训练数据的方法被称为"迁移学习"。与非医学图像相比,医学图像的样本和数据集通常较小,因此,迁移学习已成为一种主流技术。

递归神经网络

递归神经网络(RNN)是一种神经网络,旨在一次处理一个元素的输入序列[18]。RNN 的特点是根据之前学习的数据预测元素的下一次出现。此外,它不同于其他网络,容许没有预先确定大小限制的输入,研究发现 RNN 非常擅长预测文本中的下一个字符。长短期记忆(LSTM)是一种 RNN 架构。Davidson 等的研究使用了 RNN 来定位健康人群和

Stargardt 病患者的视锥细胞[32]。

深度学习模型训练

从生物工程的角度来看,训练 DL 模型的目标是找到最佳参数, 也被称为权重,训练过程通过优化权重以产生最佳模型性能。在 DL 中,用 $J(w)$ 表示代价函数,计算模型使用一组特定的权重所产生的任何错误判断的代价。在训练过程的开始,初始权重是一组小的随机值。对于每次训练迭代,一个被称为"学习率"的超参数被用于计算权重更新速度的大小,并在下一次迭代中更新权重,见图 3.9。为了获得最佳性能,模型经过多次训练以获得最小代价下的权重。

训练过程的持续时间和最佳权重值取决于学习率。较小的学习率会产生更可靠的模型,训练的持续时间将比使用较大的学习率更长。但是,使用较大的学习率可能会导致跳过最佳权重值。图 3.10 比较了使用小学习率和大学习率的不同。如图 3.10b 所示,使用学习率大值更新权重可能会跳过最佳权重值。另一方面,使用图 3.10a 中的学习

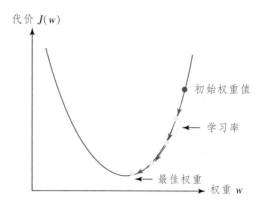

图 3.9　权重值、学习率和代价的关系。

率小值需要多次迭代才能达到最佳点。因此, 分配适当的学习率对于训练模型至关重要。

Epoch(整个数据集在 DL 网络中通过的轮数[33])是另一个限制训练迭代次数的超参数。尽管较小的学习率提供了更可靠的结果, 但训练迭代可能在获得最佳权重值之前停止。由于 Epoch 的限制, 分配适当的初始权重值可以减少训练迭代的次数。通过迁移学习, 这些初始权重值可以从已经可用的模型(也被称为"预训练"模型)中得出。现在已经开发出许多基于 CNN 的预训练模型[34]。

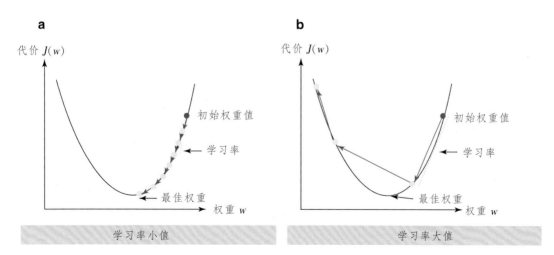

图 3.10　学习率小值(a)和学习率大值(b)的比较。

深度学习模型测试

AI 模型的评估中有许多术语尚未被完全明确定义[35]。"验证"指评估 AI 模型的性能。"内部验证"意味着用与训练相同的数据集评估模型的性能。一些研究称之为"测试"。另一方面，如果评估是在不同的新数据集中进行的，则被称为"外部验证"。通常，用于开发 AI 模型的原始数据集中的数据将按8:2 的比例分为训练集和测试（内部验证）集[35]。有许多视网膜眼底图像的公共数据集可用于 AI 系统的开发。最常用的 3 种是Kaggle、Messidor-2 和 EyePACS[36]。

混淆矩阵用于显示监督学习模型的性能。它将预测结果与人类标注的实际标签进行可视化比较。表 3.1 显示了"患病"和"无病"的混淆矩阵结果。"真阳性"和"真阴性"分别显示正确预测的数据数量。"假阳性"和"假阴性"显示错误预测的数据数量。为了衡量无监督学习的性能，应使用最大似然估计或距离度量[37]。

混淆矩阵也可以用来计算敏感性和特异性值。敏感性显示了模型在预测"患病"（阳性）类别方面的性能，而特异性是指预测"无病"（阴性）类别方面的性能。ROC 曲线下面积（AUC）是敏感性和 1-特异性的曲线的下面积，可用于判断一个 AI 模型的性能。

表 3.1　二分类预测的混淆矩阵

预测结果	实际标签	
	患病	无病
患病	真阳性	假阳性
无病	假阴性	真阴性

筛查和分类系统概述

1968 年，Wilson 和 Jungner 代表世界卫生组织（WHO）制订了筛查疾病的原则和实践方法[38]。50 年后，Dobrow 等对包括这项经典工作在内的疾病筛查原则和实践进行了系统性综述并改进了 Delphi 共识过程[39]。此综述中新合并的原则侧重于筛查计划和系统性原则，而不是最初原则中的疾病、测试和治疗。符合这些原则并已在全球范围内进行筛查的眼病是 DR。DR 不仅是迄今为止AI 研究最多的眼科疾病，也是筛查研究中应用 AI 技术最多的眼病。

糖尿病视网膜病变筛查

在众多可用的 DR 筛查 AI 系统中，迄今为止经 FDA 批准的唯一的自主系统（无须临床医生额外干预）是 iDx-DR 系统[3]。该系统中的 AI 模型已经从传统的 ML 算法演变为与 DL 算法相结合。Abramoff 等添加 DL模型（AlexNet 和 VGG）后，系统检测 DR 的AUC 从 0.937 提升到 0.987[40]。这种混合系统需要两种通过 TOPCON 免散瞳眼底相机NW400 采集的彩色眼底图像，一张以黄斑为中心，另一张以视盘为中心作为输入，输出结果为"中重度视网膜病变：请咨询眼科医生"或"非中重度视网膜病变：12 个月内重新筛查"[41]。

FDA 通过一项临床试验[41]审批通过了iDx-DR，临床试验使用该系统对美国 10家初级医疗机构的 900 例糖尿病患者进行了前瞻性筛查。该试验使用 4 幅宽视场立体视网膜图像代表 7 方位早期 DR 治疗研究组立体标准照相法，由威斯康星阅片中心的人员进行阅片。该临床试验发现 iDx-DR 提供了 96.1% 的可判断性（能够分析 852 例患者中的 819 例），以及 87.2% 的敏感性和 90.7% 的特异性。这个结果可能略低于大多数其他使用 DL 进行 DR 筛查的系统所获得的结果，其他研究结果通常具有约 95% 的敏感性和特异性。

iDx–DR 系统在荷兰糖尿病眼保健系统的另一组 1410 例患者中进行验证[42]。该系统能够对 66.3% 的患者进行评分，而本研究中的 3 位阅片者能对 80.4% 的患者进行评分。当该系统与 EURODIAB 分级标准和 DR 国际临床分级标准两种不同分级系统一起应用时，经过改进，该系统可分别提供 96% 的敏感性和 86% 的特异性。

其他可用的 DR 筛查系统包括 Retmarker DR 和 EyeArt，二者在 DL 技术流行前就已应用于 DR 筛查。两种 AI 系统都采用基于特征提取的传统 ML 技术，也可以检测微动脉瘤。对于 DR 分类，在英国国家 DR 筛查项目[43]的两项系统的研究中，使用人类标注的结果作为比较，RetmarkerDR 对任意视网膜病变的敏感性为 73%，对需要转诊的 DR 为 85%，对于增生型糖尿病视网膜病变（PDR）为 97.9%；EyeArt 的结果分别为 94.7%、93.8% 和 99.6%。然而，两种系统的假阳性都相对较高（50%）。

此外，在一项对 296 例 DR 患者的研究中，EyeArt 被应用为智能手机设备上的程序[44]，可以分类任意 DR、需转诊 DR 和威胁视力的糖尿病视网膜病变（STDR），敏感性分别为 95.8%、99.3% 和 99.1%，相应水平的特异性分别为 80.2%、68.8% 和 80.4%。

最早使用 CNN(Inception V3) 进行 DR 筛查的 AI 系统来自 Google 研究所的 Gulshan 等研究[45]。本研究中的算法是根据 100 000 多张眼底图像开发的，并在另外两个包含 10 000 多张图像的独立数据集中进行验证。

这项研究首次表明，在独立数据集中进行验证时，检测需要转诊 DR 患者的敏感性和特异性均达到 95%，AUC 达到 99%。

该系统在另一个数据集中得到了进一步验证，该回顾性数据集包含 7000 例患者的 20 000 多张图像，在全国范围的 DR 筛查中检测出中度或更严重的非增殖性糖尿病视网膜病变（NPDR）[46]。与此筛查中人类阅片者的 74% 的结果相比，该 AI 模型实现了 97% 的敏感性，而与人类 98% 的特异性相比，AI 模型的特异性略低，为 96%。在印度的两家私立医院进行前瞻性试验时，在超过 3000 例的患者中检测出中度或更严重的 NPDR，模型仍然达到约 90% 的敏感性和略高于 90% 的特异性，优于人工阅片[47]。

用于 DR 筛查的 DL 系统的另一项大规模研究来自新加坡，该研究使用了 70 000 多张图像来开发模型。Ting 等研究的贡献在于其在同类研究中规模最大，拥有超过 100 000 张不同种族的独立数据集并对图像进行了验证。这个基于 AI 的软件现被称为 SELENA（VGG 19），能够以 100% 的敏感性、91% 的特异性和 0.96 的 AUC 检测 STDR。

在 Bellemo 等的一项研究中，研究者还验证了 SELENA 在赞比亚进行 DR 筛查的效果[49]。赞比亚是一个资源匮乏的非洲国家（举个例子，赞比亚的眼科医生数量不到全国人口的 3/100 万），SELENA 在这项研究中表现的性能与 Ting 等的研究相当[42]。这项研究还发现 SELENA 能够估计 DR 的患病率和系统性风险因子，其结果接近人类专家；因此，这项研究证明了 DL 在流行病学研究中的潜力[50]。

Li 等在中国开发了另一个用于 DR 筛查的 DL 系统[51]。这项研究利用 70 000 多张图像开发模型，并由 3 个独立多种族数据集的 30 000 多张图像进行验证。该算法实现了与其他检测 STDR 的系统相当的性能。作者强调其中 77% 的假阴性率为未检测到视网膜内微血管异常的结果。

上述所有用于 DR 筛查的 DL 系统都使用了彩色眼底摄影（CFP）。除了检测需要转诊的 DR 患者外，其在检测 DME 方面的表现与检测 STDR 相似[46]（DME 通常被视为 STDR 的一部分）。然而，从 CFP 中识别 DME 可能存在问题，因为在实际临床实践中 DME 是使用来自三维光学相干断层扫描（OCT）的图像来诊断的。为了克服二维 CFP 图像的局限性，在 CFP 分级时，黄斑区硬性渗出物的存在被用作检测 DME 的标志物。在某些情况下，从 CFP 中的分级和 OCT 中识别出的 DME 分类不一致[52]。此外，基于不同方式的 DME 患病率存在显著差异[53]。Varadarajan 等的一项研究使用 CFP 和 OCT 的配对数据来训练 DL 算法，尝试仅从 CFP 的分级中学习并检测 OCT 中的 DME[54]。

该算法（CNN：Inception V3）由 6000 多张成对图像开发而成，能够在 1000 张 CFP 图像的测试集中以 85% 的敏感性和 80% 的特异性检测 CFP 中累及中心糖尿病黄斑水肿（CI-DME），而 3 位视网膜专家使用硬性渗出物作为 CI-DME 的标志物对相同的 CFP 图像进行分级，在敏感性的平均结果上相似，但算法特异性约为 45%。在另一个包含 990 个 CFP 图像的独立数据集的验证中，该算法的敏感性和特异性分别为 57% 和 91%，而对相同图像进行评分的阅片者其敏感性和特异性低于该算法，分别为 55% 和 79%。值得注意的是，本研究中开发数据集的数据来自三级医疗机构，而独立数据集的数据来自初级医疗机构。

但是这项研究表明，当使用跨成像方式数据或跨标签种类数据（在 CFP 上打性别标签，在 CFP 上打血压数值标签等）进行训练时，AI 能够对跨成像方式或跨标签种类数据进行预测的潜力（通过 CFP 预测性别和血压等）。这个概念有时被称为"标签转移"。

年龄相关性黄斑变性分类

AI 筛查 AMD 近年来得到了广泛的评估。此前多种方法（如 Amsler 的网格[56]或超敏设备[57]）成功地对 AMD 进行过筛查。最近在韩国进行的一项研究发现，由非专家对 40 岁以上人群进行系统性、全人群的眼底摄影以筛查 AMD 具有很好的成本-效益[58]。另一项研究发现，在筛查 DR 并发症的同时筛查 AMD 也具有很好的成本-效益[59]。目前尚不清楚 AMD 筛查中使用 AI 代替非专家是否也具有成本-效益。

大多数用于筛查和分类 AMD 的 AI 系统都是使用 CNN 开发的，并使用 CFP 作为输入。使用 OCT 图像作为输入的研究较少。SELENA 是最早用于筛查 AMD 的系统之一，最初应用于糖尿病患者。尽管用于筛查 AMD，但 SELENA 中的算法是根据新加坡和马来西亚 72 000 多张糖尿病患者图像的训练数据集和同一人群中近 36 000 张患者图像的测试数据集开发的。本研究的输出被定义为"需要转诊的 AMD"[48]。

还有其他关于筛查 AMD 的 AI 研究是从年龄相关眼病研究（AREDS）[60]的 CFP 开发的，这是一项大型随机对照试验，比较了维生素补充剂和安慰剂对 AMD 病情发展的影响。AREDS 中的 CFP 数据为胶片形式，这些图片被数据化后可用于 AI 系统。Burlina 等的一项研究[61]（CNN：AlexNet）使用了来自 AREDS 的近 54 000 张和 14 000 张图像的训练和测试数据集，而且 Grassman 等的一项研究[62]（各种 CNN）使用了大约 87 000 和

34 000 张图像。前一项研究使用 AREDS 的现有分类等级进行训练,而后者则需要经过培训的眼科医生来标记训练数据,这两项研究都根据 AREDS 分类的等级作为输出。

Burlina 等将输出分为两类,需转诊和无须转诊,而 Grassman 等将输出分为 AREDS 的 9 个阶段和 AMD 的 3 个晚期阶段。两项研究都对测试数据集实现了约 90% 的敏感性和特异性。Grassman 等在外部数据集中对 5000 多张图像进行了验证, 检测中期 AMD 的敏感性和特异性分别为 82.2% 和 97.1%,晚期 AMD 的敏感性和特异性分别为 100% 和 96.5%。Burlina 等的系统对 AREDS 9 个阶段的评级进行分类,并实现了可接受的误差内预测 5 年进展为晚期 AMD 的风险[63]。

还有其他 AI 系统可用于从频域 OCT (SD-OCT)图像中对 AMD 进行分类。一些系统使用 DL 直接从 OCT 图像中对 AMD 进行分类,而一些系统应用传统的 ML,第一步自动分割 OCT 图像中的积液或生物标志物,然后使用 DL 分类器进行分类。Kermany 等[64]和 Treder 等[65]的研究属于前者。两者都使用来自具有 1000 个输出类别的开源预训练数据集 ImageNet 深度神经网络的迁移学习方法来训练 AMD 的 OCT 图像。

Kermany 等在 ImageNet 的基础上训练了 4 种类别:脉络膜新生血管(CNV)、DME、玻璃疣和正常。这项研究使用了超过 10 万张图像(37 000 张 CNV、11 000 张 DME、8600 张玻璃疣和 51 000 张正常图像)的训练数据集和 1000 张类别均等分布的验证数据集,系统实现了 98% 的 AUC,准确度、敏感性和特异性约为 95%。作者还进行了遮挡测试,以揭示模型生成的潜在黑匣子。另一方面,Treder 等使用 1000 多张图像训练并测试了他们的系统(90% 的训练集包含 70% 的

AMD 和 30% 的对照组,10% 的测试集包含 50% 的 AMD 和 50% 的对照组)。

Lee 等[66]将来自电子病历(EMR)的数据与 OCT 图像结合以开发 CNN 系统(VGG16)来对 AMD 进行分类。研究使用了大约 100 000 张带有 EMR 关联数据的 OCT 图像,其中一半正常,另一半为 AMD,系统实现了约 90% 的 AUC 和准确度。

Prahs 等[67]和 Huang 等[68]的研究应用 AI 对 OCT 图像进行分类以进行决策。他们用 AMD、DME、RVO、CSC 的输入和有临床医生标记"需要抗 VEGF 治疗"或"无须抗 VEGF 治疗"的输出训练 CNN(GoogLeNet 或 Inception)。本研究对 5500 多张图像的外部数据集进行了验证,敏感性高达 90%,特异性高达 96%。Huang 等不仅使用 VGG16、InceptionV3 和 ResNet50 这 3 种不同的 DL 系统来训练正常、干性 AMD、活性湿性 AMD 和非活性湿性 AMD 的 OCT 图像,他们还将 DL 开发为云平台并进行了研究。作者发现,3 个 CNN 系统在对 4 类 AMD 的分类方面表现相似,但在干性 AMD 上的表现略有不足。他们还发现在湿性 AMD 治疗后预测随时间变化的准确度达 90%。

DeFauw 等设计的主要 AI 系统旨在执行 OCT 图像的自动分割,然后执行 AMD 和其他视网膜疾病的分类任务[69]。在分割方面,作者采用三维 U-net 架构进行深度分割网络, 使用 1000 多张手动分割的训练图像来描绘 OCT 扫描图像,得到 OCT 的组织分割图。另一个分类网络,由定制的 29 个 CNN 层和 5 个池化层组成, 在标记有确诊和转诊标签的 14 884 份分割组织图上训练开发而成。

该系统对不同的视网膜诊断进行分类,例如,正常、CNV、黄斑裂孔、中央浆液性脉络膜视网膜病变、玻璃体黄斑牵引等,以及

转诊建议(紧急、半紧急、常规和观察)。作者发现，在模型对 997 例患者（252 例紧急、230 例半紧急、266 例常规、249 例观察）的独立测试集的测试性能方面，紧急转诊的 AUC 为 99.9%；而 3.4%的错误率与眼底病专家相当，但优于验光师。

青光眼分类

青光眼的诊断可能需要识别许多共存的参数，例如，视神经头凹陷增加、视网膜神经纤维层的特征性丧失或视野的特征性缺陷。与视网膜疾病相比，这些特点可能会使 AI 对青光眼的诊断更加复杂。

Ting 等的 SELENA 系统[48]可以检测青光眼视乳头（GONH），这部分算法是根据超过 120 000 例糖尿病患者的 CFP 开发的。Li 等[70]还开发了另一个 DL 系统（VGG），通过 20 多名眼科医生标记的 50 000 多个 CFP 训练的。Ting 和 Li 等在这些研究中确定了需转诊的青光眼患者，但仅依赖 GONH 进行诊断可能存在局限性，因为即使是眼科医生也可能对 GONH 的分级标准存在争议[71]。还有其他用于检测青光眼的视网膜成像技术，如 OCT、共焦激光扫描检眼镜（CSLO）和偏振激光扫描仪（SLP），可以应用于 AI。

在 DL 时代之前，许多传统 ML 模型被用于从包含视乳头（ONH）的时域或频域 OCT 图像中检测青光眼，并得到可以接受的结果[72]。Muhammad 等的研究[73]表明混合 DL 模型（AlexNet 和 RF 分类器）能够分析 SS-OCT 图像的单次扫描，对正常和疑似青光眼进行分类准确率达到 93%。Christopher 等应用无监督 ML 的主成分分析（PCA）方法来分析来自 SS-OCT 的视网膜神经纤维层（RNFL）厚度图，研究表明，与基于 SD-OCT 的圆周 RNFL 厚度测量方法相比，这种方法可以达

到最高 0.95 的 AUC。使用立体 CFP 作为青光眼的判断标准，与此前研究相比，该模型得到了最高 AUC 的青光眼诊断模型[74]。

21 世纪初，一项晚期青光眼干预研究（AGIS）使用了反向传播神经网络检测视野（VF）丧失——这是青光眼恶化的另一个重要指标，该模型的 AUC 为 0.92[75]。在一项研究中，Yousefi 等引入了由无监督 ML——高斯混合期望模型（GEM）计算青光眼视野丧失指数，用以检测疾病进展。该模型在 2000 多个视野数据上进行了训练，并在每 6 个月跟踪的 270 只眼睛的纵向研究数据集中进行了测试。这一基于 AI 的新型指数优于现存指数（如全局或区域指数），发现 25% 的疾病进展时限为 3.5 年，相对的区域指数的结果为 4.5 年，全局指数的结果为 5.2 年[76]。

在最近的一项研究中，Li 等[77]比较了 ①DL-CNN（VGG 架构）；②传统 ML 模型（SVM、RF、KNN）；③基于规则的算法（AGIS）和增强型青光眼分期系统[GSS2]，以及④人类专家对 300 个视野数据进行分级以区分青光眼和非青光眼患者。CNN 由 4000 个视野数据的数据集开发而成，其准确度为 0.876，而特异性和敏感性分别为 0.826 和 0.932，而 3 个 ML 模型的准确度约为 0.65，人类专家约为 0.6，AGIS 和 GSS2 约为 0.5。

Bowd 等的一项研究[78]结合结构数据（OCT）和功能性数据（VF）来训练传统的 ML 模型（贝叶斯分类器），发现其性能在青光眼和非青光眼患者分类中得到提升。

另一方面，Medeiros 等应用了前述的"标签转移"的概念[79]。他们训练了一个包含超过 30 000 对包含 CFP 图像和 RNFL 厚度数据的 CNN（ResNet34），通过分析 CFP 来预测 RNFL 厚度。在约 6200 个 CFP 图像的测试集中，该模型可以预测 RNFL 厚度，预测值

和观察到的 RNFL 厚度值之间存在很强的相关性 (Pearson r=0.832, R^2=69.3%, $P<0.001$), 平均绝对误差为 7.39μm。CNN 对 CFP 图像进行的分级预测 AUC 和实际测量 RNFL 进行分类的 AUC 均为 0.94。

在 Jammal 等的一项研究中, 作者使用 490 个外部数据 CFP 图像验证了其 AI 模型, 这些图像由两名青光眼专家对 370 例受试者的 490 只眼睛的青光眼性视神经病变 (GON) 概率和杯盘比 (C/D) 进行了评估。与青光眼专家相比, 研究中的 AI 模型从 CFP 中分类 GON 的 AUC 比专家更高, 分别为 0.529 和 0.411[80]。这种 "标签转移" 的概念未来可能会更多地应用于其他眼科的 AI 中。

白内障分类

最早用于分级白内障的 AI 系统之一是由 Gao 等开发的系统[81]。该系统 (RNN 与回归 SVM 相结合) 经过训练, 可根据威斯康星分级系统以 0.1 到 5.0 的十进制分数对裂隙灯摄影的白内障严重程度进行分级。其在 5378 张图像中进行了测试, 与临床诊断相比, 该系统实现了 70.7% 的一致率 (R0), 88.4% 的分级误差小于 0.5 (Re0.5), 99.0% 的分级误差小于 1.0 (Re1.0)。

用于白内障分类的更大规模的 AI 系统是由中国的 Wu 等开发的[82]。作者训练了一个 DL-CNN (ResNet), 分 3 个标准对眼前节照片进行分类。其一, 根据数据获取方式分类, 狭缝或散射、散瞳或非散瞳; 其二, 根据诊断分类, 正常、白内障或术后白内障; 其三, 根据严重程度分类, 轻度或重度核硬化, 以及视轴受累与否。开发数据集来自 16 611 例患者的 37 638 张裂隙灯影像, 其中 80% 用于训练, 20% 用于测试。对测试集中模型验证后发现性能相对较好, 混淆矩阵的指标

全面超过 90%。来自狭缝/散射、散瞳/非散瞳的图片的性能相似。

然而, 当使用模型在现实世界中的 4 家独立社区医院进行验证时, AI 的一些指标结果下降了。以下是在实际测试中发现的低于 90% 的指标: 对正常分类的敏感度为 71.3%; 白内障分类的特异性为 83.9%; 对严重核硬化分类的敏感性/特异性分别为 73% 和 86%, 对轻度核硬化分类结果为 86% 和 73%。作者表示, 使用这种基于 AI 的转诊系统辅助, 眼科医生每年可以为超过 40 000 例患者提供服务, 而没有 AI 的情况下为 4000 人。这种使用眼前节摄影确定转诊白内障的 AI 模型应进行进一步评估, 因为现实世界中的许多患者可能具有较硬的核, 而并不存在视力障碍或影响日常生活。此外, 白内障手术的适应证在不同的眼科服务中可能有所不同。

理论上讲, AI 也可以作为人工晶状体 (IOL) 屈光度计算的理想工具。Sramka 等[83]证明, 与没有 AI 的传统计算方法相比, 传统的 ML 模型、回归 SVM 和多层神经网络集成在 IOL 计算方面取得了显著的性能。Koprowski 等的另一项研究[84]使用 ANN 评估屈光手术后的角膜屈光力。

值得注意的是, 除了患者护理, AI 还被用于白内障手术的眼科训练。相关研究应用 DL 来自动识别白内障手术步骤的不同阶段, 以帮助开发高效的技能培训工具。在 Yu 等的一项研究中[85], 研究人员对 100 例白内障手术视频的数据集应用了不同的 AI 算法 (SVM、CNN、CNN-RNN) 来识别白内障手术视频中的各个阶段。对手术数据的标签进行时序列建模的方法得到了最高的准确度结果。在 Morita 等的另一项研究中[86], DL-CNN 模型 Inception V3 也被训练用以提取白内障手术视频中包括撕囊和取核的重要阶段, 得

到了较高的响应率和较低的错误率结果。

早产儿视网膜病变和小儿白内障筛查

早产儿视网膜病变(ROP)与 DR 有一些相似之处:通过视网膜检查及早发现对于降低视力丧失的风险至关重要。两种疾病的 CFP 都可以使用市售设备获取。数字 CFP 可以减轻 ROP 检查者和被检查者的负担[86],使儿科医生开展筛查成为可能[87]。这两种疾病的主要区别在于 ROP 治疗更具紧迫性,对于 Plus ROP,治疗时间在 72 小时内[88]。筛查设置中的术语"需转诊 DR"可根据筛查中可用资源的不同而具有不同的定义[89],而"需转诊 ROP"作为 Plus 病的定义受到普遍认可[90]。与 DR 筛查类似,远程医疗已成功用于筛查 ROP[91]。该技术可以解决 ROP 筛查的两个重要障碍:阅片者的主观性与有资质的检查人员数量的不足[92]。随着 AI 的应用,这些局限有望进一步消除。

在 DL 出现之前,有许多关于传统 ML 的研究用于确定 Plus ROP 中视网膜血管的曲折度和宽度[93-97]。所有这些模型在使用时都需要人工标注。随着 CNN 的出现,全自动检测 ROP 的软件成为可能。Wang J 等的 DeepROP[98]是最早用于 ROP 检测的 CNN 系统之一。该系统(在 ImageNet 上预训练的改进型 inception-BN 网络)是在中国开发的,拥有迄今为止最大的 ROP 数据集(超过 20 000 张图像)的系统。

Redd 等的一项研究在美国开发了另一个系统 i-ROP-DL(早期版本的 i-ROP 尚未采用 DL[97]),其拥有超过 5000 张图像[99]并成功将 ROP 的严重程度分为 1 型和 2 型。Brown 等针对 i-RO-DL 的另一项研究[100],将 DL 模型(Inception V1 和 U-Net)与 8 位国际 ROP 专家对 Plus 病的判断进行了比较。

使用基于图像诊断的共识结合检眼镜检查作为金标准,作者发现 AI 判断结果与 8 位专家中的 6 位以上专家的结果一致。此外,该 i-ROP-DL 系统能够通过线性公式计算其预测的概率,为 ROP 严重性评分。

在随后对 i-ROP-DL 的研究中,Taylor 等表明,这些 ROP 严重程度评分可用于监测 ROP 疾病进展。在随着时间的推移监测超过 870 例 ROP 婴儿患者时,在研究中病情进展到需要治疗的婴儿的中位得分显著高于病情未进展的婴儿。

还有另一个用于 ROP 的 CNN 系统,由来自加拿大和英国的 1500 张图像的小型数据集开发。该系统还可以检测 Plus ROP,其准确度可与其他系统相媲美[102]。

除了 ROP,中国还开发了另一个主要的 AI 系统来检测先天性白内障[103-105]。该系统被称为先天性白内障巡洋舰,或 CC-Cruiser,该系统是一种基于云平台的 AI,应用于裂隙灯图像,由 3 组 CNN(AlexNet)组成,分别用于筛查、评估严重程度和治疗建议。在对 350 例 14 岁以下患者的前瞻性随机对照试验中,作者将 AI 与经验丰富的儿科眼科医生的诊断进行了比较。由 3 位经验丰富的儿科眼科医生组成的小组对图像进行分级作为金标准,该 AI 系统的准确性明显低于专家检测白内障(87% 对 99%)和推荐治疗(71% 对 97%)。然而,AI 系统得到结果的时间显著更短(2.8 分钟对 8.5 分钟)。

AI 研究的其他儿科眼科疾病还包括斜视检测、屈光不正、预测未来高度近视和阅读障碍[106]。

自动分割系统概述

基于 AI 的分类和基于 AI 的自动分割

之间的区别可以从输出结果中阐明。分类系统通常提供作为疾病分类阶段的输出，或作为需转诊或无须转诊的二进制输出。另一方面，大多数自动分割系统提供作为生物标志物或病理特征的输出，例如，视网膜下液、视网膜色素上皮脱离或视乳头。自动分割的目标是协助繁忙的专家或协助研究人员进行研究以节省时间和成本。分类系统的目标通常是保障患者的利益，例如，早期发现或筛查疾病。

从生物工程的角度来看，图像分割任务的目标是找到感兴趣的区域，例如图像中具有疾病特征的区域，然后将该区域的图像像素分为背景和前景。图 3.11 显示了 OCT 图像中黄斑积液的分割结果。在这个例子中，积液区域的像素作为前景与其他的背景分离。然后将每个图像像素分类为背景或前景。为了训练模型，需提供一组由专家标记积液区域的训练图像，也被称为金标准（图 3.11）。然后，ML 模型学习并将图像特征分类为前景和背景。为了验证模型，ML 模型使用学习到的特征将新图像中的图像像素分类为背景或前景。

传统的 ML 方法，如主成分分析（PCA），通常用于降低提取特征的稀疏性。另一种方法，例如 SVM，被应用于将每个像素分为两类[107]。DL 也可以应用于分类[108]。用于评估自动分割准确性的常见统计数据是 Dice 系数[109]。金标准使用人类专家对分割区域的标注。

视网膜 OCT 图像是自动分割任务的绝佳输入数据。Fang 等[110]成功分割干性 AMD 患者 OCT 图像中的 9 层视网膜。虽然黄斑积液通常是视网膜 OCT 图像分割的最常见输出结果，但在视网膜色素变性和无脉络膜症患者的视网膜 OCT 分割中，感光细胞丢失也被作为输出结果[111]。在另一项研究中，作者成功地从增强深度 OCT（ED-OCT）图像中分割出 AMD 患者的脉络膜厚度[112]。Stargadt 病患

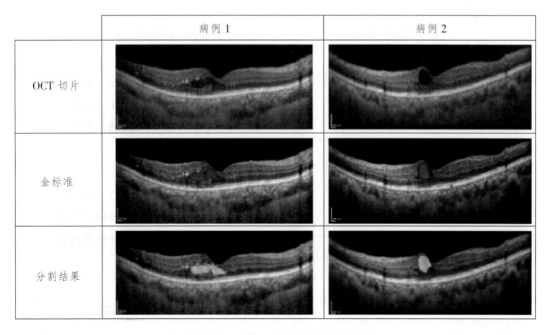

图 3.11　输入图像、金标准和分割结果示例。

者的自适应光学扫描光检眼镜图像分割的研究中，多维 RNN 也被用于定位视锥细胞[32]。

虽然黄斑区域 OCT 图像的自动分割在视网膜疾病中很重要，但用于青光眼自动分割的感兴趣区域（ROI）位于 ONH。许多研究使用不同的分割算法进行来自 CFP 的 ONH 分割。几乎所有的研究都报告了高于 90% 的准确率[72]。Hagiwara 等[113]提出了一种使用 CFP 图像进行传统计算机辅助诊断青光眼的通用流程，包括：①图像输入；②预处理；③分割；④特征提取；⑤特征选择和排序，以及⑥分类。一些研究对 OCT 图像中的视乳头周围区域进行了分割，包括 RNFL、神经视网膜、视网膜色素上皮、脉络膜、视乳头周围巩膜和筛板[114,115]。

治疗自然史及预后预测系统概述

疾病预测将一组特征，如最佳矫正视力（BCVA）或特定时间段内黄斑水肿复发的数据作为输入，来预测疾病的进展。开发用于预测的 AI 系统通常需要纵向数据或图像。

有研究尝试对未进行任何眼科医学介入的患者预测其 6 个月、12 个月和 2 年的 DR 进展[116]。在 RISE 和 RIDE 的临床试验中，一项研究开发了一个深度 CNN 系统（Inception V3）来预测 DR 的进展[117]。该 AI 模型中的 CFP 基于标准的 7 方位 ETDRS 照相法，每个方位都有自己的 CNN，根据 DR 病变严重程度量表（DRSS）预测 2-step 或更严重的 DR 恶化，最后将每个 CNN 的结果与 RF 模型进行组合。组合的模型系统对 12 个月的预测具有最佳性能，AUC 为 0.75，该系统基于 ETDRS 周边区域的预测出人意料地优于基于 ETDRS 后极部区域的预测。然而，由

于①ETDRS 7 方位照相法有局限性；②缺乏独立数据集的验证和③模型在非 DME 患者中的适用性有限，该系统的普遍性可能仍然存疑，因为该研究仅包含 DME 患者的 CFP。

Rohm 等的一项研究[118]尝试了通过自有的数据集开发 AI 系统改善患者护理并促进研究。基于以数据仓库[119]形式收集的电子病历，作者开发并比较了不同的传统 ML 模型（AdaBoost.R2、梯度提升、RF、极端随机树和 Lasso），这些模型预测了在注射抗 VEGF 药物治疗新生血管性 AMD 后的 3 个月与 12 个月的 VA。模型在 3 个月时的预测平均绝对误差为 5.5~9 个字母，平均方根为 7~10 个字母。对 12 个月的预测性能相对较低。

其他基于 AI 的治疗结果预测研究也集中在主要临床试验的数据上。例如，Protocol T 的数据[120]被应用于预测 DME 患者在接受抗 VEGF 注射治疗后 12 个月的 BCVA[121]。HARBOR 研究[122]的数据被用于预测：①治疗后 12 个月的 BCVA[123]；②抗 VEGF 的注射剂量[124]和③AMD 患者的晚期 AMD 转化[125]。对于视网膜静脉阻塞，CRYSTRAL 研究[126]的数据被用于预测 12 个月的 BCVA 和复发性黄斑水肿[127]。

眼科人工智能的未来

我们正处于眼科 AI 的转变阶段。当前和未来将有大量的 AI 系统用于眼科领域更具体的任务。AI 在研究中的表现毋庸置疑，但应用落地仍有许多问题需要解决。许多系统的强大性能可能无法延续到现实世界。由于不同的 AI 系统之间的比较困难，眼科领域如何选择一个 AI 系统也不是一件易事。虽然研究人员将解开 AI 技术黑匣子，但患者的接受度、数据隐私、数据保护、行业法

规,包括医学法律方面,将是未来每个 AI 系统都将面临的问题[128]。

　　致谢:这项工作得到了泰国研究基金资助号 RTA6280015 和 Chulalongkorn 大学远程医疗中心的 Ratchadapisek Sompoch 基金的部分支持。

（戴伟伟　译）

参考文献

1. Yu VL, Fagan LM, Wraith SM, Clancey WJ, Scott AC, Hannigan J, Blum RL, Buchanan BG, Cohen SN. Antimicrobial selection by a computer: a blinded evaluation by infectious diseases experts. JAMA J Am Med Assoc. 1979;242:1279–82.
2. Sinthanayothin C, Boyce JF, Cook HL, Williamson TH. Automated localisation of the optic disc, fovea, and retinal blood vessels from digital colour fundus images. Br J Ophthalmol. 1999;83:902–10.
3. He J, Baxter SL, Xu J, Xu J, Zhou X, Zhang K. The practical implementation of artificial intelligence technologies in medicine. Nat Med. 2019;25:30–6.
4. Schmidt-Erfurth U, Sadeghipour A, Gerendas BS, Waldstein SM, Bogunović H. Artificial intelligence in retina. Prog Retin Eye Res. 2018;67:1–29.
5. Han J, Kamber M, Pei J. Data mining: concepts and techniques. Data Min Concepts Tech. 2012; https://doi.org/10.1016/C2009-0-61819-5.
6. Alpaydin E. Introduction to machine learning. 4th ed. MIT Press; 2020.
7. Indyk P, Motwani R. Approximate nearest neighbors: towards removing the curse of dimensionality. In: STOC '98 Proc. 30th Annu. ACM Symp. Theory Comput. 1998. p. 604–613.
8. Bengio Y, LeCun Y. Scaling learning algorithms towards AI. 2007.
9. LeCun Y, Bengio Y, Hinton G. Deep learning. Nature. 2015;521:436–44.
10. Hosseini M-P, Lu S, Kamaraj K, Slowikowski A, Venkatesh HC. Deep Learning Architecture. In: Pedrycz W, Chen S-M, editors. Deep Learning: concepts and architectures. Cham: Springer International; 2020. p. 1–24.
11. Lewis DD. Naive(Bayes) at forty: the independence assumption in information retrieval. In: Lect. Notes Comput. Sci. (including Subser. Lect. Notes Artif. Intell. Lect. Notes Bioinformatics). Springer; 1998. p. 4–15.
12. Alpaydin E. Introduction to Machine Learning. 3rd ed. https://doi.org/10.1007/978-1-62703-748-8_7.
13. Graupe D. Principles of Artificial Neural Networks. 2013. https://doi.org/10.1142/8868.
14. Weinberger KQ, Saul LK. Distance Metric Learning

15. for large margin nearest neighbor classification. J Mach Learn Res. 2009;10:207–44.
15. Hastie T, Rosset S, Zhu J, Zou H. Multi-class AdaBoost. Stat Interface. 2009;2:349–60.
16. Schapire RE. Explaining adaboost. In: Empir. Inference Festschrift Honor Vladimir N. Vapnik. Berlin: Springer; 2013. p. 37–52.
17. Krizhevsky A, Sutskever I, Hinton GE. ImageNet classification with deep convolutional neural networks. 2012.
18. Hochreiter S, Schmidhuber J. Long short-term memory. Neural Comput. 1997;9:1735–80.
19. Lu W, Tong Y, Yu Y, Xing Y, Chen C, Shen Y. Applications of artificial intelligence in ophthalmology: general overview. J Ophthalmol. 2018; https://doi.org/10.1155/2018/5278196.
20. Shen D, Wu G, Suk H-I. Deep Learning in medical image analysis. Annu Rev Biomed Eng. 2017;19:221–48.
21. Andrearczyk V, Whelan PF. Using filter banks in Convolutional Neural Networks for texture classification. Pattern Recognit Lett. 2016;84:63–9.
22. Robinson R. Convolutional Neural Networks – basics. 2017. https://mlnotebook.github.io/post/CNN1/. Accessed 20 Mar 2020.
23. Saxe AM, Saxe AM, Koh PW, Chen Z, Bhand M, Suresh B, Ng AY. On random weights and unsupervised feature learning. In: 28th Int Conf Mach Learn ICML 2011. 2011. p. 1089–96.
24. Simonyan K, Zisserman A. Very deep convolutional networks for large-scale image recognition. In: 3rd Int. Conf. Learn. Represent. ICLR 2015 – Conf. Track Proc. 2015.
25. Szegedy C, Liu W, Jia Y, Sermanet P, Reed S, Anguelov D, Erhan D, Vanhoucke V, Rabinovich A. Going deeper with convolutions. In: Proc. IEEE Comput. Soc. Conf. Comput. Vis. Pattern Recognit. IEEE Computer Society; 2015. p. 1–9.
26. He K, Zhang X, Ren S, Sun J. Deep residual learning for image recognition. In: Proc. IEEE Comput. Soc. Conf. Comput. Vis. Pattern Recognit. IEEE Computer Society; 2016. p. 770–778.
27. Tan M, Le QV. EfficientNet: rethinking model scaling for Convolutional Neural Networks. In: 36th Int Conf Mach Learn ICML 2019-June; 2019. p. 10691–700.
28. Zagoruyko S, Komodakis N. Wide residual networks. In: Br. Mach. Vis. Conf. 2016, BMVC 2016. British Machine Vision Association; 2016. p. 87.1–87.12.
29. Huang Y, Cheng Y, Bapna A, et al. GPipe: efficient training of giant neural networks using pipeline parallelism. In: Adv. Neural Inf. Process. Syst. 32 (NIPS 2019). Vancouver; 2019. p. 103–12.
30. Bengio Y, Courville A, Vincent P. Representation learning: a review and new perspectives. IEEE Trans Pattern Anal Mach Intell. 2013;35:1798–828.
31. Christopher M, Belghith A, Bowd C, Proudfoot JA, Goldbaum MH, Weinreb RN, Girkin CA, Liebmann JM, Zangwill LM. Performance of Deep Learning architectures and transfer learning for detecting

glaucomatous optic neuropathy in fundus photographs. Sci Rep. 2018;8:1–13.

32. Davidson B, Kalitzeos A, Carroll J, Dubra A, Ourselin S, Michaelides M, Bergeles C. Automatic cone photoreceptor localisation in healthy and stargardt afflicted retinas using deep learning. Sci Rep. 2018;8:1–13.

33. Diaz GI, Fokoue-Nkoutche A, Nannicini G, Samulowitz H. An effective algorithm for hyperparameter optimization of neural networks. IBM J Res Dev. 2017; https://doi.org/10.1147/JRD.2017.2709578.

34. Models for image classification with weights trained on ImageNet. https://keras.io/applications/#models-for-image-classification-with-weights-trained-on-imagenet. Accessed 27 Mar 2020.

35. Ting DSW, Lee AY, Wong TY. An ophthalmologist's guide to deciphering studies in artificial intelligence. Ophthalmology. 2019;126:1475–9.

36. Raman R, Srinivasan S, Virmani S, Sivaprasad S, Rao C, Rajalakshmi R. Fundus photograph-based deep learning algorithms in detecting diabetic retinopathy. Eye. 2019;33:97–109.

37. Dy JG, Brodley CE. Feature selection for unsupervised learning. 2004.

38. Wilson JMG, Jungner G, Organization WH. Principles and practice of screening for disease. Russian version of nos. 31-46 bound together (barc). 1968.

39. Dobrow MJ, Hagens V, Chafe R, Sullivan T, Rabeneck L. Consolidated principles for screening based on a systematic review and consensus process. CMAJ. 2018;190:E422–9.

40. Abràmoff MD, Lou Y, Erginay A, Clarida W, Amelon R, Folk JC, Niemeijer M. Improved automated detection of diabetic retinopathy on a publicly available dataset through integration of deep learning. Investig Ophthalmol Vis Sci. 2016;57:5200–6.

41. Abràmoff MD, Lavin PT, Birch M, Shah N, Folk JC. Pivotal trial of an autonomous AI-based diagnostic system for detection of diabetic retinopathy in primary care offices. npj Digit Med. 2018;1:1–8.

42. van der Heijden AA, Abramoff MD, Verbraak F, van Hecke MV, Liem A, Nijpels G. Validation of automated screening for referable diabetic retinopathy with the IDx-DR device in the Hoorn Diabetes Care System. Acta Ophthalmol. 2018;96:63–8.

43. Tufail A, Rudisill C, Egan C, et al. Automated diabetic retinopathy image assessment software: diagnostic accuracy and cost-effectiveness compared with human graders. Ophthalmology. 2017;124:343–51.

44. Rajalakshmi R, Subashini R, Anjana RM, Mohan V. Automated diabetic retinopathy detection in smartphone-based fundus photography using artificial intelligence. Eye. 2018;32:1138–44.

45. Gulshan V, Peng L, Coram M, et al. Development and validation of a deep learning algorithm for detection of diabetic retinopathy in retinal fundus photographs. JAMA – J Am Med Assoc. 2016;316:2402–10.

46. Ruamviboonsuk P, Krause J, Chotcomwongse P, et al. Deep learning versus human graders for classifying diabetic retinopathy severity in a nationwide screening program. npj Digit Med. 2019;2:1–9.

47. Gulshan V, Rajan RP, Widner K, et al. Performance of a Deep-Learning algorithm vs manual grading for detecting diabetic retinopathy in India. JAMA Ophthalmol. 2019;137:987–93.

48. Ting DSW, Cheung CYL, Lim G, et al. Development and validation of a deep learning system for diabetic retinopathy and related eye diseases using retinal images from multiethnic populations with diabetes. JAMA – J Am Med Assoc. 2017;318:2211–23.

49. Bellemo V, Lim G, Rim TH, et al. Artificial intelligence screening for diabetic retinopathy: the real-world emerging application. Curr Diab Rep. 2019; https://doi.org/10.1007/s11892-019-1189-3.

50. Ting DSW, Cheung CY, Nguyen Q, et al. Deep learning in estimating prevalence and systemic risk factors for diabetic retinopathy: a multi-ethnic study. npj Digit Med. 2019;2:1–8.

51. Li Z, Keel S, Liu C, et al. An automated grading system for detection of vision-threatening referable diabetic retinopathy on the basis of color fundus photographs. Diabetes Care. 2018;41:2509–16.

52. Mackenzie S, Schmermer C, Charnley A, Sim D, Tah V, Dumskyj M, Nussey S, Egan C. SDOCT imaging to identify macular pathology in patients diagnosed with diabetic maculopathy by a digital photographic retinal screening programme. PLoS One. 2011; https://doi.org/10.1371/journal.pone.0014811.

53. Wang YT, Tadarati M, Wolfson Y, Bressler SB, Bressler NM. Comparison of prevalence of diabetic macular edema based on monocular fundus photography vs optical coherence tomography. JAMA Ophthalmol. 2016;134:222–8.

54. Varadarajan AV, Bavishi P, Ruamviboonsuk P, et al. Predicting optical coherence tomography-derived diabetic macular edema grades from fundus photographs using deep learning. Nat Commun. 2020; https://doi.org/10.1038/s41467-019-13922-8.

55. Poplin R, Varadarajan AV, Blumer K, Liu Y, McConnell MV, Corrado GS, Peng L, Webster DR. Prediction of cardiovascular risk factors from retinal fundus photographs via deep learning. Nat Biomed Eng. 2018;2:158–64.

56. Faes L, Bodmer NS, Bachmann LM, Thiel MA, Schmid MK. Diagnostic accuracy of the Amsler grid and the preferential hyperacuity perimetry in the screening of patients with age-related macular degeneration: systematic review and meta-analysis. Eye. 2014;28:788–96.

57. AREDS2-HOME Study Research Group, Chew EY, Clemons TE, Bressler SB, Elman MJ, Danis RP, Domalpally A, Heier JS, Kim JE, Garfinkel R. Randomized trial of a home monitoring system for early detection of choroidal neovascularization home monitoring of the eye (HOME) study. Ophthalmology. 2014;121:535–44.

58. Ho R, Song LD, Choi JA, Jee D. The cost-effectiveness of systematic screening for age-related macular degeneration in South Korea. PLoS One.

2018; https://doi.org/10.1371/journal.pone.0206690.

59. Chew EY, Schachat AP. Should we add screening of age-related macular degeneration to current screening programs for diabetic retinopathy? Ophthalmology. 2015;122:2155–6.

60. Chew EY, Clemons TE, SanGiovanni JP, et al. Lutein + zeaxanthin and omega-3 fatty acids for age-related macular degeneration: the Age-Related Eye Disease Study 2 (AREDS2) randomized clinical trial. JAMA – J Am Med Assoc. 2013;309:2005–15.

61. Burlina PM, Joshi N, Pekala M, Pacheco KD, Freund DE, Bressler NM. Automated grading of age-related macular degeneration from color fundus images using deep convolutional neural networks. JAMA Ophthalmol. 2017;135:1170–6.

62. Grassmann F, Mengelkamp J, Brandl C, Harsch S, Zimmermann ME, Linkohr B, Peters A, Heid IM, Palm C, Weber BHF. A Deep Learning algorithm for prediction of age-related eye disease study severity scale for age-related macular degeneration from color fundus photography. Ophthalmology. 2018;125:1410–20.

63. Burlina PM, Joshi N, Pacheco KD, Freund DE, Kong J, Bressler NM. Use of Deep Learning for detailed severity characterization and estimation of 5-year risk among patients with age-related macular degeneration. JAMA Ophthalmol. 2018;136:1359–66.

64. Kermany DS, Goldbaum M, Cai W, et al. Identifying medical diagnoses and treatable diseases by image-based Deep Learning. Cell. 2018;172:1122–1131. e9.

65. Treder M, Lauermann JL, Eter N. Automated detection of exudative age-related macular degeneration in spectral domain optical coherence tomography using deep learning. Graefe's Arch Clin Exp Ophthalmol. 2018;256:259–65.

66. Lee CS, Baughman DM, Lee AY. Deep Learning is effective for classifying normal versus age-related macular degeneration OCT images. Kidney Int Rep. 2017;1:322–7.

67. Prahs P, Radeck V, Mayer C, Cvetkov Y, Cvetkova N, Helbig H, Märker D. OCT-based deep learning algorithm for the evaluation of treatment indication with anti-vascular endothelial growth factor medications. Graefe's Arch Clin Exp Ophthalmol. 2018;256:91–8.

68. Hwang DK, Hsu CC, Chang KJ, et al. Artificial intelligence-based decision-making for age-related macular degeneration. Theranostics. 2019;9:232–45.

69. De Fauw J, Ledsam JR, Romera-Paredes B, et al. Clinically applicable deep learning for diagnosis and referral in retinal disease. Nat Med. 2018;24:1342–50.

70. Li Z, He Y, Keel S, Meng W, Chang RT, He M. Efficacy of a Deep Learning system for detecting glaucomatous optic neuropathy based on color fundus photographs. Ophthalmology. 2018;125:1199–206.

71. Abrams LS, Scott IU, Spaeth GL, Quigley HA, Varma R. Agreement among optometrists, ophthal-

mologists, and residents in evaluating the optic disc for glaucoma. Ophthalmology. 1994;101:1662–7.

72. Zheng C, Johnson TV, Garg A, Boland MV. Artificial intelligence in glaucoma. Curr Opin Ophthalmol. 2019;30:97–103.

73. Muhammad H, Fuchs TJ, De Cuir N, De Moraes CG, Blumberg DM, Liebmann JM, Ritch R, Hood DC. Hybrid Deep Learning on single wide-field optical coherence tomography scans accurately classifies glaucoma suspects. J Glaucoma. 2017;26:1086–94.

74. Christopher M, Belghith A, Weinreb RN, Bowd C, Goldbaum MH, Saunders LJ, Medeiros FA, Zangwill LM. Retinal nerve fiber layer features identified by unsupervised machine learning on optical coherence tomography scans predict glaucoma progression. Investig Ophthalmol Vis Sci. 2018;59:2748–56.

75. Lin A, Hoffman D, Gaasterland DE, Caprioli J. Neural networks to identify glaucomatous visual field progression. Am J Ophthalmol. 2003;135:49–54.

76. Yousefi S, Kiwaki T, Zheng Y, Sugiura H, Asaoka R, Murata H, Lemij H, Yamanishi K. Detection of longitudinal visual field progression in glaucoma using machine learning. Am J Ophthalmol. 2018;193:71–9.

77. Li F, Wang Z, Qu G, et al. Automatic differentiation of Glaucoma visual field from non-glaucoma visual filed using deep convolutional neural network. BMC Med Imaging. 2018;18:35.

78. Bowd C, Hao J, Tavares IM, Medeiros FA, Zangwill LM, Lee TW, Sample PA, Weinreb RN, Goldbaum MH. Bayesian machine learning classifiers for combining structural and functional measurements to classify healthy and glaucomatous eyes. Investig Ophthalmol Vis Sci. 2008;49:945–53.

79. Medeiros FA, Jammal AA, Thompson AC. From machine to machine: an OCT-trained deep learning algorithm for objective quantification of glaucomatous damage in fundus photographs. Ophthalmology. 2019;126:513–21.

80. Jammal AA, Thompson AC, Mariottoni EB, Berchuck SI, Urata CN, Estrela T, Wakil SM, Costa VP, Medeiros FA. Human versus machine: comparing a Deep Learning algorithm to human gradings for detecting glaucoma on fundus photographs. Am J Ophthalmol. 2020;211:123–31.

81. Gao X, Lin S, Wong TY. Automatic feature learning to grade nuclear cataracts based on deep learning. IEEE Trans Biomed Eng. 2015;62:2693–701.

82. Wu X, Huang Y, Liu Z, et al. Universal artificial intelligence platform for collaborative management of cataracts. Br J Ophthalmol. 2019;103:1553–60.

83. Sramka M, Slovak M, Tuckova J, Stodulka P. Improving clinical refractive results of cataract surgery by machine learning. PeerJ. 2019; https://doi.org/10.7717/peerj.7202.

84. Koprowski R, Lanza M, Irregolare C. Corneal power evaluation after myopic corneal refractive surgery using artificial neural networks. Biomed Eng Online. 2016;15:121.

85. Yu F, Silva Croso G, Kim TS, Song Z, Parker F,

Hager GD, Reiter A, Vedula SS, Ali H, Sikder S. Assessment of automated identification of phases in videos of cataract surgery using machine learning and deep learning techniques. JAMA Netw Open. 2019;2:e191860.

86. Morita S, Tabuchi H, Masumoto H, Yamauchi T, Kamiura N. Real-time extraction of important surgical phases in cataract surgery videos. Sci Rep. 2019; https://doi.org/10.1038/s41598-019-53091-8.

87. Gilbert C, Wormald R, Fielder A, Deorari A, Zepeda-Romero LC, Quinn G, Vinekar A, Zin A, Darlow B. Potential for a paradigm change in the detection of retinopathy of prematurity requiring treatment. Arch Dis Child Fetal Neonatal Ed. 2016;101:F6–7.

88. Salvin JH, Lehman SS, Jin J, Hendricks DH. Update on retinopathy of prematurity: treatment options and outcomes. Curr Opin Ophthalmol. 2010;21:329–34.

89. Wong TY, Sun J, Kawasaki R, et al. Guidelines on diabetic eye care: the International Council of Ophthalmology recommendations for screening, follow-up, referral, and treatment based on resource settings. Ophthalmology. 2018;125:1608–22.

90. Davitt BV, Wallace DK. Plus disease. Surv Ophthalmol. 2009;54:663–70.

91. Daniel E, Quinn GE, Hildebrand PL, et al. Validated system for centralized grading of retinopathy of prematurity: telemedicine approaches to evaluating acute-phase Retinopathy of Prematurity (e-ROP) Study. JAMA Ophthalmol. 2015;133:675–82.

92. Ting DSW, Pasquale LR, Peng L, Campbell JP, Lee AY, Raman R, Tan GSW, Schmetterer L, Keane PA, Wong TY. Artificial intelligence and deep learning in ophthalmology. Br J Ophthalmol. 2019;103:167–75.

93. Capowski JJ, Kylstra JA, Freedman SF. A numeric index based on spatial frequency for the tortuosity of retinal vessels and its application to plus disease in retinopathy of prematurity. Retina. 1995;15:490–500.

94. Heneghan C, Flynn J, O'Keefe M, Cahill M. Characterization of changes in blood vessel width and tortuosity in retinopathy of prematurity using image analysis. Med Image Anal. 2002;6:407–29.

95. Swanson C, Cocker KD, Parker KH, Moseley MJ, Fielder AR. Semiautomated computer analysis of vessel growth in preterm infants without and with ROP. Br J Ophthalmol. 2003;87:1474–7.

96. Gelman R, Martinez-Perez ME, Vanderveen DK, Moskowitz A, Fulton AB. Diagnosis of plus disease in retinopathy of prematurity using retinal image multiScale analysis. Investig Ophthalmol Vis Sci. 2005;46:4734–8.

97. Ataer-Cansizoglu E, Bolon-Canedo V, Campbell JP, et al. Computer-based image analysis for plus disease diagnosis in retinopathy of prematurity: performance of the "i-ROP" system and image features associated with expert diagnosis. Transl Vis Sci Technol. 2015;4:5.

98. Wang J, Ju R, Chen Y, Zhang L, Hu J, Wu Y, Dong W, Zhong J, Yi Z. Automated retinopathy of prematurity screening using deep neural networks. EBioMedicine. 2018;35:361–8.

99. Redd TK, Campbell JP, Brown JM, et al. Evaluation of a deep learning image assessment system for detecting severe retinopathy of prematurity. Br J Ophthalmol. 2019;103:580–4.

100. Brown JM, Campbell JP, Beers A, et al. Automated diagnosis of plus disease in retinopathy of prematurity using deep convolutional neural networks. JAMA Ophthalmol Am Med Assoc. 2018:803–10.

101. Taylor S, Brown JM, Gupta K, et al. Monitoring disease progression with a quantitative severity scale for retinopathy of prematurity using Deep Learning. JAMA Ophthalmol. 2019;137:1022–8.

102. Worrall DE, Wilson CM, Brostow GJ. Automated retinopathy of prematurity case detection with convolutional neural networks. https://doi.org/10.1007/978-3-319-46976-8.

103. Long E, Lin H, Liu Z, et al. An artificial intelligence platform for the multihospital collaborative management of congenital cataracts. Nat Biomed Eng. 2017;1:1–8.

104. Lin H, Li R, Liu Z, et al. Diagnostic efficacy and therapeutic decision-making capacity of an artificial intelligence platform for childhood cataracts in eye clinics: a multicentre randomized controlled trial. EClinicalMedicine. 2019;9:52–9.

105. Liu X, Jiang J, Zhang K, et al. Localization and diagnosis framework for pediatric cataracts based on slit-lamp images using deep features of a convolutional neural network. PLoS One. 2017;12:e0168606.

106. Reid JE, Eaton E. Artificial intelligence for pediatric ophthalmology. Curr Opin Ophthalmol. 2019;30:337–46.

107. Alsaih K, Lemaitre G, Rastgoo M, Massich J, Sidibé D, Meriaudeau F. Machine learning techniques for diabetic macular edema (DME) classification on SD-OCT images. Biomed Eng Online. 2017;16:68.

108. Schlegl T, Waldstein SM, Bogunovic H, Endstraßer F, Sadeghipour A, Philip AM, Podkowinski D, Gerendas BS, Langs G, Schmidt-Erfurth U. Fully automated detection and quantification of macular fluid in OCT using Deep Learning. Ophthalmology. 2018;125:549–58.

109. Zou KH, Warfield SK, Bharatha A, Tempany CMC, Kaus MR, Haker SJ, Wells WM, Jolesz FA, Kikinis R. Statistical validation of image segmentation quality based on a Spatial Overlap Index. Acad Radiol. 2004;11:178–89.

110. Fang L, Cunefare D, Wang C, Guymer RH, Li S, Farsiu S. Automatic segmentation of nine retinal layer boundaries in OCT images of non-exudative AMD patients using deep learning and graph search. Biomed Opt Express. 2017;8:2732.

111. Camino A, Wang Z, Wang J, Pennesi ME, Yang P, Huang D, Li D, Jia Y. Deep learning for the segmentation of preserved photoreceptors on en face optical coherence tomography in two inherited retinal diseases. Biomed Opt Express. 2018;9:3092.

112. Chen M, Wang J, Oguz I, VanderBeek BL, Gee JC. Automated segmentation of the choroid in EDI-OCT images with retinal pathology using convolution neural networks. In: Lect. Notes

Comput. Sci. (including Subser. Lect. Notes Artif. Intell. Lect. Notes Bioinformatics). Springer; 2017. p. 177–184.

113. Hagiwara Y, Koh JEW, Tan JH, Bhandary SV, Laude A, Ciaccio EJ, Tong L, Acharya UR. Computer-aided diagnosis of glaucoma using fundus images: a review. Comput Methods Programs Biomed. 2018;165:1–12.

114. Devalla SK, Chin KS, Mari JM, Tun TA, Strouthidis N, Aung T, Thiéry AH, Girard MJA. A deep learning approach to digitally stain optical coherence tomography images of the optic nerve head. Investig Ophthalmol Vis Sci. 2018;59:63–74.

115. Devalla SK, Renukanand PK, Sreedhar BK, et al. DRUNET: a dilated-residual U-Net deep learning network to segment optic nerve head tissues in optical coherence tomography images. Biomed Opt Express. 2018;9:3244.

116. Arcadu F, Benmansour F, Maunz A, Willis J, Haskova Z, Prunotto M. Deep learning algorithm predicts diabetic retinopathy progression in individual patients. npj Digit Med. 2019. https://doi.org/10.1038/s41746-019-0172-3.

117. Nguyen QD, Brown DM, Marcus DM, et al. Ranibizumab for diabetic macular edema: results from 2 phase iii randomized trials: RISE and RIDE. Ophthalmology. 2012;119:789–801.

118. Rohm M, Tresp V, Müller M, Kern C, Manakov I, Weiss M, Sim DA, Priglinger S, Keane PA, Kortuem K. Predicting visual acuity by using machine learning in patients treated for neovascular age-related macular degeneration. Ophthalmology. 2018;125:1028–36.

119. Kortüm KU, Müller M, Kern C, Babenko A, Mayer WJ, Kampik A, Kreutzer TC, Priglinger S, Hirneiss C. Using electronic health records to build an ophthalmologic data warehouse and visualize patients' data. Am J Ophthalmol. 2017;178:84–93.

120. Wells JA, Glassman AR, Ayala AR, et al. Aflibercept, bevacizumab, or ranibizumab for diabetic macular edema. N Engl J Med. 2015;372:1193–203.

121. Gerendas BS, Bogunovic H, Sadeghipour A, Schlegl T, Langs G, Waldstein SM, Schmidt-Erfurth U. Computational image analysis for prognosis determination in DME. Vision Res. 2017;139:204–10.

122. Suner IJ, Yau L, Lai P. HARBOR Study: one-year results of efficacy and safety of 2.0 mg versus 0.5 mg ranibizumab in patients with subfoveal choroidal neovascularization secondary to age-related macular degeneration | IOVS | ARVO Journals. Invest Ophthalmol Vis Sci. 2012;53.

123. Schmidt-Erfurth U, Bogunovic H, Sadeghipour A, Schlegl T, Langs G, Gerendas BS, Osborne A, Waldstein SM. Machine learning to analyze the prognostic value of current imaging biomarkers in neovascular age-related macular degeneration. Ophthalmol Retin. 2018;2:24–30.

124. Bogunovic H, Waldstein SM, Schlegl T, Langs G, Sadeghipour A, Liu X, Gerendas BS, Osborne A, Schmidt-Erfurth U. Prediction of anti-VEGF treatment requirements in neovascular AMD using a machine learning approach. Invest Ophthalmol Vis Sci. 2017;58:3240–8.

125. Schmidt-Erfurth U, Waldstein SM, Klimscha S, Sadeghipour A, Hu X, Gerendas BS, Osborne A, Bogunović H. Prediction of individual disease conversion in early AMD using artificial intelligence. Investig Ophthalmol Vis Sci. 2018;59:3199–208.

126. Larsen M, Waldstein SM, Boscia F, et al. Individsualized ranibizumab regimen driven by stabilization criteria for central retinal vein occlusion: twelve-month results of the CRYSTAL Study. In: Ophthalmology. Elsevier; 2016. p. 1101–1111.

127. Vogl WD, Waldstein SM, Gerendas BS, Schlegl T, Langs G, Schmidt-Erfurth U. Analyzing and predicting visual acuity outcomes of anti-VEGF therapy by a longitudinal mixed effects model of imaging and clinical data. Investig Ophthalmol Vis Sci. 2017;58:4173–81.

128. Grzybowski A, Brona P, Lim G, Ruamviboonsuk P, Tan GSW, Abramoff M, Ting DSW. Artificial intelligence for diabetic retinopathy screening: a review. Eye. 2019;34:451–60.

第 4 章
自主人工智能的安全与信任

Michael D. Abramoff

引言

人工智能,或增强智能一词是指能够做出高度认知复杂性决策的系统。在医疗健康领域,自主人工智能系统是指在没有人类监督的情况下做出临床决策的人工智能系统,自主人工智能创造者承担医疗责任[1]。因此,自主人工智能系统不同于辅助人工智能系统,辅助人工智能系统是帮助临床医生做出更好的诊断或管理决策,而医疗决策的责任仍由临床医生负责[2]。

例如,用于即时诊断糖尿病视网膜病变和糖尿病黄斑水肿的自主人工智能系统提供了直接的诊断建议。在诊断过程中,系统执行了一项认知度高度复杂的任务,这在以往只能由占美国人口 0.02% 的眼科医生和验光师才能完成,且还要经过广泛和专业的培训。

经过严格验证用于医疗诊断的自主人工智能系统,在改善患者就医条件、提高准确率和降低成本方面具有广阔的前景,而且可以使专科医生通过管理和治疗那些结果可以得到改善的患者,发挥其最大的价值[3,4]。将自主人工智能引入医疗保健领域存在重大的伦理和法律问题[5,6]。要确保公众和医疗保健系统相信自主人工智能够提供这些益处,需要创造者解决多重伦理和实践难题。

2018 年,在对计算机进行医学诊断的伦理和问责影响进行了广泛研究后,最终进行了一项对比自主人工智能与临床结果的临床试验,FDA 重新批准了第一项糖尿病视网膜病变的自主即时医疗系统[7]。这一里程碑事件标志着安全引入其他自主人工智能系统已有了参照对象。2020 年,美国糖尿病学会把上述自主人工智能系统作为糖尿病医疗护理标准的一部分[8]。同年,美国国家质量保证委员会更新了其质量评价标准,以支持使用与眼科医生或验光师诊疗水平相当的自主人工智能进行糖尿病眼科检查[9]。同样在 2020 年,美国国家医疗保险正式通过对使用自主人工智能糖尿病眼科检查的医保支付,从而为其他自主人工智能的医保支付提供了一条途径。

在评估上述自主人工智能系统的安全性、有效性和公平性的程序方面,以往没有任何经验可以借鉴。本章阐述了自主 AI 的伦理和问责制度的原因和方式,解释其在实践中如何解决,以及如何形成对自主 AI 的一系列要求的基础,这些要求也被用于设计、FDA 的更新审批和持续实施中。这些内容很大程度上依赖于《关于自主人工智能的经验教训：在开发过程中找到一条安全、有效、合乎伦理的道路》中提出的概念[10]。

归根结底，将自主人工智能成功引入医疗系统取决于对该技术的信任，因此，参与自主人工智能的成员帮助建立对其的信任是至关重要的[11]。

用于糖尿病视网膜病变检查的自主人工智能

糖尿病视网膜病变早期检测对患者和社会的益处已得到充分证实[12-15]。糖尿病患者的眼部检查通常是由眼科医生、视网膜专家或验光师通过扩大瞳孔，使用裂隙灯生物显微镜和双目间接检眼镜，以及黄斑光学相干断层扫描来检查视网膜。因此，许多实践指南将这种方法称为医疗保健的标准[16]。在 20 世纪 90 年代，有证据表明接受糖尿病视网膜病变远程医疗（即在当地采集视网膜图像，然后进行远程评估）的患者安全性至少与散瞳视网膜检查相当[17,18]。传统远程医疗虽然改善了就医的便利性，但不能快速、即时地诊断，其安全性、有效性和公平性，也无法以科学有效的假设检验方式得到证实。因此，总体上看其可信度是有限的。从采集患者图像到眼科医生读取图像和做出诊断，通常要有数天的延迟。很多情况下，因图像质量差而要求患者再次回来检查。因此，我们期望寻求一种更加安全、更值得信赖的解决方案。

在世界各地，患者对任何形式的定期糖尿病眼病检查的依从性都很低，这主要是由就诊不便造成的。近期研究表明在美国，尽管所有实践指南和标准都建议定期进行糖尿

病眼病检查，但遵守定期糖尿病眼病检查并有记录者的比例仍低至 15.3%[16,19,20]。与远程实验室的检验相比，即时医疗诊断增加了就诊便利性，这已在 A1C 即时检验中得到证实[21,22]，甚至也被证实可以改善临床结果[23]。

从历史上看，临床医生在医学院、住院医师和研究生期间接受培训，然后由医疗委员会继续监督他们的医疗能力。然而，在实践中临床医生很少会根据有效的标准来验证他们在专业诊断过程中的安全性、有效性和公平性。此外，对糖尿病眼病的检查，临床医生诊断的一致性有限。与基于患者预后作为最严格的参考标准进行比较的研究表明，临床医生的准确率（以敏感性表示）不超过 50%[24,25]。此外，糖尿病眼病检查的记录是一个人为的过程，可能存在许多潜在的问题，因此，糖尿病眼病检查的执行情况往往无法从患者的记录中得到证实。医生诊疗的操作编码系统通常不够精准，无法确定是否进行了糖尿病眼部检查[26-28]。相反，如果有记录，医生通常只记录与患者交流的内容。

总之，这些都是保证糖尿病眼科检查过程完整性的主要挑战（包括传统的、治疗椅上的检查，以及远程医疗）。换句话说，当确定需要进行糖尿病眼部检查时，由于不知道诊断过程是否准确，以及医疗文书是否完全由易犯错误的临床医生记录，因此追溯患者到底做了哪些内容的信息是有限的[29]。为了增加可信度，需要尽可能提高糖尿病眼部检查的程序完整性。

在 20 世纪 60 年代，开始将一种帮助医生开抗生素处方的人工智能系统 Mycin 用于医疗诊断[30]，使用包括感知机[31]和反向传播的多层神经网络学习算法，这种情况一直持续到 20 世纪 80 年代[32]。这些人工智能系统的安全性能有限，主要是因为缺乏录入最

大量的高质量客观数据。输入包括医生描述患者的症状和体征，然后录入，这是一种低信噪比的处理方法。相反，现代自主人工智能的许多基本方法是由过去几十年中发展而来的。

人工智能在医学诊断方面的应用始于20世纪60年代的Mycin系统，Mycin系统是一种帮助医生开抗生素处方的人工智能系统[30]。算法使用包括感知机[31]和反向传播的多层神经网络学习的情况一直持续到20世纪80年代[32]。这些人工智能系统的安全性有限，主要是因为缺乏输入最大化、高质量的客观数据。输入数据包括医生描述患者的症状和体征，然后将其录入，这是一个具有固有低信噪比的过程。相反，现代自主人工智能的许多基本方法都是在过去几十年中发展起来的。最近推出廉价的数码视网膜相机带有高质量互补型金属氧化物半导体（CMOS）图像传感器是关键。CMOS图像传感器对获取高保真和一致性的图像成为可能，如糖尿病患者的视网膜图像，从而为人工智能算法提供高度客观的输入数据，由此产生的更高性能和可能的更高安全性对增加自主人工智能的可信度是必要的。

总之，自主人工智能诊断系统如IDx-DR为糖尿病视网膜病变和糖尿病性黄斑水肿的即时医疗诊断提供了直接的诊断建议。自主人工智能够实时诊断糖尿病视网膜病变和糖尿病性黄斑水肿，其目标是提高患者依从性、改善便利性、提升经济性能[33]，提高准确性和诊断能力[34]，以及提高程序的完整性。

我们能信任它吗？对自主人工智能的担忧

"利用计算机诊断"的想法引起医生和患者的担忧，这是任何新技术都可以预料到的。我们将在本节讨论最常见的问题：不希望出现的种族问题、性别或民族偏见、验证、试验的类型，以及将人工智能与什么标准进行比较、安全阈值的设置、数据使用，以及法律责任[10]。

最近对一项人工智能的研究表明，将医疗费用作为评判患者整体健康需求的指标会导致在分配医疗资源时存在不适当的种族偏见，因为在特定的健康风险状态下黑人患者的费用更低，所以黑人患者会被错误地认为比白人患者风险更低[35]。另一项研究表明，在人工智能机器在学习训练数据中，当没有达到要求的最低平衡点时，未被充分代表的性别分类的性能会持续下降[36]。

要证明人工智能系统的安全性，可重复的、科学的、有效的研究至关重要。这些研究设计是非常重要的，医疗专家埃里克·托波尔曾提出随机临床试验（RCT）是检验人工智能诊断性能的金标准[37]，尽管有明确证据表明其他研究设计也可以起到同样或更好的效果[38]。例如，诊断性人工智能的RCT需要这样一个环节：患者的结果（包括需要的干预）只能由人工智能的输出决定，而不可能由临床医生推翻。如果人工智能不是极其准确，这就可能妨碍我们对已知能够改善疗效、可以治疗的疾病进行有效的治疗。大多数机构审查委员会认为这不合乎伦理，因为人工智能给诊断不准确的患者所造成的伤害可能超过给那些诊断准确的患者，和社会所带来的益处[39,40]。由于诊断性人工智能通常是针对可以进行有效干预措施的情况而设计的，因此RCT在伦理方面是有不足的。换句话说，在大多数干预性试验中拒绝零假设都很有效，但不能拒绝零假设则无法确认诊断性AI是有效的[41]。

可复制性是影响安全信任的另一个大问题，如果没有预注册，人工智能的性能往往被高估，想成功复制研究就变得更不可能。事实上，在比较有预注册和无预注册的试验时，如果没有预注册，试验的效应值就会越大[34,42]。

通常，为了证明人工智能系统的安全性，将其输出结果与临床医生或临床医生小组的诊断进行比较，称为"参考标准"[43]。这种方法是假设当人工智能系统与临床医生的诊断结果最相近时，它的安全性最高。这种方法有几个问题：①表明人工智能系统不可能比临床医生更安全，因为按照定义临床医生与人工智能系统之间诊断的差异是由人工智能的错误造成的，而不是临床医生。②临床医生对典型疾病的诊断也有很大差异，在多数情况下超过30%或更多的病例会出现诊断差异[44]。因此，不可能确定哪位临床医生是对的，哪位是错的。③如果与临床结果相比，诸如与预后标准（临床相关的最终结果）相比，临床医生的表现较差，例如，根据威斯康星州阅片中心诊断糖尿病视网膜病变的 ETDRS 标准，在仅有的两项比较临床医生诊断糖尿病视网膜病变的研究中，临床医生的诊断率仅有 33% 和 34%。因此，参考标准的选择对安全性的评估影响很大。

2007 年，Fenton 及其同事首次证明在实际工作流程中对人工智能进行严格验证的重要性，而不是在模拟的实验室[45]。在这项关键的研究中，对先前 FDA 批准的人工智能系统辅助放射科医生筛查女性乳腺癌的结果与没有人工智能辅助放射科医生筛查女性乳腺癌筛查的结果进行比较。2000 年，FDA 依据一项研究批准了这种辅助人工智能系统，这项研究表明与放射科医生相比，单独使用辅助性人工智能有较高的诊断准确性。但在一项设计用来反映实际使用效果的研究中，辅助放射科医生做出最终临床诊断的人工智能系统筛查女性乳腺癌的效果更差。

自主人工智能要取得持续的信任和接受，需要优化对临床工作流程的影响，而围绕自主人工智能，优化患者的临床工作流程是一个重要方面。一个衡量指标是所谓的群体可诊断性。群体可诊断性被定义为。

$$群体可诊断性(PS) = \frac{n_n + n_p}{n_n + n_p + n_x + n_i}$$

在该公式中：

n_p=获得阳性诊断结果的受试者人数；

n_n=获得阴性诊断结果的受试者人数；

n_x=因任何原因被排除在研究完成之外的受试者人数；

n_i=接收到输入质量不足结果的受试者人数

例如，如果在一项已完成的验证研究中，招募的受试者总数 n 为 1000 人，因各种原因被排除在分析之外的受试者 n_x 为 200 人，自主 AI 给出无效的受试者 n_i 为 100 人，$PS=0.7$。显而易见，更高的群体诊断能力提高了工作效率，特别是工作流程，因为自主人工智能诊断降低了个体患者由于不能被诊断出来还需要回来当面检查的可能性。

诊断程序（包括自主人工智能系统）的安全性通常以敏感性来衡量，适用于二分类结果，而不是受试者工作特征(ROC)分析等指标[46]。在许多情况下，诊断程序的目的是在人群中发现(准确的)病例。虽然高敏感性可以最大限度地提高诊断程序的效率，但总体水平分析表明遵守诊断程序也同样重要。例如，如果一个诊断程序敏感性高达 90%，而只能诊断出总体人群的 10%，那么剩下 90% 的病例将不会被发现而降低"群体可达敏感性"。为了解释这种诊断条件偏倚[47]，群体可达敏感性(PAS)或"依从性校正敏感性"可以按以下方式计算。

$$PAS = \frac{s_c cp_c}{cp_c + (1-c)\widehat{p_{nc}}}$$

在该公式中：

s_c=敏感性(根据合规人群确定)；

c=合规性；

p_c=合规人群中测量的患病率；

$\widehat{p_{nc}}$=非合规人群中的估计患病率；

如果我们假设 $p_c \cong \widehat{p_{nc}}$ 即患病率在不符合标准的人群与符合标准的人群中是相同的，我们可以使用简化的估计 $s_c c$。

$$PAS \cong s_c c$$

这种估计的 PAS 将形成一个上限，因为在大多数情况下，不符合要求的亚群的患病率要高于符合要求的亚群。

例如，如果糖尿病眼部检查的依从性 c 为 15%[19]，最小可接受敏感性为 85%[34]，则群体可达敏感性(PAS)=0.13。换言之，群体中仅 13%的病例能被这种诊断系统正确识别。

这些指标显示了在研究设计中纳入工作流程和患者体验的重要性，因为只关注合规群体的敏感性不可能带来最佳的群体效益，增加对自主人工智能的依从性可能比增加敏感性更加安全。

任何人工智能的开发都需要大量的临床数据。有许多法规和条例涉及患者衍生数据，如 HIPAA 和 HITECH[48]。最终，患者衍生数据是属于患者、医生、医院系统还是付费获取的人，法律还没有完全界定，因此很容易引发担忧和争议。例如，在一个案例中，用于训练人工智能的患者数据是通过与卫生系统的协议取得的[49]，虽然已达成协议，但患者和医生并不知道这些数据的使用情况，从而产生纠纷，把卫生服务部门牵涉进来。在

另一个例子中，有人对一个学术卫生系统提起集体诉讼，指控未能充分识别人工智能学习的患者数据。

自主人工智能通常是为一项精确的诊断任务而设计和验证的，通常不会标明诊断任务外所谓的附带发现(常规检查中可能发现的)。以我们为例，用于诊断糖尿病视网膜病变和糖尿病性黄斑水肿的 AI，不会诊断其他疾病，如青光眼或黄斑变性，因为自主人工智能仅是为诊断 DR 设计和验证用的。虽然有广泛证据表明糖尿病视网膜病变[15]早期检测的有效性和经济性，但目前对青光眼[50]、黄斑变性[51]等其他许多眼部疾病并非如此。因此，对于特定人工智能的临床试验通常不会被设计用来或有能力准确分析糖尿病患者的其他视网膜异常或眼部的其他异常。然而，值得注意的是，关于临床医生如何准确诊断这些附带发现的问题，几乎没有结论：他们的工作情况尚未在正式研究中得到评估。事实上，这样的研究也许在逻辑上是不可能的，并且也是对权力的挑战，另外，这样的研究由于需要大量的研究对象，因此也是不可能进行的。如在发病率为 5/100 万的情况下，评估眼科医生或自主人工智能对脉络膜黑色素瘤诊断性能的临床实验就需要约 4000 万例受试者[52]。

在过去，人工智能所造成医疗错误的责任通常归咎于使用人工智能的医生[53]。虽然对辅助人工智能来说，这种做法是可以接受的，因为最终的医疗决定是由使用人工智能的医生做出的；但这对于自主人工智能来说可能就不一样了，毕竟医疗决定是由人工智能做出的，医生并没有参与。然而，许多人工智能创造者已经公开拒绝为他们的人工智能产品承担责任，正在进行的有关自动驾驶的责任辩论就表明了这一点[54]。

对自主人工智能的信任至关重要，毫无疑问，缺乏信任已对其他医疗创新产生了不利影响。2000 年初，因几名年轻人在计划和执行不当的基因治疗研究中死亡，基因治疗经历了研究资金的暂停及研究机构的关闭[55]。直到 2017 年，FDA 才批准了有史以来第一个针对 Leber 先天性黑蒙症 RPE65 变体的基因疗法[56]。从某种程度上来说，自主人工智能需要赢得人们的信任。

构建信任：自主人工智能的伦理基础

将自主人工智能成功引入医疗系统取决于对其的信任，至关重要的是参与自主人工智能的每个人都必须帮助建立对它的信任[6,11]，这最好通过伦理基础来完成。此前，Char 和 Abramoff 等从 Abramoff 等实施的生物伦理原则和问责制原则中派生出医疗领域自主 AI 的伦理基础[10]。我们确保与经典的生物伦理原则，如 Beauchamp 和 Childress 的观点保持一致[57]。表 4.1 改编自我们的论文[10]，作者保留版权（表 4.1）。

以下章节将阐述与自主人工智能相关的各种要求。在设计、验证和实施过程中满足这些要求有望增加所有医疗保健利益相关者的信任，包括患者、医生、监管机构和支付者。

自主人工智能系统设计要求

对自主人工智能设计所需要考虑的诸多因素可能会产生意想不到的深刻伦理影响。

当自主人工智能的设计使其运作最大限度地还原为与临床医生认知的科学知识

表 4.1　从生物伦理原则派生的必要条件

自主人工智能必要条件	相关生物伦理原则[57]
根据直接证据或相关临床文献显示改善患者结果，并与来自护理质量监管组织、专业医学会和患者组织的临床护理/实践标准的循证医学保持一致，同时考虑安全性、有效性和公平性	不伤害原则、行善和公平原则
设计最简单化的操作符合临床医生科学认知	不伤害原则
最大限度地实现患者衍生数据的可追溯性，以及相应的数据管理、问责和授权；包括遵守公认的标准	问责和尊重患者自主权
使用预先注册的临床研究，在预期的临床工作流程和诸如有直接或关联证据所示常规做法中，通过与临床结果或慢性病的替代指标相对比，严格验证其安全性、有效性和公平性	不伤害原则、公平原则
承担与使用和自主适应证相应的责任	问责与公平原则

相一致时，它在伦理上才符合不伤害原则。使用病理生理学上已验证的可靠结果（如生物标记物），并利用输入数据中的高阶一致性，不仅有助于获得监管机构、医生和患者的信任，而且还能提高其安全性和公平性，从而符合不伤害原则和公平原则。已经证明，通过密切模仿临床医生的诊断方式，机器的学习算法对输入的小干扰表现出更好的稳定性，更少的灾难性故障，并且不太可能表现出不恰当的种族偏见和其他偏见[58,59]。黑盒或灰盒算法设计使这种偏见更难缓解和检测，而其速度和可扩展性可以使不适当偏见

的影响成倍增加,比传统的实施措施反应更快。以糖尿病视网膜病变自主人工智能的设计为例:150多年来临床医生为评估患者糖尿病视网膜病变使用不同指标,如出血、微动脉瘤和新生血管等[60,61]。这些指标或生物标记是稳定的,不会因种族、民族、性别和年龄而变化。对此类生物标记物使用多个统计相关的检测器[62,63],每种检测器都使用机器学习算法进行优化,从而缓解了上述问题。

自主人工智能的设计能否改善患者的结果,必须要有直接证据或相关临床文献的支持,确保患者的利益,并在伦理上符合不伤害和公平原则。同样,要与有循证医学临床护理标准/来自护理质量组织、专业医学会和患者组织的实践模式保持一致,同时考虑到其安全性、有效性和公平性,在伦理上符合不伤害和公正原则。因此,这一要求就淘汰了"华丽的AI"或在技术上有很大的吸引力,但不能改善结果的AI。

对于我们的例子,当AI的目标是为了糖尿病视网膜病变患者创建自主视网膜检查的即时医疗时,要确保自主人工智能系统能按照医疗标准准确诊断出糖尿病性黄斑病变,最大限度地实现不伤害性原则[8,16]。令人惊讶的是,这一设计要求与大多数人工智能设计不同,大多数人工智能设计只关注有代表性的糖尿病视网膜病变的缺血性变异,而忽略了黄斑水肿。大多数研究只检测渗出物,但在许多情况下渗出物并不能代表是否有糖尿病性黄斑水肿[34,64]。

要证实自主人工智能改善效果,就必须提供与效果之间的关系证据。自主人工智能诊断的疾病水平与预后不良的风险直接相关:IDx-DR阴性输出(低于ETDRS35水平且无黄斑水肿)意味着3年内发生增生性视网膜病变的风险为1.7%或更低,1年内发生

糖尿病性黄斑水肿的风险为2.4%或更低,而IDx-DR阳性输出(ETDRS35级或更高,或中心凹受累或临床意义的黄斑水肿)则意味着3年内发生增生性视网膜病变风险至少为18%,如果不加治疗,1年内发生糖尿病性黄斑水肿的风险为17.7%[34,65]。因此,要将自主AI输出与患者相关的临床结果联系起来。

自主人工智能系统的验证要求

正如其设计的情况一样,自主人工智能的验证也可能对伦理产生意想不到的深刻影响。为最大限度地提高对其的信任,自主人工智能的安全性、有效性和公平性应被严格验证,最好使用预先注册的临床研究,在预期的临床工作流程和使用中将人工智能与临床结果或慢性病的预后标准进行比较,正如直接或相关证据表明的那样,最大限度地实现不伤害性和公平性原则。以下将解释这些术语的含义。

根据不伤害的生物伦理原则[6,10],人工智能验证研究应该测试其假设的安全性、有效性和公平性。此类研究的科学有效性越高,其可复制性就越强。共同申报准则[66]、CONSORT-AI[67]、研究和分析方案的预注册[42,68]及与患者结果的有效关系[10]都是增强可复制性的重要因素,这也符合美国联邦法规。虽然已经制订了预注册的标准,尤其是药物临床试验质量管理规范(GCP)[7],但这些标准可能会很烦琐,可能需要人工智能创造者提供大量资料。因此,根据对患者可能造成伤害的风险,人工智能验证研究并不总是能够达到预期目标的。广义上讲,预注册包括在临床试验官网等网站上公开注册纳入和排除标准、整个方案和统计数据、具有

预定终点的假设检验设计、预定义的统计分析方法、预定的纳入和排除标准、预定的抽样方案、由独立合同的研究组织或第三方处理试验数据的计划，以及在完成统计分析之前禁止研究人员接触不同级别受试者的结果。

使用对患者有重要影响的临床结果来验证自主人工智能，同样也符合不伤害原则。这些是最有可能的临床结果：与患者相关的临床事件，或患者知道并希望避免的事件包括死亡、视力丧失、视野缺损、需要呼吸支持或其他导致患者生活质量下降的事件[69]。

虽然对于急性疾病或干预措施，临床结果可能是即时的并且易于测量，如近视或视网膜中央动脉阻塞时的视力。然而，自主人工智能对许多慢性疾病有特殊潜能，如糖尿病视网膜病变、青光眼或黄斑变性，因为这些疾病的临床结果可能需要许多年后才能显现出来。因此，人们已开发出替代终点[70]，以降低成本并缩短试验时间，尤其是在药物审批过程中。替代终点的一种类型是表型，如用实验室测量结果或体征用于替代直接测量患者感觉、功能或生存状况的临床结果。另一种类型是预后标准，即与预后相关的生物标记物（生物标记物的组合）。治疗引起预后标准或其他替代终点的变化应反映出临床结果的变化。替代终点的例子包括在心血管试验中抑制室性心律失常或降低胆固醇水平，预后标准包括活检组织病理检查结果阳性，X 光检查乳腺癌病变进展或皮肤癌中存在有丝分裂。

在糖尿病视网膜病变中，预后标准是ETDR 分级标准和糖尿病视网膜病变临床研究网络（DRCR.net）黄斑水肿分级标准[65,71]。

显然，与慢性病的真实结果相比，预后标准的获取需要的时间和资源更少，但把预后标准作为参考标准仍然需要不断地改进。这也是为什么在人工智能中广泛使用临床结果作为参考标准，而不使用以替代指标作为参考指标的一个重要原因。这种做法非常普遍，几乎成了一种标准。在一项被广泛引用的关于人工智能准确性证据质量的荟萃分析中提到人工智能改善诊断的潜力时，将与临床医生得出的基本事实进行比较作为一个既定条件，甚至不考虑与（替代）临床结果进行比较验证[72]。

人工智能输出结果与临床结果相比较，除了无法预知是否有效外——再现性（不同的临床医生对同一患者的评估）可能有 30%~50% 的差异；重复性（同一临床医生对同一患者进行评估）差异为 20%~30%；时间漂移（前后几代中的临床医生对同一假设患者进行系统性评估）的差异——是其余需要解决的主要问题[24,25,73]。由于对特定治疗的评估证据可能是几十年前给出的，时间漂移是一种特别有害且难以纠正的偏差形式。当预后标准或结果不可用时，对再现性和重复性的最佳校正需要严格的评估方案，并尽可能进行独立验证。

综上所述，如果与真实的临床结果相比，临床结果或预后标准的有效性已被严格确定，那么临床结果或预后标准应优先作为首要终点。只有当临床结果或预后标准不可用时，才能使用其他与临床结果无关的终点，但这应该在自主 AI 标签中明确说明[69]（表4.2）：

在设想的情境、环境和工作流程中，以"特定"的形式进行验证，以便让人们知道其性能并在真实世界的临床工作得以持续发挥，这对于遵守无伤害性原则是值得的。例如，Feton 研究中表明人工智能对结果的负面影响本是可以避免的[45]。

表 4.2   参考标准ⓒ 2020 Abramoff

> Ⅰ级参考标准:参考标准可以是临床结果、预后标准或其他替代结果。如果替代结果来自独立的阅片中心则需要对结果进行对比验证,时间漂移、再现性和重复性指标的公开证据也是如此
>
> Ⅱ级参考标准:由独立阅片中心建立的参考标准并有发布的时间漂移、再现性和可重复性指标。B级参考标准尚未被验证与临床结果相关
>
> Ⅲ级参考标准:使用与 AI 相同方式创建的参考标准,由多个独立的阅片专家在盲态下通过裁决或投票产生,并发布了可再现性和可重复性指标。C级参考标准不是由独立的阅片中心来确定,也未经过验证与临床结果相关
>
> Ⅳ级参考标准:由单个阅片者或非专家级阅片者创建的所有其他参考标准,没有既定协议。D级参考标准并非来自独立阅片中心,尚未被验证与临床结果相关,并且没有公布可再现性和可重复性指标

应根据对患者造成伤害风险的潜在影响来评估自主人工智能的更新。与增加训练数据来提高潜在性能相比,更改自主 AI 用户界面字体大小的风险要低很多。一个标准化的流程就是将证据水平与每种类型的系统更新对患者可能造成伤害的风险联系起来,允许对此类"持续学习"进行分析。在对患者造成伤害风险最高的情况下,自主人工智能完全锁定,锁定后就无法根据新输入的数据自动更新其训练数据,因为那时更新的安全性、有效性和公平性是未知的。从狭义上讲,在慢性病中"持续学习"的人工智能系统(即学习是用来描述数据在部署过程中处理新的输入数据并合并成新的训练数据)将需要与原始系统在相同的水平上进行重新验证。

要保证验证适用于临床实际情况,需要进行工作流程分析,并在可能的情况下在试验期间模拟工作流程。在我们的例子中,这需要在初级保健诊所和标准的糖尿病管理工作流程中进行试验,不必修改诊所环境,并且从现有员工中招募操作人员而无须有经验或事先培训过。

自主人工智能系统实施要求

正如我们之前得出结论的那样,为了增强信任,从患者的角度出发,AI 的伦理符合患者的自主性是很重要的[10]。专注于最大限度地实现患者衍生数据的可追溯性,包括相应的数据管理、问责和授权及遵守公认的标准。显然,这适用于设计阶段的数据使用,但在部署期间也至关重要。与患者的自主性相一致可能会产生所谓的 "数据游戏"——即自主 AI 的目的是最大化可转售患者衍生数据的价值,而不是为患者提供诊断。

在操作上,自主人工智能创造者有义务合法收集数据,在美国要求遵守 HIPAA/HITECH 及其他适用的法律和监管规则,并公开数据的用途和使用范围[48]。自主人工智能创造者使用的数据应能追溯到使用此类数据的授权。通过书面协议,自主人工智能创造者方的公开程度对评估患者是否充分授权数据使用是至关重要的。医生和人工智能创造者要共同直接对患者负责,作为患者衍生数据的管理者,双方都必须承担保护患者权利的全部责任。此外,这些规则要求要有审计流程和安全控制以确保数据按照其授权范围使用,并保护数据免遭未经授权的使用或访问。

自主 AI 系统的验证要求还包括部署后在现实环境中对其性能的持续监测,这也是至关重要的。一般通过建立全面的质量管理体系(QMS)如 21CFR820 的质量管理体系

(包括用户反馈、投诉、可报告事件和持续的产品监测)来实现对 AI 的验证。QMS 下监控的性能数据应包括一个预定的协议,用于确定自主 AI 系统的结果是否保持在符合 AI 系统的安全性、有效性和公平性的指定性能范围内。此外,对真实世界中性能的持续监测包括开发者控制范围内的所有其他质量责任如可用性、用户体验、产品性能(其中包括正常运行时间、漏洞和问题)和必要的安全控制(包括网络安全、数据保护和数据隐私的综合框架)。

通过对自主 AI 安全性和公平性的内在验证,以及通过设计控制将 AI 与更广泛的临床 EHR 和影像系统相整合,确保具有诊断输出和管理的 EHR 能自动进行人群分类,最大限度地提高程序完整性。

当使用者按标签说明正确使用,因设备性能缺陷造成使用者伤害时,医疗自动人工智能的创造者应承担相关的损害责任。这对采用人工智能是至关重要的:临床医生使用自主人工智能进行诊断时,如果他们自己不愿意做出诊断,而要承担因人工智能造成伤害的全部医疗责任是不合适的,美国医学会已在 2019 年人工智能政策[1]中确认了这一观点。就像医生分级检查会对他们的诊断负责一样,自主人工智能产品的开发者已经获得了医疗事故保险。这种责任模式是将医疗诊断的医疗责任从管理糖尿病患者的提供者(其订购的自动即时视网膜检查设备)转移到了自主人工智能的开发者。

然而,自主人工智能对个别患者做出的医疗决定通常不能明确地标示为正确还是不正确,尤其是多年以后才可能出现结果的慢性疾病。然而,对患者群体可以将医疗决策与期望的决策进行统计比较,例如与声明的正确决策进行比较,这也是责任的重点所在。另一个问题是,虽然自主人工智能最好与患者结果或替代结果进行比较,但这需要大量资源,而这些资源将无法用于涉及责任的个别患者。那么,将自主人工智能的决策与个别医生或一组医生进行比较,由于缺乏验证,无法知道与临床结果或替代结果的对应关系。这对所谓持续学习的人工智能系统来说显然是一个问题。

随着各种人工智能应用的发展,这些区别将需要得到解决。

结论

将自主人工智能成功引入医疗系统是可以实现的。例如,在爱荷华大学为糖尿病眼病检查引入了自主人工智能,大大提高了糖尿病患者对每年眼科检查的依从性。这在最近的大环境下尤为重要,在正常情况下按规定要做的眼科检查,因面临高度感染病毒和死亡的风险,患者不愿意去眼科医院就诊。即使所有的诊所都关闭几周,患者没有接受糖尿病眼科检查而导致的保健缺失也可在几周内得到弥补,因此对糖尿病患者来讲,自主人工智能几乎是完全符合要求的。使用自主人工智能系统,患者能够在几分钟内完成检查,否则他们至少 6 个月内无法进行检查。自主人工智能实现了程序的完整性,可以确保患者和付款人在糖尿病眼科检查时有完整的记录、账单和编码。

(高小明 高凤婕 译)

参考文献

1. American Medical Association (AMA) Board of Trustees Policy Summary. Augmented intelligence in healthcare. 2019. https://www.ama-assn.org/system/files/2019-08/ai-2018-board-policy-summary.pdf.

2. Horton MB, Brady CJ, Cavallerano J, Abramoff M, Barker G, Chiang MF, et al. Practice guidelines for ocular telehealth-diabetic retinopathy, 3rd edition. Telemed J E Health. 2020;26(4):495–543. https://www.ncbi.nlm.nih.gov/pubmed/32209018

3. Helmchen LA, Lehmann HP, Abramoff MD. Automated detection of retinal disease. Am J Manag Care. 2014;11(17).

4. Centers for Medicare and Medicaid Services. Artificial Intelligence (AI) health outcomes challenge. 2019.

5. Char DS, Shah NH, Magnus D. Implementing machine learning in health care – addressing ethical challenges. N Engl J Med. 2018;378(11):981–3. https://www.ncbi.nlm.nih.gov/pubmed/29539284.

6. Char DS, Abramoff MD, Feudtner C. Identifying potential ethical concerns in the conceptualization, development, implementation, and evaluation of machine learning healthcare applications. Am J Bioethics. 2020. [in press].

7. US Food and Drug Administration (FDA). E6(R2) Good clinical practice: integrated addendum to ICH E6(R1). 2018.

8. American Diabetes A. 11. Microvascular complications and foot care: standards of medical care in diabetes-2020. Diabetes Care. 2020;43(Suppl 1):S135–S51. https://www.ncbi.nlm.nih.gov/pubmed/31862754.

9. National Committee for Quality Assurance (NCQA). HEDIS Measurement Year 2020 and Measurement Year 2021. Volume 2L Technical specifications for health plans. Washington, DC: National Committee for Quality Assurance (NCQA); 2020.

10. Abramoff MD, Tobey D, Char DS. Lessons learnt about autonomous AI: finding a safe, efficacious and ethical path through the development process. Am J Ophthalmol. 2020; https://www.ncbi.nlm.nih.gov/pubmed/32171769.

11. Robeznieks A. (American Medical Association). This ophthalmologist is doing health care AI the right way AMA website. 2019. https://www.ama-assn.org/practice-management/digital/ophthalmologist-doing-health-care-ai-right-way.

12. Bragge P, Gruen RL, Chau M, Forbes A, Taylor HR. Screening for presence or absence of diabetic retinopathy: a meta-analysis. Arch Ophthalmol. 2011;129(4):435–44.

13. Rein DB, Zhang P, Wirth KE, Lee PP, Hoerger TJ, McCall N, et al. The economic burden of major adult visual disorders in the United States. Arch Ophthalmol. 2006;124(12):1754–60. https://www.ncbi.nlm.nih.gov/pubmed/17159036.

14. Fong DS, Aiello L, Gardner TW, King GL, Blankenship G, Cavallerano JD, et al. Retinopathy in diabetes. Diabetes Care. 2004;27(Suppl 1):S84–S7.

15. Klonoff DC, Schwartz DM. An economic analysis of interventions for diabetes. Diabetes Care. 2000;23(3):390–404.

16. American Academy of Ophthalmology Retina/Vitreous Panel, Hoskins Center for Quality Eye Care. Preferred practice patterns: diabetic retinopathy. In: American Academy of Ophthalmology Retina Panel, editor. Updated 2016 ed. San Francisco, CA: American Academy of Ophthalmology; 2016.

17. Ahmed J, Ward TP, Bursell SE, Aiello LM, Cavallerano JD, Vigersky RA. The sensitivity and specificity of nonmydriatic digital stereoscopic retinal imaging in detecting diabetic retinopathy. Diabetes Care. 2006;29(10):2205–9. http://www.ncbi.nlm.nih.gov/pubmed/17003294.

18. Aiello LM, Bursell SE, Cavallerano J, Gardner WK, Strong J. Joslin vision network validation study: pilot image stabilization phase. J Am Optom Assoc. 1998;69(11):699–710.

19. Benoit SR, Swenor B, Geiss LS, Gregg EW, Saaddine JB. Eye care utilization among insured people with diabetes in the U.S., 2010-2014. Diabetes Care. 2019;42(3):427–33. https://www.ncbi.nlm.nih.gov/pubmed/30679304.

20. Solomon SD, Chew E, Duh EJ, Sobrin L, Sun JK, VanderBeek BL, et al. Diabetic retinopathy: a position statement by the American Diabetes Association. Diabetes Care. 2017;40(3):412–8. https://www.ncbi.nlm.nih.gov/pubmed/28223445.

21. Cagliero E, Levina EV, Nathan DM. Immediate feedback of HbA1c levels improves glycemic control in type 1 and insulin-treated type 2 diabetic patients. Diabetes Care. 1999;22(11):1785–9. https://www.ncbi.nlm.nih.gov/pubmed/10546008.

22. Lian J, Liang Y. Diabetes management in the real world and the impact of adherence to guideline recommendations. Curr Med Res Opin. 2014;30(11):2233–40. https://www.ncbi.nlm.nih.gov/pubmed/25105305.

23. Egbunike V, Gerard S. The impact of point-of-care A1C testing on provider compliance and A1C levels in a primary setting. Diabetes Educ. 2013;39(1):66–73.

24. Pugh JA, Jacobson JM, Van Heuven WA, Watters JA, Tuley MR, Lairson DR, et al. Screening for diabetic retinopathy. The wide-angle retinal camera. Diabetes Care. 1993;16(6):889–95. http://www.ncbi.nlm.nih.gov/pubmed/8100761.

25. Lin DY, Blumenkranz MS, Brothers RJ, Grosvenor DM. The sensitivity and specificity of single-field nonmydriatic monochromatic digital fundus photography with remote image interpretation for diabetic retinopathy screening: a comparison with ophthalmoscopy and standardized mydriatic color photography. Am J Ophthalmol. 2002;134(2):204–13.

26. Thorwarth WT Jr. From concept to CPT code to compensation: how the payment system works. J Am Coll Radiol. 2004;1(1):48–53. https://www.ncbi.nlm.nih.gov/pubmed/17411519.

27. Chiang MF, Casper DS, Cimino JJ, Starren J. Representation of ophthalmology concepts by electronic systems: adequacy of controlled medical terminologies. Ophthalmology. 2005;112(2):175–83. https://www.ncbi.nlm.nih.gov/pubmed/15691548.

28. Steindel SJ. A comparison between a SNOMED CT problem list and the ICD-10-CM/PCS HIPAA code sets. Perspect Health Inf Manag. 2012;9:1b. https://www.ncbi.nlm.nih.gov/pubmed/22548020.

29. Linder JA, Kaleba EO, Kmetik KS. Using electronic

health records to measure physician performance for acute conditions in primary care: empirical evaluation of the community-acquired pneumonia clinical quality measure set. Med Care. 2009;47(2):208–16. https://www.ncbi.nlm.nih.gov/pubmed/19169122.

30. Shortliffe EH, Davis R, Axline SG, Buchanan BG, Green CC, Cohen SN. Computer-based consultations in clinical therapeutics: explanation and rule acquisition capabilities of the MYCIN system. Comput Biomed Res. 1975;8(4):303–20. http://www.ncbi.nlm.nih.gov/pubmed/1157471.

31. Fukushima K. Neocognitron: a self organizing neural network model for a mechanism of pattern recognition unaffected by shift in position. Biol Cybern. 1980;36(4):193–202. http://www.ncbi.nlm.nih.gov/pubmed/7370364.

32. Rumelhart DE, McClelland JL, University of California San Diego. PDP Research Group. Parallel distributed processing: explorations in the microstructure of cognition. Cambridge, MA: MIT Press; 1986.

33. Wolf RM, Channa R, Abramoff MD, Lehmann HP. Cost-effectiveness of autonomous point-of-care diabetic retinopathy screening for pediatric patients with diabetes. JAMA Ophthalmol. 2020. https://www.ncbi.nlm.nih.gov/pubmed/32880616.

34. Abràmoff MD, Lavin PT, Birch M, Shah N, Folk JC. Pivotal trial of an autonomous AI-based diagnostic system for detection of diabetic retinopathy in primary care offices. Nat Digit Med. 2018;1(1):39. https://doi.org/10.1038/s41746-018-0040-6.

35. Obermeyer Z, Powers B, Vogeli C, Mullainathan S. Dissecting racial bias in an algorithm used to manage the health of populations. Science. 2019;366(6464):447–53. https://www.ncbi.nlm.nih.gov/pubmed/31649194.

36. Larrazabal AJ, Nieto N, Peterson V, Milone DH, Ferrante E. Gender imbalance in medical imaging datasets produces biased classifiers for computer-aided diagnosis. Proc Natl Acad Sci U S A. 2020;117(23):12592–4. https://www.ncbi.nlm.nih.gov/pubmed/32457147.

37. Angus DC. Randomized clinical trials of artificial intelligence. JAMA. 2020; https://www.ncbi.nlm.nih.gov/pubmed/32065828.

38. Pearl J, Mackenzie D. The book of why: the new science of cause and effect. New York: Basic Books; 2018.

39. Bossuyt PM, Lijmer JG, Mol BW. Randomised comparisons of medical tests: sometimes invalid, not always efficient. Lancet. 2000;356(9244):1844–7. https://www.ncbi.nlm.nih.gov/pubmed/11117930.

40. Korevaar DA, Gopalakrishna G, Cohen JF, Bossuyt PM. Targeted test evaluation: a framework for designing diagnostic accuracy studies with clear study hypotheses. Diagn Progn Res. 2019;3:22. https://www.ncbi.nlm.nih.gov/pubmed/31890896.

41. Lu B, Gatsonis C. Efficiency of study designs in diagnostic randomized clinical trials. Stat Med. 2013;32(9):1451–66. https://www.ncbi.nlm.nih.gov/pubmed/23071073.

42. Kaplan RM, Irvin VL. Likelihood of null effects of large NHLBI clinical trials has increased over time. PLoS One. 2015;10(8):e0132382. https://www.ncbi.nlm.nih.gov/pubmed/26244868.

43. Ting DSW, Peng L, Varadarajan AV, Keane PA, Burlina PM, Chiang MF, et al. Deep learning in ophthalmology: the technical and clinical considerations. Prog Retin Eye Res. 2019;72:100759. https://www.ncbi.nlm.nih.gov/pubmed/31048019.

44. Van Dijk HW, Verbraak FD, Kok PHB, Oberstein SYL, Schlingemann RO, Russell SR, et al. Variability in photocoagulation treatment of diabetic macular oedema. Acta Ophthalmol. 2013;91(8):722–7. https://www.scopus.com/inward/record.uri?eid=2-s2.0-84888203653&doi=10.1111%2fj.1755--3768.2012.02524.x&partnerID=40&md5=48a44cbc77f3b8682f5c428b10c88683.

45. Fenton JJ, Taplin SH, Carney PA, Abraham L, Sickles EA, D'Orsi C, et al. Influence of computer-aided detection on performance of screening mammography. N Engl J Med. 2007;356(14):1399–409.

46. Sonka M, Fitzpatrick JM. Handbook of medical imaging – volume 2, medical image processing and analysis. Wellingham, WA: The International Society for Optical Engineering Press; 2000.

47. Sackett DL. Bias in analytic research. J Chronic Dis. 1979;32(1–2):51–63. https://www.ncbi.nlm.nih.gov/pubmed/447779.

48. Blumenthal D. Launching HITECH. N Engl J Med. 2010;362(5):382–5. http://www.ncbi.nlm.nih.gov/pubmed/20042745.

49. Copeland R, Needleman S. Google's 'Project Nightingale' triggers federal inquiry. WSJ. 2019. https://www.wsj.com/articles/behind-googles-project-nightingale-a-health-data-gold-mine-of-50-million-patients-11573571867.

50. Moyer VA, Force USPST. Screening for glaucoma: U.S. preventive services task force recommendation statement. Ann Intern Med. 2013;159(7):484–9. https://www.ncbi.nlm.nih.gov/pubmed/24325017.

51. Chou R, Dana T, Bougatsos C, Grusing S, Blazina I. Screening for impaired visual acuity in older adults: updated evidence report and systematic review for the US preventive services task force. JAMA. 2016;315(9):915–33. https://www.ncbi.nlm.nih.gov/pubmed/26934261.

52. McLaughlin CC, Wu XC, Jemal A, Martin HJ, Roche LM, Chen VW. Incidence of noncutaneous melanomas in the U.S. Cancer. 2005;103(5):1000–7. https://www.ncbi.nlm.nih.gov/pubmed/15651058.

53. Sullivan HR, Schweikart SJ. Are current tort liability doctrines adequate for addressing injury caused by AI? AMA J Ethics. 2019;21(2):E160–6. https://www.ncbi.nlm.nih.gov/pubmed/30794126.

54. Maier S. Elon take the wheel. Minnesota Law Rev. 2017. https://minnesotalawreview.org/2017/01/24/elon-take-the-wheel/.

55. Chandler RJ, Venditti CP. Gene therapy for metabolic diseases. Transl Sci Rare Dis. 2016;1(1):73–89. https://www.ncbi.nlm.nih.gov/pubmed/27853673.

56. Russell S, Bennett J, Wellman JA, Chung DC, Yu ZF, Tillman A, et al. Efficacy and safety of voreti-

gene neparvovec (AAV2-hRPE65v2) in patients with RPE65-mediated inherited retinal dystrophy: a randomised, controlled, open-label, phase 3 trial. Lancet. 2017;390(10097):849–60. https://www.ncbi.nlm.nih.gov/pubmed/28712537.

57. Beauchamp TL, Childress JF. Principles of biomedical ethics. 8th ed. New York: Oxford University Press; 2019.

58. Shah A, Lynch S, Niemeijer M, Amelon R, Clarida W, Folk J, et al., editors. Susceptibility to misdiagnosis of adversarial images by deep learning based retinal image analysis algorithms. Proceedings – International Symposium on Biomedical Imaging; 2018.

59. Finlayson SG, Bowers JD, Ito J, Zittrain JL, Beam AL, Kohane IS. Adversarial attacks on medical machine learning. Science. 2019;363(6433):1287–9. https://www.ncbi.nlm.nih.gov/pubmed/30898923.

60. Friedenwald J, Day R. The vascular lesions of diabetic retinopathy. Bull Johns Hopkins Hosp. 1950;86(4):253–4. http://www.ncbi.nlm.nih.gov/pubmed/15411556.

61. MacKenzie S. A case of glycosuric retinitis, with comments. (Microscopical Examination of the Eyes by Mr. Nettleship). Roy London Ophthal Hosp Rep. 1879;9(134).

62. Hubel DH, Wiesel TN. Receptive fields of single neurones in the cat's striate cortex. J Physiol. 1959;148:574–91.

63. Ts'o DY, Frostig RD, Lieke EE, Grinvald A. Functional organization of primate visual cortex revealed by high resolution optical imaging. Science. 1990;249(4967):417–20.

64. Wang YT, Tadarati M, Wolfson Y, Bressler SB, Bressler NM. Comparison of prevalence of diabetic macular edema based on monocular fundus photography vs optical coherence tomography. JAMA Ophthalmol. 2016;134(2):222–8. http://www.ncbi.nlm.nih.gov/pubmed/26719967.

65. Fundus photographic risk factors for progression of diabetic retinopathy. ETDRS report number 12. Early treatment diabetic retinopathy study research group. Ophthalmology. 1991;98(5 Suppl):823–33.

66. Cohen JF, Korevaar DA, Altman DG, Bruns DE, Gatsonis CA, Hooft L, et al. STARD 2015 guidelines for reporting diagnostic accuracy studies: explanation and elaboration. BMJ Open. 2016;6(11):e012799. https://www.ncbi.nlm.nih.gov/pubmed/28137831.

67. Liu X, Cruz Rivera S, Moher D, Calvert MJ, Denniston AK, Chan A-W, et al. Reporting guidelines for clinical trial reports for interventions involving artificial intelligence: the CONSORT-AI extension. Nat Med. 2020;26(9):1364–74. https://doi.org/10.1038/s41591-020-1034-x.

68. US Food and Drug Agency (FDA). FDA permits marketing of artificial intelligence-based device to detect certain diabetes-related eye problems. Washington, DC; 2018. https://www.fda.gov/newsevents/newsroom/pressannouncements/ucm604357.htm.

69. Fleming TR, DeMets DL. Surrogate end points in clinical trials: are we being misled? Ann Intern Med. 1996;125(7):605–13. https://www.ncbi.nlm.nih.gov/pubmed/8815760.

70. Temple R. A regulatory authority's opinion about surrogate endpoints. In: Nimmo W, Tucker G, editors. Clinical measurement in drug evaluation. New York: Wiley; 1995.

71. Browning DJ, Glassman AR, Aiello LP, Bressler NM, Bressler SB, Danis RP, et al. Optical coherence tomography measurements and analysis methods in optical coherence tomography studies of diabetic macular edema. Ophthalmology. 2008;115(8):1366–71, 71 e1. http://www.ncbi.nlm.nih.gov/pubmed/18675696.

72. Nagendran M, Chen Y, Lovejoy CA, Gordon AC, Komorowski M, Harvey H, et al. Artificial intelligence versus clinicians: systematic review of design, reporting standards, and claims of deep learning studies. BMJ. 2020;368:m689. https://www.ncbi.nlm.nih.gov/pubmed/32213531.

73. Lin AP, Katz LJ, Spaeth GL, Moster MR, Henderer JD, Schmidt CM Jr, et al. Agreement of visual field interpretation among glaucoma specialists and comprehensive ophthalmologists: comparison of time and methods. Br J Ophthalmol. 2011;95(6):828–31. http://www.ncbi.nlm.nih.gov/pubmed/20956271.

第 5 章
眼科深度学习技术

Zhiqi Chen, Hiroshi Ishikawa

DL 是机器学习中一个特殊的类别。DL 的原型最早可以追溯到 20 世纪 40 年代,当时 Walter Pitts 与 Warren McCulloch 设计了一个模拟人类大脑神经网络的计算模型[1]。最初,神经网络是笨拙和低效的,直到 1985 年反向传播的概念被应用于神经网络时[2],它的使用价值才有所提升。1989 年,LeCun 首次论证了基于反向传播的卷积神经网络识别手写邮政编码的可行性[3]。随着图形处理单元(GPU)的发展,计算机的运算速度呈指数级增长,拥有更多层的神经网络开始与支持向量机竞争。此外,神经网络可伸缩和持续改进的特性,使得参数和训练数据可以随着算力的需求而增加。2009 年,从 1000 个类别收集了超过 1400 万张有标签图像的 ImageNet 发表[4]。2012 年,DL 首次在 ImageNet 的识别挑战中大获全胜,将前五名最高的误差率从 26.1%降到了 15.3%[5]。随即 DL 模型开始接管这些挑战。在诸如交通标志识别、糖尿病视网膜病变分类、围棋(类似中国传统策略游戏象棋)等应用中,DL 甚至超越了人类的表现[6-8]。DL 为学习提供了一个强大的框架,其深层结构使得算法能够表示复杂函数。因此,给定足够大的模型与数据集,DL 可以学习从输入数据到输出数据

的映射,从而完成现实生活中的复杂任务。

许多眼科疾病的临床诊断依赖于对眼睛及其周围结构的特征规律可视化。对影像学的高度依赖使得眼科领域与 DL 高度适配。最近几年,眼科领域的 DL 相关研究呈指数上升趋势[7,9-13]。基于 DL 的人工智能技术有望在不久的将来协助临床决策的过程,乃至提高整体的医疗服务质量。

在本章中,我们会提供针对 DL 概念、技术与架构的正式介绍与定义。我们先从介绍学习的主要模式开始。然后我们对最基础与简单的 DL 架构,深度前馈神经网络(DFN)进行回顾。随后,我们展示 DFN 的重要拓展,包括:阵列数据具有强大处理能力的卷积神经网络(CNN),序列建模的递归神经网络(RNN)和近期的创新型 DL 生成对抗网络(GAN)。

有监督学习与无监督学习

在机器学习的应用中,有两种主要的任务类型:有监督学习与无监督学习。有监督学习是最常见的学习形式。在有监督学习中,每次输入的训练数据都伴随着相对应的目标(真实值)。例如,在图像识别中,以将每

个图像分配到一个离散的类别，如以马、汽车、人为目标的任务，被称为分类。其他的情况，如预测术后的视力效果这种输出结果为连续数据的，被称为回归。在无监督学习中，我们没有输入样本相对应的输出的先验知识。这些任务的目的是推断一组数据中的底层结构，例如，将数据中的相似示例进行分组，被称为聚类，或者将数据从高维空间投影到低维空间以实现可视化。

而因为收集真实值数据集在医疗应用中的困难(如样本数量，标注的人工成本等)，其他如半监督学习的模式也在变得愈加流行。在半监督学习中，算法使用少量的标注数据与大量的未标注数据相结合，并达到与使用大数据集的监督学习模型相比更高的学习精度。

深度前馈神经网络(DFN)

DFN,同时也被称作多层感知器(MLP)，是 DL 的一种经典模型。DFN 旨在对真实问题中的函数 f* 进行预估。它定义了一个映射函数 $y=f(x;w)$，其中 w 是模型可以通过数据学习，从而最优化预估 f* 的权重。图 5.1 展示了 DFN 的结构。

DFN 被归类为网络是因为它结合了多个功能的组合。以一个三层 DFN 为例，假设有三个函数 $f^{(1)}$、$f^{(2)}$、$f^{(3)}$，它们分别对应模型的第一层、第二层和第三层，并且以 $f(x)=f^{(3)}\{f^{(2)}[f^{(1)}(x)]\}$ 的形式链接。这三层分别被称为输入层、隐藏层与输出层。模型链的总长度被称为网络的深度，而隐藏层中的神经元数量则是网络的宽度。

DFN 是正向传播的模型，因为模型链上的信息是无循环单向传播的。当 DFN 中包含反馈链接时，它被称为递归神经网络

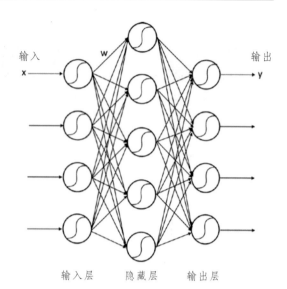

图 5.1　一个三层 DFN 的结构。各层由计算发生的节点组成，节点将输入向量与一组权重组合以获得输入的加权和，然后将这个总和输入激活函数取得节点的输出。输入信号会通过多层节点以产生最终的输出。

(RNN),它将在"递归神经网络"一章中被详细介绍。

在基础的层面上，DFN 有两个基本特征：①层和节点；②激活。层和节点是 DFN 的基本构造模块。节点组成层，而后层相互链接成为一个密集的网络。其中每个节点又被称之为神经元，在一层中的所有节点都与下一层中的节点链接，而层内这些链接都是单向的。前一层的输出就是下一层的输入。DFN 的另一个关键组间是激活。受到生物神经元的启发，当输入积累超过一定的阈值时这些神经元会被激活。激活函数将一层输入的加权和作为函数的输入，并对其进行非线性转换。例如，最常见的激活函数是整流线性单元函数(ReLU)，它将在输入信号足够大时，将其转换为 0(未激活)或者相同值(激活)。Sigmoid 函数和 tanh 函数也常被用作激活函数。图 5.2 对 Sigmoid 函数进行了

展示。

反向传播使得输出值和真实值之间的误差通过网络进行反馈，并支持深度神经网络的学习。该算法通过反向传播搜索神经元之间每个跨层链接的权重，以此使函数误差最小化。

简而言之，这些 DFN 的通用概念构成了如 CNN 和 RNN 等 DL 未来发展的基础。

卷积神经网络(CNN)

CNN 是 DFN 模型的一种特殊形式，专门用于处理以时间序列与二维图像这样的等阵列数据。在眼科学领域中，最强大的 DL 系统存在于以图像为中心的应用中，例如，基于光学相干断层扫描(OCT)的青光眼检测就是将 CNN 作为学习算法[13]。

典型的 CNN 由一系列子网络构成，这些子网络由三个层堆叠而成：卷积层、非线性激活层和池化层。激活层与 DFN 中的激活相同，而卷积层中的卷积流程与池化层中的池化流程将 CNN 和 DFN 区分开。CNN 模拟了动物视觉皮层的生理过程[14]，其中简单细胞对线做出反应，而复杂细胞对特定的位置不变模式做出反应。卷积层和池化层会直接模拟简单与复杂细胞的对应行为。

卷积

CNN 使用离散卷积(一种特殊的线性运算)来代替 DFN 中常规的矩阵乘法。如图 5.3 所示，卷积是输入度量中相邻值的加权平均值。用于平均邻域的权重被称为卷积核，卷积后得到的输出则被称为特征映射。在神经网络中使用卷积有两个关键思想：稀疏连通性和共享权重[15]。

传统 DFN 使用矩阵乘法在每个输出单元和输入单元之间建立链接，而 CNN 中的链接仅存在于每个输出单元和相邻输入单元的卷积中。因此，通过设置远小于输入单元大小的卷积核，使 CNN 具有稀疏连通性的特点。例如，在处理图像时，我们可以使用只有数百个像素的核来检测不明显，但是有意义的特征，例如，图像处理中的物体边缘，而图像通常由数千像素(如果不是数百万像素)组成。此外，相同集合的核权重会被应用于特征映射中的所有单元，被称为共享权重。

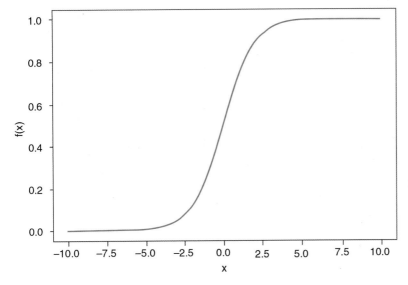

图 5.2 Sigmoid 激活函数。Sigmoid 激活函数是一个非线性函数，它将输入信号映射到 0~1。这种非线性激活函数增强了 DFN 表示复杂函数的能力。

数组数据中的局部值组通常高度相关,而数组数据的局部统计信息通常保持位置不变。例如,图形可以出现在图像的任何区域。因此共享权重能够在阵列的不同部分检测相同的局部规律。因此,使用卷积可以减少生成输出的计算量,还可以减少储存模型所需的内存并提高统计效率。抛开权重共享与位置不变形带来的好处,在许多情况下,例如,肿瘤检测,位置信息是极其重要的。此外,还需要其他技术来处理某些变换,例如,缩放与旋转,而卷积对此类变换并不是不变的。

池化

池化层的作用是通过邻接统计特征合并语义相似的特征。池化单元从一个或多个行或列移动的块(patch)中获取输入值。例如,最大池化取正方形块中的最大值,并使用最大值表示该块。如图5.4所示。因此,池化操作减少了特征维数,并创建了对小偏移和扭曲的不变性。一些其他的常用池化函数包括平均池化(使用平均值表示局部块),已经 L2 池化(计算块的欧几里得范数)。

递归神经网络(RNN)

许多眼科任务都涉及序列数据,RNN是一类专门为序列数据相关任务设计的神经网络。RNN 的循环结构来自它对每个时间步长的输入执行相同的处理,并结合上一步的输出值生成当前步骤的输出值。过去的历史记录会由一个隐藏单元来储存维持,这样,RNN 就将输入序列映射到输出序列上。类似于 CNN 在每个局部块的阵列上共享权重, 如图 5.5 所示,RNN 一旦在时间序列中展开,就会在序列的每个时间步长上共享权重。

虽然隐藏单元被设计用于储存历史信息,但储存的信息是有损耗的,因此不具有长期依赖性。为了克服这一缺点,一类更为复杂的神经网络, 长短时记忆网络(LSTM)被提出[16]。如图 5.6 所示,LSTM 使用由 3 个门(输入门、遗忘门和输出门)组成的显示内存扩充 RNN, 这使得输入信息更容易被长期储存。

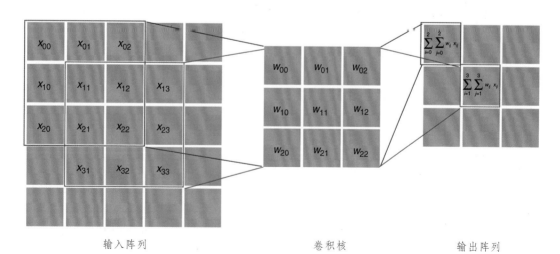

输入阵列　　　　　　　　　卷积核　　　　　　　　　输出阵列

图 5.3　内核大小为 3×3 的卷积运算示例。输出阵列中的每个元素是输入阵列中 3×3 卷积核和 3×3 对应补片(patch)的逐点乘积之和。

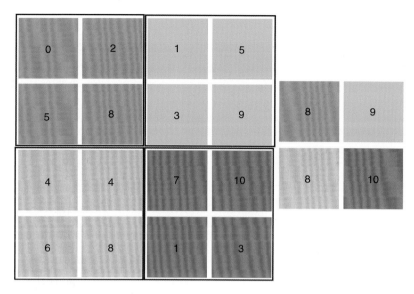

图 5.4　步长为 2 的最大池化过程示例。输出数组中的每个元素都是输入数组中对应 2×2 区域的最大值。

在标准 RNN 中，共享模块只有一个单一的神经层，而 LSTM 有 4 个神经层，其中 3 个门以一种特殊的方式相互作用。第一层被称为"遗忘门"，它会在每个神经元查看前一层的隐藏状态与当前输入并输出一个介于 0 和 1 之间的数字，进而决定我们将在记忆中丢弃哪些信息。第二层被称为"输入门"，它会为每个神经元生成标量，用以决定我们将在记忆中记住哪些信息。然后在第三层，遗忘后的旧记忆与输入门决定记住的新信息会被进行组合。最终，输出门会更寻更新后的记忆决定输出内容。理论和经验表明 LSTM 具有比标准 RNN 更长的依赖性[16]。因而，RNN 对于疾病纵向进展和变化的建模具有较好的优势。

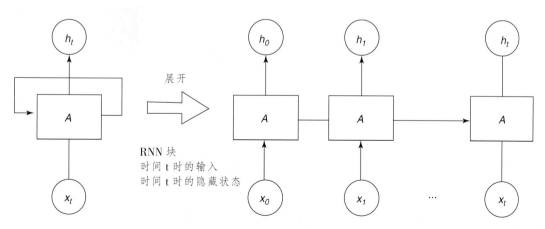

图 5.5　RNN 的结构。A 是一个神经网络块，它在时间步长 t 处接收输入 x，并在时间步长 t 处输出隐藏状态值 h。循环将信息从一个时间步骤传递到下一个步骤。而下一个时间步长的输出是基于上一个时间步长的隐藏状态与当前输入值计算得出的。

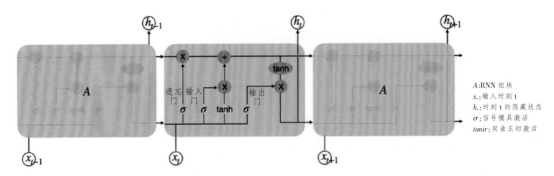

图 5.6 LSTM 结构示例。LSTM 由 3 个门(输入门、遗忘门和输出门)组成。每个门都充当可以明确控制信息流的过滤。因而,与只有一个门过滤输入信息的 RNN 相比,LSTM 具有更长的依赖性。

生成对抗网络(GAN)

GAN 是 DL 模型中最有趣的创新模型之一,它能够在不对数据底层分布进行详细建模的情况下生成数据[17]。GAN 是一种特殊形式的神经网络,其中的两个网络(生成器与鉴别器)会交替进行训练。生成器被训练以从一些随机噪声中产生逼真的数据样本,而鉴别被训练来区分生成器生成的假样本与真实样本。图 5.7 展示了 GAN 的基本结构。CNN 和 RNN 可以被轻易结合到 GAN 中,以处理阵列数据和序列数据。

GAN 在眼科中有两种潜在应用。第一种应用是聚焦于能够提取数据的底层结构,并学习生成新数据样本的生成器。GAN 生成器可以实现从随机噪声中生成合理 OCT 扫描[18],以及从真实扫描中生成去噪后的扫描[19]。第二种应用是在于将鉴别器作为基于先验训练检测异常样本的工具。例如,Zhou 等使用健康数据训练了一个 GAN,并将鉴别器应用于异常 OCT 的检测[20]。

结论

DL 作为一组新兴发展的工具,为眼科应用提供了多种潜在的解决方案。其涉及的应用范围非常广泛,从诊断与治疗方案的指定,到发病机制的研究与预测疾病的预后。对各种 DL 技术的了解有利于临床医生及研究者充分利用 DL 在眼科应用中的潜能,从而提高眼科诊疗的质量。

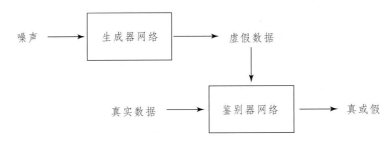

图 5.7 GAN 的基本结构示例。GAN 由一个生成器网络和一个鉴别器网络组成。生成器网络经过培训以从噪声中生成可以骗过鉴别器网络的合理样本,而鉴别器网络被培训以分辨虚假与真实样本。

(夏建平 译)

参考文献

1. McCulloch WS, Pitts W. A logical calculus of the ideas immanent in nervous activity. Bull Mathematical Biophys. 1943;5(4):115–33.
2. Lecun Y. Une procedure d'apprentissage pour reseau a seuil asymmetrique (A learning scheme for asymmetric threshold networks). In: Proceedings of Cognitiva 85, Paris, France. 1985. p. 599–604.
3. LeCun Y, Boser B, Denker JS, Henderson D, Howard RE, Hubbard W, Jackel LD. Backpropagation applied to handwritten zip code recognition. Neural Comput. 1989;1(4):541–51.
4. Deng J, Dong W, Socher R, Li LJ, Li K, Fei-Fei L. Imagenet: a large-scale hierarchical image database. In: 2009 IEEE conference on computer vision and pattern recognition. IEEE; 2009. p. 248–55.
5. Krizhevsky A, Sutskever I, Hinton GE. Imagenet classification with deep convolutional neural networks. In: Advances in neural information processing systems. 2012. p. 1097–105.
6. CireşAn D, Meier U, Masci J, Schmidhuber J. Multi-column deep neural network for traffic sign classification. Neural Netw. 2012;32:333–8.
7. Ruamviboonsuk P, et al. Deep learning versus human graders for classifying diabetic retinopathy severity in a nationwide screening program. NPJ Digital Med. 2019;2(1):1–9.
8. Silver D, et al. Mastering the game of Go with deep neural networks and tree search. Nature. 2016;529(7587):484–9.
9. Ting DSW, Cheung CYL, Lim G, Tan GSW, Quang ND, Gan A, et al. Development and validation of a deep learning system for diabetic retinopathy and related eye diseases using retinal images from multiethnic populations with diabetes. JAMA. 2017;318(22):2211–23.
10. Gulshan V, Peng L, Coram M, Stumpe MC, Wu D, Narayanaswamy A, et al. Development and validation of a deep learning algorithm for detection of diabetic retinopathy in retinal fundus photographs. JAMA. 2016;316(22):2402–10.
11. Abràmoff MD, Lou Y, Erginay A, Clarida W, Amelon R, Folk JC, Niemeijer M. Improved automated detection of diabetic retinopathy on a publicly available dataset through integration of deep learning. Invest Ophthalmol Vis Sci. 2016;57(13):5200–6.
12. Gargeya R, Leng T. Automated identification of diabetic retinopathy using deep learning. Ophthalmology. 2017;124(7):962–9.
13. Maetschke S, Antony B, Ishikawa H, Wollstein G, Schuman J, Garnavi R. A feature agnostic approach for glaucoma detection in OCT volumes. PLoS One. 2019;14(7):e0219126.
14. Hubel DH, Wiesel TN. Receptive fields, binocular interaction, and functional architecture in the cat's visual cortex. J Physiol. 1962;160:106–54.
15. Goodfellow I, Bengio Y, Courville A. Deep learning. MIT Press; 2016.
16. Sepp Hochreiter, Jürgen Schmidhuber; Long Short-Term Memory. Neural Comput 1997; 9 (8): 1735–1780. https://doi.org/10.1162/neco.1997.9.8.1735.
17. Ian J. Goodfellow, Jean Pouget-Abadie, Mehdi Mirza, Bing Xu, David Warde-Farley, Sherjil Ozair, Aaron Courville, and Yoshua Bengio. 2014. Generative adversarial nets. In Proceedings of the 27th International Conference on Neural Information Processing Systems - Volume 2 (NIPS'14). MIT Press, Cambridge, MA, USA, 2672–2680.
18. Zheng C, Xie X, Zhou K, Chen B, Chen J, Ye H, et al. Assessment of generative adversarial networks model for synthetic optical coherence tomography images of retinal disorders. Transl Vis Sci Technol. 2020;9(2):29.
19. Halupka KJ, Antony BJ, Lee MH, Lucy KA, Rai RS, Ishikawa H, et al. Retinal optical coherence tomography image enhancement via deep learning. Biomed Optics Express. 2018;9(12):6205–21.
20. Zhou K, Gao S, Cheng J, Gu Z, Fu H, Tu Z, ... Liu J. Sparse-GAN: sparsity-constrained generative adversarial network for anomaly detection in retinal OCT image. In: 2020 IEEE 17th International Symposium on Biomedical Imaging (ISBI). IEEE; 2020. p. 1227–31.

第 6 章
眼科图像分析方法的选择

Tomasz Krzywicki

引言

视网膜图像的分析有助于许多疾病的诊断,不仅是眼科疾病,还包括全身性的慢性疾病,如高血压和糖尿病,这两个全身性的慢性疾病影响的是小血管和微循环,所以可以通过分析视网膜图像中的血管对它们进行无创诊断[1,2]。

眼底的血管图像可通过检眼镜获得。最初分析眼底图像的尝试是需要在模拟图像中,使用荧光素检测血管[3],即眼底荧光血管造影。该方法利用荧光剂改善血管在图像中的表现,使血管更容易被医学专业人员或计算机检测到。遗憾的是,这个过程是一个侵入性和耗时的过程。

数字图像分析无疑是一种耗时较少、无创的方法,因此其被广泛应用在疾病筛查和诊断中,以分析眼底视网膜图像。在眼底图像分析的常见方法中,有用于图像预处理(如特征检测或图像配准)和创建决策模型(如神经网络)的算法。本章将讨论这些方法及其应用。图像分析过程的总图见图6.1。

在视网膜图像中识别眼科和全身性的慢性疾病可以依赖于解剖特征的检测和对其属性的测量,如病变大小和血管直径。通常,完成这些任务需要一个预处理阶段,这个预处理阶段需要根据测量特征进行调整,它通常包括两方面工作,即在图像形成之后对强度进行标准化处理,以及通过增强对比度来提升图像质量。

视网膜图像分析的另外一个重要步骤是图像配准,这个步骤包括构建一个多用途转换机制,例如图像叠加,通过图像叠加可以获得更宽广的视网膜图像区域。来自不同检查阶段的图像配准可以通过症状逆转的速度来对治疗进行评估。目前比较流行的是基于组合图像中关键点检测的配准方法。

经过预处理和配准步骤的图像可用于推理过程,这个过程包括分类、回归或聚类等操作。推理阶段最常用的工具是卷积神经网络(CNN),这个 CNN 工具允许执行所有分类、回归或聚类这些操作[4-6]。它的一种常见用途就是根据糖尿病视网膜病变(DR)的严重程度对眼底视网膜图像进行分类。

本章的结构如下。首先,我们将介绍数字图像的基本知识和结构,然后描述图像的预处理阶段及讨论图像的配准阶段,为推断阶段的分析准备视网膜图像,最后一部分介绍人工神经网络与卷积层作为一个工具用

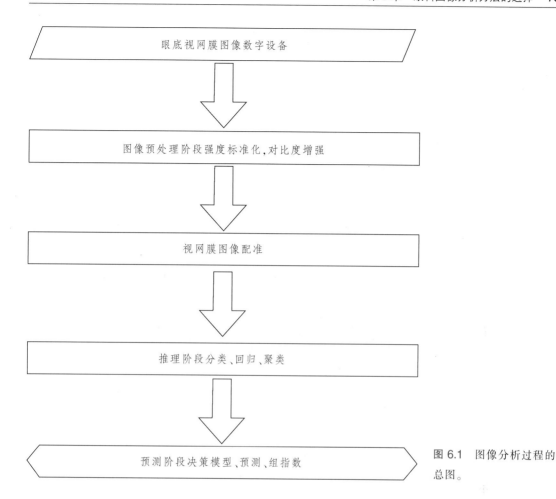

图 6.1 图像分析过程的总图。

于视网膜图像分类,包括疾病的检测。

数字图像

图像是真实世界物体的表现形式,是由于它们对任何敏感表面的影响而产生的,例如相机的胶卷或数码相机的 CCD 矩阵。在本节中,我们重点介绍二维(2D)图像。在形式上,图像是 f(r,c)的函数,用矩阵表示,其元素是特定坐标对 r、c(对应像素)的信号值。通常,信号是亮度,但也可能是其他属性如温度。与模拟图像不同,数字图像对给定的坐标取有限和离散的数值。每幅数字图像由有限数量的像素组成,每个像素在空间中都有一个特定的位置和亮度值。函数 $f(r,c)$ 可以定义如下:

$$f(r,c) = \begin{bmatrix} f(1,1) & f(1,2) & \cdots & f(1,n) \\ f(2,1) & f(2,2) & \cdots & f(2,n) \\ \cdots & \cdots & \cdots & \cdots \\ f(m,1) & f(m,2) & \cdots & f(m,n) \end{bmatrix}$$

(公式 6.1)

其中:

- m 是图像的高度:$r = 1 \cdots\cdots m$;
- n 是图像的宽度:$c = 1 \cdots\cdots n$;
- $V_{r,c} = f(r,c)$ 是 r、c 坐标处的像素值。

在我们处理彩色图像的实践中,这些图

像出许多矩阵表示,这些矩阵对应于所采用颜色空间的各个组件。颜色空间是一个数学系统,用于描述特定坐标系中的颜色。彩色图像由多层颜色空间组成,每个组成层都保存在一个单独的矩阵中,就如同单色图像的情况(公式 6.1)。

RGB 是最常用的彩色图像表示方法,它不仅仅是表示眼底图像。每一幅彩色图像由代表特定颜色的三层组成:R-红色、G-绿色和 B-蓝色。这意味着每个像素的颜色是通过混合三种颜色组件来创建的。RGB 颜色空间的可视化如图所示(图 6.2)。RGB 颜色空间可以用立方体的形式表示,其中坐标轴对应组件颜色。立方体中的每个点(体素)都对应于特定的颜色。

RGB 图像最常用的表示方法是 24 位表示法,这意味着使用 8 位表示法来编码每个组件颜色(范围为 0~255)。在 RGB 颜色空间中,所有组件颜色均为 0 的像素将是黑色,而所有组件颜色均为 255 的像素将是白色。

另一种常用的颜色空间是 HSV(H-色调、S-饱和度、V-明暗度或亮度),其中每个像素均由这三个分量值表示,HSV 颜色空间的可视化如图所示(图 6.3)。HSV 颜色空间可以用一个圆锥来表示,以 H 为基底,取值范围为 0°~360°,以 S 为基底半径,取值范围为 0~100,高度 V 为 0~100。锥体中的每个点都对应于特定的颜色。HSV 颜色模型可用于彩色医学图像的分割,将彩色图像从 RGB 转换为 HSV 颜色空间[7]。Suzuki 利用 HSV 颜色空间,从基于眼底视网膜图像的尘状伪影中区分小出血、硬性渗出物和光凝标记[8]。Semary 使用 HSV 颜色空间对单色医学图像进行伪彩色处理,提高了对感兴趣区域和背景部分的辨别能力[9]。

图像预处理阶段

经常发生因使用不适当的曝光而导致图像对比度降低的情况,一些图像也会因噪声而失真。图像预处理的目的是获得一幅没有缺陷的新图像,并突出这幅新图像在进一步分析过程中所需要的特征。

强度标准化

一般来说,强度是颜色空间的单个组成部分。由于成像模式对视网膜组织的照明不均匀会造成伪影,而强度标准化是用于补偿伪影的过程。全局线性强度标准化是图像标

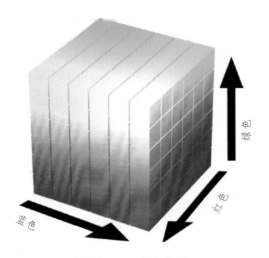

图 6.2　RGB 颜色空间。

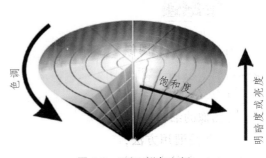

图 6.3　HSV 颜色空间。

准化操作中最简单的方法,它应用于每个层(颜色模型中的组件),可以表示如下:

$$g(r,c)=(f(r,c)-\text{Min})$$
$$\frac{new\text{Max}-new\text{Min}}{\text{Max}-\text{Min}}+newMin \quad (公式 6.2)$$

其中:

- f 是原始图像;
- g 是由强度标准化操作后创建的新图像;
- Min 和 Max 是原始图像被选定层中的最小和最大像素值;
- newMin 和 newMax 是新图像被选定层中的最小和最大像素值。

除了全局强度标准化方法外,还有考虑到邻域特征的局部法。Salem 等[10]提出了几种视网膜眼底图像预处理的方法。通用的局部方法是目前比较流行的图像强度标准化方法之一。Salem 等还提出了专门的方法,其中之一是采用颜色稳定方法[11],将视网膜血管系统进行区域分割,从而实现对图像中视网膜血管的检测。其他的专用方法评估了照明模型,并根据预期亮度校正强度[12-15],该模型是一个蒙版图像,其中像素值是组织反射率的预测值。由于照明源通常是未知的,因此我们假设,对于整个图像而言,局部照明变化小于全局变化。

对比度增强

对比度增强是图像预处理阶段的典型步骤之一,被用于包括眼科在内的多个图像分析领域。它的目的是通过强调图像的结构来改善图像的细节和清晰度。在常用的方法中,有一些是通用方法,但最常用的是针对后续分析阶段的方法,这些方法有助于后续

的图像配准和在其基础上的推断。

锐化滤波是提高图像对比度的最简单的通用方法之一。它创建了一个比原始图像更清晰的新图像,因此可以看到更多的细节。然而,虽然生成的图像比原始图像更清晰,但它也可能包含一些额外的噪声,从而导致额外的失真。

对比度增强将迭代应用于每个层(颜色模型中的组件)。该操作可通过对原始图像应用卷积滤波来完成,其可由以下公式表示:

$$g(r,c) = w \times f(r,c) = \sum_{dr=-a}^{a}\sum_{dc=-b}^{b} w(dr,dc)$$
$$f(r+dr,c+dc) \quad (公式 6.3)$$

其中:

- f 是原始图像;
- w 是大小为 2a+1、2b+1 的卷积滤波器(内核);
- g 是在处理操作中创建的新图像;

样本 3×3 锐化滤波(其中 a=1,b=1)用于卷积运算可以表示为:

$$\begin{bmatrix} 0 & -1 & 0 \\ -1 & 5 & -1 \\ 0 & -1 & 0 \end{bmatrix} \quad (公式 6.4)$$

图像锐化效果(图 6.4)。

可用于视网膜图像的更先进方法,包括对局部对比度进行操作的通用方法[16,17]。然而,这些方法会在图像中引入噪声。此外,单标度[18]和多标度[19]线性滤波也被考虑到,但遗憾的是,它们滤过了相关的图像细节。参考文献[20]中描述,在开发一个系统的背景下,其他临床图像处理方法可被用来识别视网膜眼底图像中的视网膜疾病。

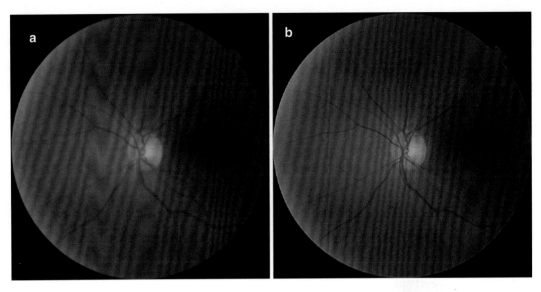

图 6.4 图像锐化操作。(a)原始图像。(b)锐化图像。

视网膜图像配准

　　图像配准过程需要检测和参考图像来获得对准变换的估算。这种对准变换会扭曲检测图像，使检测图像中的视网膜特征点出现在参考图像中相同的位置。由于不同检测模式或设备的光学差异、光学畸变、病变或疾病导致的解剖学变化，以及眼睛曲面投影畸变导致的视点差异，使眼底视网膜图像配准过程可能很难完成。

　　视网膜图像配准过程的应用取决于检测和扫描图像的拍摄时间。在同一检查期间获得的眼底视网膜图像，因为它们没有解剖学变化，可以叠加获得更高分辨率的图像[21,22]，因此可以更准确地测量眼部参数，其前提是眼底视网膜图像的叠加必须是有意义的。这种方法将几乎没有重叠的眼底视网膜图像用于创建拼图，以扩大传感器的视野[23,24]，可参照图 6.5 中的示例。

　　视网膜的纵向研究[25,26]可以通过在不同检查中获得的图像配准来完成。同一区域的眼底视网膜图像的准确配准有助于检测微小但有意义的变化(即图像中的尺寸小，但与患者的状况相关)，如局部出血或脉管宽度的差异。

　　第一种视网膜图像配准方法是全局性的，包括在假设两个图像中的亮度是一致的前提下，将整个测试图像和参考图像的全局相似性进行匹配，并转换为适当的空间[27]或频率[28]的表达方式。然而，当使用全局方法时，由于曝光差异，以及检测和参考图像捕捉到眼睛的解剖变化，图像配准可能会出现问题。

　　常用的视网膜图像配准方法，包括依赖于良好定位特征或关键点的局部方法[22,24]。图像中的关键点可以理解为一个特征位置，例如一个角(图 6.6)。为了更有效地处理图像，关键点被表示为数字向量，称为描述符。SIFT[29]和 SURF 算法是在图像中搜索关键点的常用方法[30,31]。它们可用于检测血管、分叉处和交叉——检测到的关键点可以被作为

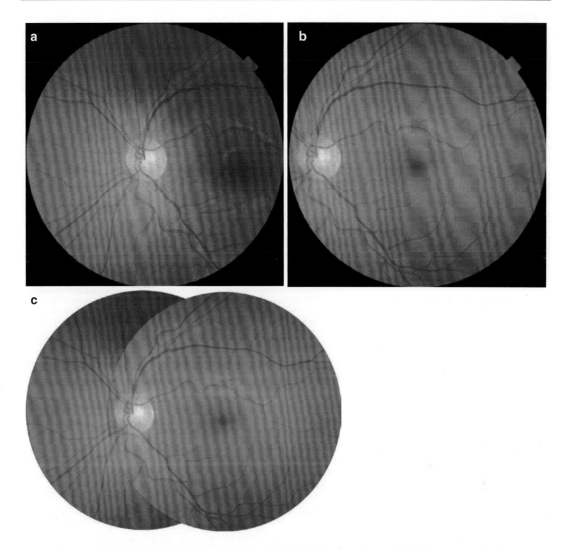

图 6.5　视网膜图像配准到拼接。(a)第一个原始图像。(b)第二个原始图像。(c)配准图像。

视网膜的特征[24]。由于常用的 SIFT 和 SURF 算法具有专利,因此 ORB[32]算法是一个很好的替代方法。

图像配准中的局部方法比全局方法更常用。由于点匹配提供了更高的特异性,它们对于有限的图像叠加特别有用。由于对图像差异的兼容性,局部方法也更适合于对具有解剖学变化的图像进行配准。

在图像配准的方法中,值得一提的是多模态眼科图像配准,这是一个整合了存储在两个或多个图像中的信息的过程,而这些图像是使用多种成像模式捕获的。这是具有挑战性的,因为几何变形是多模眼科图像不可分割的一部分,包括由成像设备光学参数的不均匀性和患者相关因素导致的整体变形。有学者[33]提出了一种方法,这种方法使用拉普拉斯特征、海森仿射特征空间和相位相关算法来记录眼底的蓝色自发荧光、近红外反射光和彩色眼底照片。

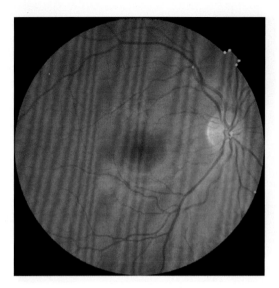

图 6.6 用绿色标记图像的关键点。

使用 CNN 进行推理和预测

本节介绍图像处理的最后两个阶段——推理和预测，重点是推理阶段的分类步骤。当患者被划分为诊断或风险的类别时，分类常用于评估患者的状况。分类也用于评估视网膜图像质量，以指示给定的图像是否可以可靠地用于建立诊断。

CNN 是 DL 模型之一。具体地说，它是一种前向人工神经网络（ANN），这种人工神经网络是基于一种特殊神经元层的堆叠结构，每一个神经元层专门识别图像中的特定模式。图 6.7 展示了一个大致的 CNN 示意图。

CNN 通常由一个以上的卷积层组成，这些卷积层被密集连接的经典 ANN 层增强，就像多层神经网络一样。CNN 模式（具有多个特征的构造及其应用）被设计为最适合输入图像使用的二维层结构。CNN 的卷积层的参数也比全连接层少，这可能会减少模型过拟合的风险。

视网膜图像质量评估

图像质量问题是影响图像分析、配准和分割的重要问题。这些方法的可靠性很大程度上取决于它们所操作图像的质量。而设备操作员在图像捕获时，相机曝光差异和焦平面的误差，可导致图像质量降低。

Zago 等[34]提出了一种在采集时进行视网膜图像质量评估的方法，旨在协助医疗专业人员进行眼底检查。他们建议使用一种在非医学图像上进行预训练的 CNN 来提取一般的图像特征。这种方法的有效性在两个公开数据库（即 DRIMDB 和 ELSA–Brasil）上进行了测试，最佳决策模型的准确度为 98.6%，敏感性为 97.1%，特异性为 100%。

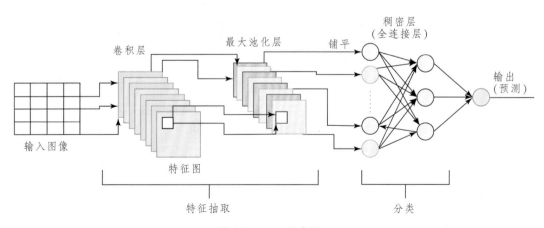

图 6.7 CNN 示意图。

Mahapatra 等[35]提出了一种受人类视觉系统启发的视网膜眼底图像的评估方法。特征图用于识别特定区域与其相邻区域在图像特征方面的差异。该方法的敏感性为98.2%,特异性为97.8%。

诊断支持和预测

DR 是一种严重且普遍的疾病,因此,人们已经对其进行了大量研究,以支持基于眼底视网膜图像的 DR 自动诊断。许多研究使用 CNN 作为分类器,并使用本章介绍的图像预处理技术对图像进行预处理。以下是所选相关工作的总结。

Sahlsten 等[36]提出了一种诊断 DR 的系统,其中考虑了二分类(不可参考/可参考)和多分类(5 个 DR 阶段)。二分类任务中的决策模型获得了 94% 的准确率、89.6% 的敏感性和 97.4% 的特异性。在多分类任务中决策模型获得 86.9% 的准确率。可以看出,对患者病情的多分类与二分类相比其准确度有所下降。

Arcadu 等[37]提出了一种预测 DR 进展的方法。具体地说,该研究根据"早期治疗DR 严重程度量表(ETDRSS)"两阶段的进展标准来预测未来的 DR。作者预估在 6 个月、12 个月和 24 个月时 DR 的严重程度。这个决策模型在设定的 3 个时间段获得的曲线下面积(AUC)分别为 0.68(敏感性 66%,特异性 77%)、0.79(敏感性 91%,特异性 65%)和 0.77(敏感性 79%,特异性 72%)。

Lam 等[38]提出了一种对眼底视网膜图像进行 DR 分级的方法,即使用 Otsu 法[39]分离视网膜的环形图像。该研究使用了常用的CNN 架构,如 GoogLeNet 和 AlexNet。其中,GoogLeNet 架构在二分类任务中的敏感性和特异性都达到了最准确的结果,准确度为97%,敏感性为 95%,特异性为 96%。

Gulshan 等[40]提出了一种在视网膜眼底图像中自动检测 DR 和糖尿病黄斑水肿的方法。该方法在识别可分级(高质量)和不可分级(低质量)图像方面进行了评估,其检测DR 的敏感性为 90.3%,特异性为 98.1%,检测糖尿病黄斑水肿的敏感性为 87.0%,特异性为 98.5%。

结论

本章介绍了视网膜眼底图像分析的过程,包括图像的预处理、配准、推理和预测。其中,预处理阶段侧重于图像强度的标准化和对比度的增强,推理阶段则针对分类进行了介绍,而预测阶段的决策模型对应于图像质量或诊断类别。

各种案例都需要预处理和图像配准步骤。最简单的一种方法是由医疗专业人员进行图像采集,再通过预处理和配准以提高获取图像的清晰度,同时阐明或突出其结构和解剖特征。视网膜图像配准还能够通过将多个视网膜图像组合成改进的图像或更大的图像,或通过比较这些图像来帮助监测和评估治疗的有效性,这个步骤对于监测疾病和评估其治疗效果至关重要。

预处理和配准也被用作自动诊断的初始步骤。在实践中,由于 CNN 的结果非常好,因此成为最常用的图像分析推理方法。

(吴松一　译)

参考文献

1. Grosso A. Hypertensive retinopathy revisited: some answers, more questions. Br J Ophthalmol. 2005;89:1646–54. https://doi.org/10.1136/bjo.2005.072546.

2. Danis RP, Davis MD. Proliferative diabetic retinopathy, diabetic retinopathy. Totowa, NJ: Humana Press; 2008. p. 29–65.

3. Matsui M, Tashiro T, Matsumoto K, Yamamoto S. A study on automatic and quantitative diagnosis of fundus photographs. I. Detection of contour line of retinal blood vessel images on color fundus photographs. Nippon Ganka Gakkai Zasshi. 1973;77(8):907–18.

4. Litjens G, Kooi T, Bejnordi BE, Setio AAA, Ciompi F, Ghafoorian M, van der Laak JAWM, van Ginneken B, Sánchez CI. A survey on deep learning in medical image analysis. Med Image Anal. 2017;42:60–88. ISSN 1361-8415. https://doi.org/10.1016/j.media.2017.07.005.

5. Lathuilière S, Mesejo P, Alameda-Pineda X, Horaud R. A comprehensive analysis of deep regression. IEEE Trans Pattern Anal Mach Intell. 2020;42(9):2065–81. https://doi.org/10.1109/TPAMI.2019.2910523.

6. Min E, Guo X, Liu Q, Zhang G, Cui J, Long J. A survey of clustering with deep learning: from the perspective of network architecture. IEEE Access. 2018;6:39501–14. https://doi.org/10.1109/ACCESS.2018.2855437.

7. Stanescu L, Burdescu DD, Stoica C. Color image segmentation applied to medical domain. In: Yin H, Tino P, Corchado E, Byrne W, Yao X, editors. Intelligent Data Engineering and Automated Learning – IDEAL 2007. IDEAL 2007. Lecture Notes in Computer Science, vol. 4881. Berlin: Springer; 2007. https://doi.org/10.1007/978-3-540-77226-2_47.

8. Suzuki N. Distinction between manifestations of diabetic retinopathy and dust artifacts using three-dimensional HSV color space (Version 10005546). 2016. https://doi.org/10.5281/zenodo.11268/4.

9. Semary N. A proposed HSV-based pseudo coloring scheme for enhancing medical image. 2018:81–92. https://doi.org/10.5121/csit.2018.80407.

10. Salem NM, Nandi AK. Novel and adaptive contribution of the red channel in pre-processing of colour fundus images. J Franklin Inst. 2007;344(3–4):243–56. ISSN 0016-0032. https://doi.org/10.1016/j.jfranklin.2006.09.001.

11. Zhao Y, Liu Y, Wu X, Harding S, Zheng Y. Retinal vessel segmentation: an efficient graph cut approach with Retinex and local phase. PLoS One. 2015;10(4):1–22.

12. Kolar R, Odstrcilik J, Jan J, Harabis V. Illumination correction and contrast equalization in colour fundus images. European Signal Processing Conference, 2011. p. 298–302.

13. Foracchia M, Grisan E, Ruggeri A. Luminosity and contrast normalization in retinal images. Med Image Anal. 2005;9(3):179 90.

14. Narasimha-Iyer H, Can A, Roysam B, Stewart V, Tanenbaum HL, Majerovics A, Singh H. Robust detection and classification of longitudinal changes in color retinal fundus images for monitoring diabetic retinopathy. IEEE Trans Biomed Eng. 2006;53(6):1084–98.

15. Grisan E, Giani A, Ceseracciu E, Ruggeri A. Model-based illumination correction in retinal images. IEEE International Symposium on Biomedical Imaging: Nano to Macro. 2006. p. 984–7.

16. Walter T, Massin P, Erginay A, et al. Automatic detection of microaneurysms in color fundus images. Med Image Anal. 2007;11:555–66. https://doi.org/10.1016/j.media.2007.05.001.

17. Fleming A, Philip S, Goatman K, Olson J, Sharp P. Automated microaneurysm detection using local contrast normalization and local vessel detection. IEEE Trans Med Imaging. 2006;25(9):1223–32.

18. Qidwai U, Qidwai U. Blind deconvolution for retinal image enhancement. IEEE EMBS Conference on Biomedical Engineering and Sciences. 2010. p. 20–25.

19. Sivaswamy J, Agarwal A, Chawla M, Rani A, Das T. Extraction of capillary non-perfusion from fundus fluorescein angiogram. In: Fred A, Filipe J, Gamboa H, editors. Biomedical engineering systems and technologies. Berlin: Springer; 2009. p. 176–88.

20. Rajan K, Sreejith C. Retinal image processing and classification using convolutional neural networks. In: Pandian D, Fernando X, Baig Z, Shi F, editors. Proceedings of the International Conference on ISMAC in Computational Vision and Bio-Engineering 2018 (ISMAC-CVB). ISMAC 2018. Lecture Notes in Computational Vision and Biomechanics, vol. 30. Cham: Springer; 2019. https://doi.org/10.1007/978-3-030-00665-5_120.

21. Meitav N, Ribak EN. Improving retinal image resolution with iterative weighted shift-and-add. J Opt Soc Am A. 2011;28(7):1395–402. https://doi.org/10.1364/JOSAA.28.001395.

22. Hernandez-Matas C, Zabulis X. Super resolution for fundoscopy based on 3D image registration. 36th Annual International Conference of the IEEE Engineering in Medicine and Biology Society. 2014. p. 6332–8. https://doi.org/10.1109/EMBC.2014.6945077.

23. Can A, Stewart CV, Roysam B, Tanenbaum HL. A feature-based technique for joint, linear estimation of high-order image-to-mosaic transformations: mosaicing the curved human retina. IEEE Trans Pattern Anal Mach Intell. 2002;24(3):412–9. https://doi.org/10.1109/34.990145.

24. Ryan N, Heneghan C, de Chazal P. Registration of digital retinal images using landmark correspondence by expectation maximization. Image Vis Comput. 2004;22(11):883–98. https://doi.org/10.1016/j.imavis.2004.04.004.

25. Narasimha-Iyer H, Can A, Roysam B, Tanenbaum HL, Majerovics A. Integrated analysis of vascular and nonvascular changes from color retinal fundus image sequences. IEEE Trans Biomed Eng.

2007;54(8):1436–45. https://doi.org/10.1109/
TBME.2007.900807.

26. Troglio G, Benediktsson JA, Moser G, Serpico SB, Stefansson E. Unsupervised change detection in multitemporal images of the human retina. In: Multi modality state-of-the-art medical image segmentation and registration methodologies, vol. 1. Boston, MA: Springer US; 2011. p. 309–37.

27. Reel PS, Dooley LS, Wong KCP, Börner A. Robust retinal image registration using expectation maximisation with mutual information. IEEE International Conference on Acoustics, Speech and Signal Processing. 2013. p. 1118–1122. https://doi.org/10.1109/ICASSP.2013.6637824.

28. Cideciyan AV, Jacobson SG, Kemp CM, Knighton RW, Nagel JH. Registration of high resolution images of the retina. SPIE Med Imaging. 1652;1992:310–22. https://doi.org/10.1117/12.59439.

29. Lowe DG. Distinctive image features from scale-invariant keypoints. Int J Comput Vis. 2004;60(2):91–110. https://doi.org/10.1023/B:VISI.0000029664.99615.94.

30. Lin Y, Medioni G. Retinal image registration from 2D to 3D. IEEE Conference on Computer Vision and Pattern Recognition. 2008. p. 1–8. https://doi.org/10.1109/CVPR.2008.4587705.

31. Hernandez-Matas C, Zabulis X, Argyros AA. Retinal image registration through simultaneous camera pose and eye shape estimation. 38th Annual International Conference of the IEEE Engineering in Medicine and Biology Society (EMBC). 2016. p. 3247–51. https://doi.org/10.1109/EMBC.2016.7591421.

32. Rublee E, Rabaud V, Konolige K, Bradski G. ORB: an efficient alternative to SIFT or SURF. Proceedings of the IEEE International Conference on Computer Vision. 2011. p. 2564–71. https://doi.org/10.1109/ICCV.2011.6126544.

33. Suthaharan S, Rossi EA, Snyder V, Chhablani J, Lejoyeux R, Sahel J-A, Dansingani K. Laplacian feature detection and feature alignment for multi-modal ophthalmic image registration using phase correlation and Hessian affine feature space. Sig Process. 2020; https://doi.org/10.1016/j.sigpro.2020.107733.

34. Zago GT, Andreão RV, Dorizzi B, Salles EOT. Retinal image quality assessment using deep learning. Comp Biol Med. 2018;103:64–70. ISSN 0010-4825. https://doi.org/10.1016/j.compbiomed.2018.10.004.

35. Mahapatra D, Roy PK, Sedai S, Garnavi R. Retinal image quality classification using saliency maps and CNNs. In: International Workshop on Machine Learning in Medical Imaging. Springer; 2016. p. 172–9.

36. Sahlsten J, Jaskari J, Kivinen J, Turunen L, Jaanio E, Hietala K, Kaski K. Deep learning fundus image analysis for diabetic retinopathy and macular edema grading. 2019. arXiv preprint arXiv:1904.08764.

37. Arcadu F, Benmansour F, Maunz A, Willis J, Haskova Z, Prunotto M. Deep learning algorithm predicts diabetic retinopathy progression in individual patients. NPJ Digit Med. 2019;2(1):1–9.

38. Lam C, Yi D, Guo M, Lindsey T. Automated detection of diabetic retinopathy using deep learning. AMIA Summits Transl Sci Proc. 2018;2018:147.

39. Otsu N. A threshold selection method from gray-level histograms. IEEE Trans Syst Man Cybernetics. 1979;9(1):62–6. https://doi.org/10.1109/TSMC.1979.4310076.

40. Gulshan V, Peng L, Coram M, Stumpe MC, Wu D, Narayanaswamy A, et al. Development and validation of a deep learning algorithm for detection of diabetic retinopathy in retinal fundus photographs. JAMA. 2016;316(22):2402–10.

第 7 章

实验性人工智能系统在眼科中的应用：综述

Joelle A. Hallak，Kathleen Emily Romond，Dimitri T. Azar

引言

近年来，人工智能(AI)在眼科的研究和应用不断扩大[1,2]。通过先进的计算，我们能够从多源数据中获得新的见解。大多数的人工智能研究，包括利用 DL 技术开发用于疾病分类的自动化方法，并帮助临床医生尽早发现疾病的进展。本书的其他部分，已经描述了各种形式的与临床相关的人工智能技术。神经网络是由数字化的输入、文本或图像组成，通过连接层逐步检测特征，最后形成一个预测性输出(图 7.1)。DL 是由具有多个隐含层的大型网络组成的(图 7.2)[3]。研究人员受到 CNN 应用结果的鼓舞，利用 CNN 分析像素级的信息，对疾病及其严重程度进行分类[4-6]。自然语言处理技术也正在被用于管理电子健康记录中的数据。预计未来，AI 将有助于眼科医生更快地诊断疾病，以及处理疑难的病例，并预测病情发展以进行早期干预。

眼科的人工智能任务包括解释影像技术[视野[7]、光学相干断层扫描(OCT)[8]和眼底照片][9]、分子水平和基因组水平数据[10]，以及来自电子健康记录(如美国视力智能研究)的数据管理[11]。其主要的益处是筛查，例如对糖尿病视网膜病变和早产儿视网膜病变(ROP)的筛查。对于眼科的临床应用尚未转化为治疗干预措施。眼科面临的挑战之一是诊断依赖于多种影像和临床数据的信息。例如，青光眼专家依靠视野来判断功能变化，依靠眼底照片和 OCT 来判断结构变化，依靠测量眼压来判断临床病情变化。眼科疾病需要结合眼底、OCT 和患者病史的数据信息进行多维度学习。此外，对临床中多种真实数据的验证，也是将应用程序转换为患者医疗的先决条件。

本章概述了眼科的实验性人工智能系统。具体地说，讨论其在圆锥角膜、屈光手术、白内障、斜视、ROP 和神经眼科的潜在应用。并且还探讨了 AI 在强化学习(RL)和逆向强化学习(IRL)，以及在手术模拟方面的潜在应用。此外，鉴于新型冠状病毒肺炎(COVID-19)的大流行，我们最后强调了 AI 系统在新型冠状病毒肺炎暴发后对眼科的影响和潜在作用。

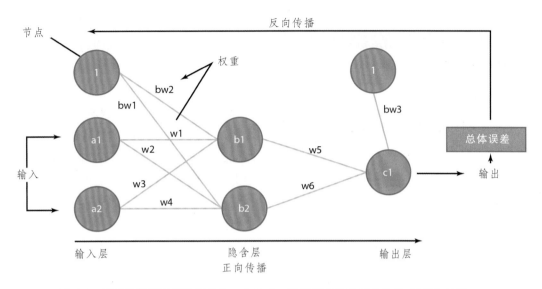

图 7.1　简单的神经网络及其组件。由 Taylor M. 重建的神经网络数学：可视化过程。

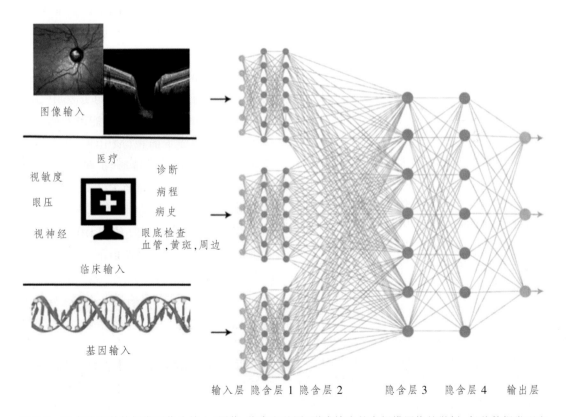

图 7.2　以多种眼科数据类型作为输入（图像、临床和基因）形成输出的大规模网络的举例。每种数据类型在其较低级别的塔中学习一种有用的功能。然后合并每个低级别塔的数据并流到更高级别，从而允许深度神经网络执行跨数据类型的推理[3]。

人工智能在角膜诊断中的应用

AI 的应用在角膜地形图解读方面已有几十年的历史,且被证实有助于提高角膜病患者的临床决策。随着 AI 技术的进步,我们能够评估角膜的曲率、高度、解剖学、组织学和生物力学特性。机器学习(ML)和 AI 技术是帮助角膜疾病分类(正常、早期疑似角膜病和角膜病)的有用工具,可以进行早期干预,如胶原蛋白交联,以防止病情发展和视力丧失。此外,ML 和 AI 技术为屈光手术筛查、活体角膜组织形态检查和角膜手术提供了有用的工具。

圆锥角膜的筛选和分类

基于一个设备或组合设备的参数,针对圆锥角膜分类的机器学习模型已经实现。此外,DL 的应用程序也可以被用于圆锥角膜的检测。

Maeda 等是最早将学习技术应用于成像数据的团队之一[12]。他们使用分类树结合线性判别函数区分圆锥角膜和非圆锥角膜。Smolek 和 Klyce 首次使用神经网络分类法进行圆锥角膜的筛查,以区分圆锥角膜或疑似圆锥角膜的患者[13]。这种方法可以从疑似圆锥角膜及地形图中疑似的圆锥角膜中鉴别出圆锥角膜。此外,与目前使用的圆锥角膜检测方法相比,神经网络分类法不仅敏感性相同,而且在准确性和特异性方面更好[13]。

此外,Viera 和 Barbosa[14]的研究表明,Zernike 多项式是可靠的参数,可作为前馈人工神经网络和判别分析技术的输入,精确度达到 94%和 84.8%。而 Kovacs 等[15]使用 Scheimpflug 相机的断层扫描数据、地形图数据和圆锥角膜指数。他们报道,基于双侧数据区分圆锥角膜患者比单侧数据的效果更好(ROC 值 0.96 对 0.88)。然而,导致这种结果可能是由于将患者的一只眼睛纳入训练组,而第二只眼睛纳入测试组。

许多研究还采用综合多个设备的参数。Hwang 等[16]从裂隙断层扫描和光谱域 OCT 中提取变量,以区分正常对照组和高度不对称圆锥角膜患者的正常对侧眼。使用这两种仪器的变量组合发现,最好的区分是来自光谱域 OCT 角膜厚度测量值,尤其是角膜前表面的测量值。Ambrosio 等[17]采用的断层扫描和生物力学指数(TBI)是基于 Scheimpflug 的角膜断层扫描和生物力学的结合。他们在多个国家的回顾性研究采用了多种 AI 技术,包括 Logistic 回归、支持向量机(SVM)和随机森林(RF),所有这些技术都通过留一法交叉验证(LOOCV)区分正常和角膜扩张的病例。在所有训练和测试的方法中,RF/LOOCV 表现最好,所有扩张症患者的受试者工作特征曲线下面积(AUROC)为 0.996,成功的检测出亚临床(锥形)扩张症。此外,TBI 临界值为 0.79,因此在检测临床扩张症方面显示出 100%的敏感性和特异性[17]。

最近,一些研究已经使用 DL 方法检测圆锥角膜。Kamiya 等[18]在由前节 OCT 获得的彩色编码图上使用 DL 模型区分圆锥角膜和正常角膜,并对疾病进行分级、分类。

角膜屈光手术

近年来,眼部成像技术不断发展,以解决角膜屈光手术的适应证问题。屈光手术的术前检查会产生成像、病史和数字数据。这些数据完美的示范了采用数据整合、特征选择和模型应用进行多视图和多任务的学习算法(图 7.3)。

神经网络在屈光手术中的应用是为了预测结果，并用于候选人筛选[19,20]。Balidis 等开发了一种算法来预测近视屈光手术患者再治疗的需求[19]。他们使用计算机查询选择接受 PRK、LASK、Epi-LASIK 或 LASIK 的患者，并调查与屈光手术相关的 13 个因素（如年龄、环境温湿度、散光轴、基质厚度、激光消融方法、角膜曲率值和激光特性等）。经过数据预处理后，采用学习向量量化（LVQ）神经网络进行分类。LVQ 具有非线性分类特性。他们报道的敏感性为 0.88，特异性为 0.93[19]。此外，已有两项研究开发出用于屈光手术筛查的学习算法。Xie 等开发了一个用于筛选屈光手术候选人的 DL 模型[21]。来自中国广州中山眼科中心的 1385 例患者，总共 6465 张角膜断层扫描图像被用来开发 AI 模型。他们建立的 Pentacam Inception-ResNetV2 筛查系统模型在验证数据集上达到了 0.947 的总体检测精度，在独立测试数据集上达到了 0.95 的总体检测精度，与资深屈光手术医生 0.928[21]的检测精度相当。在最近的另一项研究中，Yoo 等开发了一种机器学习构架系统，该系统整合了患者人口统计学数据、Pentacam 成像和眼科检查等多种数据，以识别屈光手术的候选对象[20]。五种算法包括 SVM、人工神经网络、RF、最小绝对收缩和选择算法（LASSO）和 AdaBoost，被用于预测从而将正常对照组与扩张症风险的患者进行分类。随后采用集合分类器提高性能。对于 2016—2017 年就诊的受试者进行训练和内部验证，并对 2018 年就诊的受试者进行外部验证。使用集合分类器，内部和外部验证集的 AUC 分别为 0.983 和 0.972[20]。

此外，最近的研究工作还涉及修正神经网络，用来增加 AI 的可解释性。Yoo 等开发了一种多类机器学习模型，该模型可以选择输出可能符合屈光手术的患者[22]。他们构建了一个多类别 XGBoost 模型，将患者分为四组，包括准分子激光上皮下角膜磨镶术、准分子激光原位角膜磨镶术、小切口晶状体摘除术和禁忌证组。该模型是基于专家的临床决策和眼科测量结果进行训练的。采用 SHapley 附加解释技术对 XGBoost 模型的输出进行解释。结果显示：在内部和外部验证数据集上测试的准确率分别为 0.81 和 0.789，表明 SHapley 附加解释技术对结果的解释与眼科医生的现有知识一致[22]。

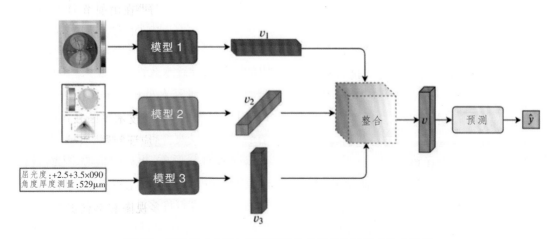

图 7.3　屈光手术中用于建模预测的多视角数据集成技术示例。

白内障的诊断和分级

目前,正在探索采用 DL 算法通过裂隙灯照片对白内障进行自动识别。早期的一项研究采用图像数字化处理,从核的相关圆形区域内提取灰度值进行数据统计[23]。随后这些提取的特征被送入神经网络系统,从而产生分类。其他方法还包括 Li 等使用 SVM 回归来预测白内障分级[24]。作者介绍了第一个用于裂隙灯图像中细胞核区域的自动检测系统。在解剖标志的基础上提取局部特征,对照临床真实情况,对 5000 多幅图像进行验证,实现了 95%的结构检测成功率,在 5.0量表的平均分级差为 0.36[24]。此后又报道了进一步的改进,包括 Sriastava 等提出的提取可代表晶状体有无可见性的特征[25]。之前的研究集中在眼睛亮度和颜色指标上,而这些特征代表了随着核性白内障严重程度的增加,不同解剖区域的边缘逐渐消失。与单独使用[25]任何一种特征类型相比,将这些新特征与以前使用的特征进行整合,可以更好地提高其准确性。

DL 技术的局限性,包括不完整性、冗余性或嘈杂性,已在最近的工作中得到解决。有研究报道采用他们的系统解决了这些局限性。该系统首先通过局部过滤器自主学习白内障分级的特征,然后使用支持向量回归预测白内障分级[26]。这些过滤器首先通过对显示为同一等级的晶状体图像进行聚类获得信息,然后通过 CNN 和一组 RNN 产生更高阶的特征。在超过 5000 张图像的人群数据集上,使用这些选定的特征进行验证,显示平均绝对误差为 0.304[26]。

研究表明,在弱势群体中使用 DL 算法作为诊断和监测白内障的手段,也显示出可喜的结果,如 Liu 等提出的用 CNN 对小儿

患者的裂隙灯图像进行分级[27]。他们的算法为分类提供了很高的平均准确度、敏感性和特异性(97.07%、97.28%和 96.83%)。Zhang等[28]在他们的研究中探讨了为中国农村人口提供自动诊断辅助工具的需求,该研究使用眼底图像(比裂隙灯更容易获得的成像方式)作为六级白内障分级系统的输入,并取得了 92.66%的平均准确性。

AI 在斜视和 ROP 中的应用

AI 在小儿眼科的应用中,最重要的进展是 ROP 的自动检测。Reid 等总结了 AI 在小儿眼科的应用[29]。除了 ROP,机器学习还被应用于小儿白内障的分类、白内障手术后并发症的预测、斜视和屈光不正的检测、未来高度近视的预测,以及阅读障碍的诊断。此外,该技术还被用于研究视觉发育、小儿眼底图像的血管分级和眼科图像合成。

斜视的检测

斜视是一种常见的疾病,影响了大约4%的人口[30]。这种疾病通常在婴儿期或儿童期被发现,表现为双眼眼球运动方向不一致,导致每只眼睛看向不同的方向。病因包括眼部肌肉、负责传递信息的眼部神经、控制眼部运动的大脑区域,损伤或疾病所致。如果不及时治疗,可能会导致弱视、深度感知和立体视觉的损害,或因为大脑抑制较弱眼的图像而导致永久性视力丧失。准确和及时的诊断是研究人员近年来关注的一个话题,因为早期诊断和早期治疗,不仅在视觉结果方面可以改善患者的生活质量,而且还可以改善自我形象、提高自信心,从而进一步改善患者的生活质量。传统的诊断可能需要临床医生进行许多项检查,并综合分析结果而定,可能包括 Maddox Rod 测试、角膜映

光测试，以及金标准的棱镜和交替遮盖测试（PCT）等检查。已有研究表明：检查者的专业知识水平会影响诊断结果[31,32]，这说明需要通过其他方法，以获得更客观和准确的诊断。目前，探索的新技术包括基于图像或视频的诊断方法和眼球追踪法。

基于图像和视频的诊断方法包括 Yang 等[33]对 30 例间歇性外斜视患者、30 例内斜视患者和 30 例能够配合 PCT 的正视患者进行的前瞻性观察性试点研究。两名眼科医生独立地为每位受试者进行 PCT 以检查斜视度。使用红外线相机，在双眼上方放置选择性波长滤光片，拍摄全脸照片。然后将所得图像送入 3D 斜视照片分析仪，比较自动和手动方法偏斜角之间的相关性，结果表明二者具有良好的正相关性（R=0.900,$P<0.001$)[33]。另一项研究是使用有监督的 SVM 学习算法选择特征，并进行图像分类，以模仿角膜映光测试的诊断过程。该测试通过测量角膜的映光点位移，计算非注视眼的偏斜幅度[34]。他们的全自动系统能够在图像中找到眼睛的区域，定位角膜边缘和亮度的区域，并对先前诊断的病例和对照组的图像进行分类比较，其敏感性为 94.14%，特异性为 95.38%，阳性预测值（PPV）为 98.78%，阴性预测值（NPV）为 83.07%。Chandna 等[35]使用从棱镜和 PCT 中获得的测量作为其反向传播神经网络的输入，以产生鉴别诊断。尽管报道的平均准确率为 100%，但他们的系统仅限于垂直性斜视。

其他一些研究提出的算法也有其自身局限性[36-38]。与上述研究一样，这些研究使用的设备可能在一些诊所无法获得，或者价格昂贵，或者只能诊断出一个方向的斜视，或者不够敏感而无法检测到不明显的斜视。Valente 等[39]在 2017 年的研究中试图解决这些局限性，该研究采用 PCT 通过数字视频检测斜视。唯一需要的材料是一台由 J. A. Hallak 等研发的 93 型数码相机和用于图像和视频处理的普通计算机，他们的方法在识别小于 1Δ 的测量时，准确度达到 87%。

一些眼球追踪技术也被提出。在一项早期的动物研究中，使用角膜映光点代表斜视猕猴的双眼不对称，方法是测量受试者整个注视区域在任何位置上眼球对准注视目标的偏差[40]。该方法允许进行水平和垂直偏差测量，而且与标准的棱镜和 PCT 相比，该方法显示出类似的准确性。另一种眼动跟踪系统使用双镜头注视，对婴儿受试者进行了角膜映光测试[41]。当婴儿观看电脑显示器上的图像时，可通过测量光轴方向、角膜反射和入射瞳孔中心坐标确定角膜映光比率和 Kappa 角（光轴和视轴之间的角度）。但这种方法只在 5 例婴儿受试者身上进行了测试，还需要进一步验证[41]。此外，Chen 等[42]使用了一种名为 Tobii X2-60 的眼球跟踪系统来收集注视数据。受试者被要求观看屏幕上的 9 个点，并使用跟踪器检测注视点和眼球运动。随后创建注视偏离图并组合成图像，最后被输入到 CNN 进行分类。在尝试的 6 个模型中，表现最好的模型达到了 96% 的敏感性和 94.1% 的特异性[42]。还有 Lu 等提出的用于远程医疗的深度神经网络，也是一种自动化解决方案，为生活在偏远社区的患者提供诊断，并减轻当地医疗专家的负担[43]。他们的算法显示出极好的结果，报道的敏感性为 0.933，特异性为 0.96，AUC 为 0.9865。

早产儿视网膜病变（ROP）

ROP 占全球儿童失明的 6%~18%[44]。早期发现并早期治疗能显示出更好的视觉效果,因此准确、及时的诊断至关重要[45]。研究发现:ROP 的诊断过程存在变异性,且临床医生对病情的分类结果也不一致 [如附加病变(plus)、前附加病变(pre-plus)和正常][46,47]。可能导致临床诊断差异的因素包括:医生培训的地域差异、ROP 定义的不确定性、临床医生对血管异常的连续谱上的不同判断点,以及当前使用的 20 世纪 80 年代发布的标准照片。与目前常用的图像照片相比,原来的照片显示的视图范围更小、局部放大倍率更大[48]。正如本书其他部分所讨论的,AI 和 ML 技术已被作为辅助工具,用来帮助应对这些问题并提高诊断准确性。

首次尝试使用广角 RetCam 图像进行自动和半自动成像分析,并重点关注血管扩张和曲度变化的量化。这些系统的诊断决策与专家诊断进行了比较,由于实用性的限制或与专家的意见不一致,其临床应用并没有得到推广[49-51]。特别是 Ataer-Cansizoglu 等[52](成像和信息学在 ROP 中的应用,简称 i-ROP)提出的一个 ML 系统,通过比较不同的图像裁剪形状和大小,以及提取的扭转和扩张特征,显示出了很好的分类能力。他们使用 6 个圆盘直径的大广角 RetCam 图像,并结合动脉和静脉曲度的测量方法,这种算法显示出很高的诊断准确度(95%),与 3 名专家的诊断准确度(分别为 96%、94% 和 92%)相当,高于 31 名非专家的平均准确度(81%)。尽管该算法很好,但手动分割图像限制了其在实际工作中的可操作性[52]。

Brown 等[5]在 2018 年提出了全自动 i-ROP DL 系统,该系统旨在为 ROP 患者提供三级以上的疾病诊断,并在内部和外部验证集上表现良好。在 5 年的时间里收集了 5511 张 RetCam 图像,并对图像使用了 U-Net 血管分割和预先训练的 Inception-V1 技术网络。该算法与由 1 位专家进行的眼科检查和 3 位专家进行的图像分析的诊断进行了比较。五重交叉验证显示:正常与 pre-plus 和 plus,以及 plus 与正常和 pre-plus 分类的 AUC 分别为 0.94 和 0.98。对 100 张广角 RetCam 图像的独立数据集进行的外部验证继续显示了很高的特异性和敏感性,plus 分类表现出 93% 的敏感性和 94% 的特异性,pre-plus 分类表现出 100% 的敏感性和 94% 的特异性[5]。

在 Brown 等的工作基础上,Redd 等[53]使用相同的 DL 系统对图像进行分类,并产生了一个基于概率的、九级的疾病分级。诊断的参考标准结合了基于图像的诊断和眼科临床专家的诊断,分析中包括了 870 例婴儿的 4861 次检查,结果显示检测 Type1 型ROP 的 AUC 值为 0.960,敏感性为 94%,检测临床显著 ROP 的 AUC 值为 0.910,表明该系统不仅能够识别典型的疾病,还可以识别疾病的特定类型。此外,i-ROP DL 系统对疾病的严重性评分与专家对疾病严重性的评分相关,从而说明:①ROP 的病情呈现出一种从轻到重的连续性表现;②使用他们的系统可以自动且准确地测量该疾病的严重性[53]。

最近,Mao 等[54]提出了他们的 DCNN,该网络提供了 ROP 的诊断决策,并分析了 ROP 的病理特征,产生了血管扭曲度、宽度、分形维度和血管密度的定量指标。在网络结构中使用了 3 个 DCNN。一个是改良的 U 型网络对血管进行分割,另一个则是对视盘进行分割。其采用 DenseNet 进行三级分类。在系统训练中使用了完整的图像,并通过垂直和水平翻转图像及以三度为单位的旋转,进行数据增强。结果显示:诊断 plus 的敏感性和特异性分别为 95.1% 和 97.8%,诊断 pre-plus 的敏感性和特异性分别为92.4%

和 97.4%[54]。

神经眼科的应用

识别视神经的异常有助于发现与视觉相关的神经疾病。例如,检测到视盘水肿,提醒临床医生可能存在危及生命的脑瘤或脑血栓导致的颅内压升高。眼底照片可以捕捉到视乳头的变化,允许在不使用检眼镜的情况下进行检查,而非眼科医生可能会发现这种工具很难使用。AI 系统已被用于根据眼底照片的数据检测视乳头的异常,并被提议可作为在非神经或非眼科诊所就诊的神经眼科疾病患者的辅助诊断工具。

视盘异常

与青光眼引起的视盘异常相比,由神经系统本身引起的视盘改变是少见的,AIDL 帮助检测非青光眼与青光眼视神经病变的能力正在被开发。Yang 等[55]的 CNN 用于执行此类任务,显示出 93.4% 的敏感性、81.8% 的特异性和 0.874 的 AUC 诊断准确度,假阳性病例主要表现为视盘倾斜或广泛的乳头周围萎缩。与青光眼相比,神经系统本身引起的视盘外观变化非常少见,这也是导致神经性眼科误诊的原因。非眼科医生可能对识别神经性眼科疾病没有经验,包括识别视盘图像上的标志物,因此迫切需要客观方法诊断视盘的异常。有文献表明,神经眼科实际误诊率很高,由神经眼科医生诊治之前,患者已经接受了许多不必要的、昂贵的检查和治疗[56]。

一些研究尝试用自动的方法检测非青光眼视盘异常,可使用 ML 技术通过检测眼底照片中的视盘异常,如视盘水肿和视盘萎缩,对神经眼科疾病进行诊断和分期。一项

早期的研究使用 ML 技术和决策树森林分类法对视盘水肿的严重程度进行分级,从眼底照片中提取视盘边缘特征、血管特征和视盘周围纹理特征[57]。该系统与神经眼科专家提供的严重程度分级基本一致。在随后的研究中,使用 SVM 和混合特征提取方法,在 160 幅眼底照片的数据集上实现了良好的视盘水肿检测准确度(92.86%),甚至将视盘水肿图像分级为"轻度"或"重度"[58]的准确度(97.85%)更高。Fatima 等[59]还提出了一种用于检测视盘水肿的计算机辅助系统。在对眼底照片进行预处理并对血管进行分割后,提取了 26 个代表视盘变化的特征,在颜色、质地、血管和视盘边缘阻塞 4 种类别中选择最佳的特征,并在两个公开的数据集 STARE 和 AFIO 的 160 张眼底照片上进行了测试。STARE 数据集的准确度为 95.6%,AFIO 数据集为 87.4%,综合数据为 85.9%[59]。

此外,DL 系统也已经被用来鉴别视盘水肿、其他异常或正常状态。研究者使用了来自多地点、多种族的超过 15 000 张的眼底照片[60],其中来自 11 个国家 19 个站点的 14 341 张照片用于训练和内部测试,其他 5 个站点的 1505 张照片用于外部验证。内部测试显示,视盘水肿检测与正常或其他异常相比,以及正常状态检测与视盘水肿或其他异常相比,AUC 均为 0.99。外部验证的 AUC 为 0.96,敏感性和特异性分别为 96.4% 和 84.7%[60]。

还有一些对视盘图像进行多级分类的研究,包括 Ahn 等提出的用于区分视神经病变和假性视盘水肿的 ML 技术,以及 Yang 等提出的对视盘苍白的鉴定[61,62]。最新提出的一种 DL 系统,能够根据眼底照片特征确定视盘存在的主要问题。该算法不仅有助于完成费时费力的图像分类和标记任务,还可

以对正常或异常视盘的照片进行判断[63]。

强化和逆强化学习在外科中的应用

强化学习(RL)和逆强化学习(IRL)以及学徒学习，是目前正在探索的用于医疗保健的 AI 算法。这两种方法都可能在外科手术、外科机器人、外科培训和手术评估方面有潜在的应用前景。在 RL 中，目标是找到最优策略。一旦学习了最优值函数，就有可能根据该函数[64]为已设定的任务生成最优策略(如手术技巧)。RL 通过试错学习，将决策者(在本例中是外科医生)与环境之间的交互历史作为输入序列[65]。在每个决策点，RL 根据其策略选择一个指令，并接收新的观察结果和即时结果(即奖励)。在 IRL 中，最优策略首先由专家或另一个代理(导师)给出，然后我们找出奖励函数是什么。当一种学习需要有医生进行演示时，例如，机器人辅助手术伤口缝合，RL 和 IRL 可能具有一定的潜力[66]。因此，机器人辅助手术(RAS)在眼科手术和培训中具有很大的应用潜力。

RL 可以从外科医生增强 RAS 的动作中学习。此外，分割技术可以通过影像重建模拟伤口，并且可以在模拟外部因素(如关节运动和障碍物)的干扰下，找到最佳方式来生成缝合方法。图像训练的 RNN 也已被开发出来，通过学习事件序列如外科医生的手部动作，可以进行自动打结。

IRL 还可能会在外科培训中有潜在的应用。这些应用假定指导者与观察者/受训者具有相同的奖励功能，并选择相同的一组操作。其想法是推断指导者的奖励功能，从而模拟观察到的行为。一个典型的例子是教一个人如何开车，与其语言告诉一个没有经验的年轻司机，不如向他们示范如何开车更快捷[67]。目前，已经开发出有监督功能并能模仿指导者做法的系统。然而，在某些情况下，如遇到了不同的环境，盲目地遵循指导者的路线可能行不通。Abeel 和 Ng 是第一个将 IRL 应用于模拟学徒制学习的人，他们指出：在专家的未知奖励函数上，发现的政策将具有与专家相当或更好的性能[67]。

将学习算法应用于外科具有更大的挑战性，如在手术场景中正确定位仪器的位置和方向、数据收集、适应完全未知且独特的情况，而这些在实际手术中均可能导致出现严重的手术错误[64]。因此，将这些情况在培训中进行模拟和训练，可能是最安全的培训方法。

AI 在新型冠状病毒肺炎后时代的应用

新型冠状病毒肺炎改变了医学和眼科的方方面面，从临床护理、科研到教育及公共卫生活动。我们预测，在未来 AI 的应用将进一步扩大，并在眼科领域发挥核心作用。远程医疗将更多地被视为提供医疗保健的工具。带有 AI 嵌入式应用程序的家用显示器或智能设备，可用于与眼科诊疗专家的连接，并可进行实时干预。但是，如何克服信息量巨大及数据的隐私保护等，将是许多应用程序首要解决的问题。此外，由于可靠性有限，还需要解决 DL 应用程序翻译语句内容的问题，以确保对提取的重点内容的陈述，并排除潜在的偏见。AI 研究人员和临床医生应该共同努力，增加其可靠性，将 AI 系统更好的整合到临床决策过程中。

(王颖 译)

参考文献

1. Ting DSW, Pasquale LR, Peng L, et al. Artificial intelligence and deep learning in ophthalmology. Br J Ophthalmol. 2019;103(2):167–75. https://doi.org/10.1136/bjophthalmol-2018-313173.

2. Hogarty DT, Mackey DA, Hewitt AW. Current state and future prospects of artificial intelligence in ophthalmology: a review. Clin Exp Ophthalmol. 2019;47(1):128–39. https://doi.org/10.1111/ceo.13381.

3. Esteva A, Robicquet A, Ramsundar B, et al. A guide to deep learning in healthcare. Nat Med. 2019;25:24–9. https://doi.org/10.1038/s41591-018-0316-z.

4. Treder M, Lauermann JL, Eter N. Deep learning-based detection and classification of geographic atrophy using a deep convolutional neural network classifier. Graefes Arch Clin Exp Ophthalmol. 2018;256(11):2053–60. https://doi.org/10.1007/s00417-018-4098-2.

5. Brown JM, Campbell JP, Beers A, et al. Automated diagnosis of plus disease in retinopathy of prematurity using deep convolutional neural networks. JAMA Ophthalmol. 2018;136(7):803–10. https://doi.org/10.1001/jamaophthalmol.2018.1934.

6. Gulshan V, Peng L, Coram M, et al. Development and validation of a deep learning algorithm for detection of diabetic retinopathy in retinal fundus photographs. JAMA. 2016;316(22):2402–10. https://doi.org/10.1001/jama.2016.17216.

7. Wang M, Pasquale LR, Shen LQ, et al. Reversal of glaucoma hemifield test results and visual field features in glaucoma. Ophthalmology. 2018;125(3):352–60. https://doi.org/10.1016/j.ophtha.2017.09.021.

8. Lee CS, Baughman DM, Lee AY. Deep learning is effective for classifying normal versus age-related macular degeneration OCT images. Ophthalmol Retina. 2017;1(4):322–7.

9. Gargeya R, Leng T. Automated identification of diabetic retinopathy using deep learning. Ophthalmology. 2017;124(7):962–9. https://doi.org/10.1016/j.ophtha.2017.02.008.

10. Schmidt-Erfurth U, Waldstein SM, Klimscha S, et al. Prediction of individual disease conversion in early AMD using artificial intelligence. Invest Ophthalmol Vis Sci. 2018;59(8):3199–208. https://doi.org/10.1167/iovs.18-24106.

11. Rich WL III, Chiang MF, Lum F, Hancock R, Parke DW II. Performance rates measured in the American Academy of Ophthalmology IRIS© Registry (Intelligent Research in Sight). Ophthalmology. 2018;125(5):782–4. https://doi.org/10.1016/j.ophtha.2017.11.033.

12. Maeda N, Klyce SD, Smolek MK, Thompson HW. Automated keratoconus screening with corneal topography analysis. Invest Ophthalmol Vis Sci. 1994;35(6):2749–57.

13. Smolek MK, Klyce SD. Current keratoconus detection methods compared with a neural network approach. Invest Ophthalmol Vis Sci. 1997;38(11):2290–9.

14. de Carvalho LAV, Barbosa MS. Neural networks and statistical analysis for classification of corneal videokeratography maps based on Zernike coefficients: a quantitative comparison. Arquivos Brasileiros de Oftalmologia. 2008;71:337–41. https://doi.org/10.1590/S0004-27492008000300006.

15. Kovács I, Miháltz K, Kránitz K, et al. Accuracy of machine learning classifiers using bilateral data from a Scheimpflug camera for identifying eyes with pre-clinical signs of keratoconus. J Cataract Refract Surg. 2016;42(2):275–83. https://doi.org/10.1016/j.jcrs.2015.09.020.

16. Hwang ES, Perez-Straziota CE, Kim SW, Santhiago MR, Randleman JB. Distinguishing highly asymmetric keratoconus eyes using combined Scheimpflug and spectral-domain OCT analysis. Ophthalmology. 2018;125(12):1862–71. https://doi.org/10.1016/j.ophtha.2018.06.020.

17. Ambrósio R Jr, Lopes BT, Faria-Correia F, Salomão MQ, Bühren J, Roberts CJ, Elsheikh A, Vinciguerra R, Vinciguerra P. Integration of Scheimpflug-based corneal tomography and biomechanical assessments for enhancing ectasia detection. J Refract Surg. 2017;33(7):434–43. https://doi.org/10.3928/1081597X-20170426-02.

18. Kamiya K, Ayatsuka Y, Kato Y, et al. Keratoconus detection using deep learning of colour-coded maps with anterior segment optical coherence tomography: a diagnostic accuracy study. BMJ Open. 2019;9(9):e031313. https://doi.org/10.1136/bmjopen-2019-031313.

19. Balidis M, Papadopoulou I, Malandris D, Zachariadis Z, Sakellaris D, Vakalis T, et al. Using neural networks to predict the outcome of refractive surgery for myopia. 4Open. 2019;2:29.

20. Yoo TK, Ryu IH, Lee G, Kim Y, Kim JK, Lee IS, et al. Adopting machine learning to automatically identify candidate patients for corneal refractive surgery. NPJ Digit Med. 2019;2(1):59. https://doi.org/10.1038/s41746-019-0135-8.

21. Xie Y, Zhao L, Yang X, et al. Screening candidates for refractive surgery with corneal tomographic-based deep learning. JAMA Ophthalmol. 2020;2020:e200507. https://doi.org/10.1001/jamaophthalmol.2020.0507. [published online ahead of print, 2020 Mar 26]

22. Yoo TK, Ryu IH, Choi H, et al. Explainable machine learning approach as a tool to understand factors used to select the refractive surgery technique on the expert level. Transl Vis Sci Technol. 2020;9(2):8. https://doi.org/10.1167/tvst.9.2.8.

23. Duncan DD, Shukla OB, West SK, et al. New objective classification system for nuclear opacification. J Opt Soc Am A Opt Image Sci Vis. 1997;14:1197–204.

24. Li H, Lim JH, Liu J, et al. An automatic diagnosis system of nuclear cataract using slit-lamp images. IEEE Trans Biomed Eng. 2010;57:1690–8.

25. Srivastava R, Gao X, Yin F, et al. Automatic nuclear cataract grading using image gradients. J Med Imaging (Bellingham). 2014;1:014502.

26. Gao X, Lin S, Wong TY. Automatic feature learning to grade nuclear cataracts based on deep learning. IEEE Trans Biomed Eng. 2015;62:2693–701.

27. Liu X, Jiang J, Zhang K, Long E, Cui J, et al. Localization and diagnosis framework for pediatric cataracts based on slit-lamp images using deep features of a convolutional neural network. PLoS One. 2017;12(3):e0168606.

28. Zhang H, Niu K, Xiong Y, et al. Automatic cataract grading methods based on deep learning. Comput Methods Programs Biomed. 2019;182:104978.

29. Reid JE, Eaton E. Artificial intelligence for pediatric ophthalmology. Curr Opin Ophthalmol. 2019;30(5):337–46. https://doi.org/10.1097/ICU.0000000000000593.

30. Hertle RW. Clinical characteristics of surgically treated adult strabismus. J Pediatr Ophthalmol Strabismus. 1998;35(3):138–68.

31. Anderson HA, Manny RE, Cotter SA, et al. Effect of examiner experience and technique on the alternate cover test. Optom Vis Sci. 2010;87:168–75.

32. Hrynchak PK, Herriot C, Irving EL. Comparison of alternate cover test reliability at near in non-strabismus between experienced and novice examiners. Ophthalmic Physiol Opt. 2010;30:304–9.

33. Yang HK, Seo JM, Hwang JM, Kim KG. Automated analysis of binocular alignment using an infrared camera and selective wavelength filter. Investig Ophthalmol Vis Sci. 2013;54:2733–7.

34. De Almeid JDS, Silva AC, De Paiva AC, et al. Computational methodology for automatic detection of strabismus in digital images through Hirschberg test. Comput Biol Med. 2012;42:135–46.

35. Chandna A, Fisher A, Cunninghan I, et al. Pattern recognition of vertical strabismus using an artificial neural network (strabnet). Strabismus. 2009;17(4):131–8.

36. Kim TY, Seo SS, Kim YJ, et al. A new software for quantitative measurement of strabismus based on digital image. J Korea Multimedia Soc. 2012;15(5):595–605.

37. Seo MW, Yang HK, Hwang JM, Seo JM. The automated diagnosis of strabismus using an infrared camera. 6th Eur Conf Int Fed Med Biol Eng. 2015;45:142–5.

38. Khumdat N, Phukpattaranont P, Tengtrisorn S. Development of a computer system for strabismus screening. In: 6th Biomedical Engineering International Conference. IEEE; 2013. p. 1–5.

39. Valente TL, de Almeida JD, Silva AC, et al. Automatic diagnosis of strabismus in digital videos through cover test. Comput Methods Prog Biomed. 2017;140:295–305.

40. Quick MW, Boothe RG. A photographic technique for measuring horizontal and vertical eye alignment throughout the field of gaze. Investig Ophthalmol Vis Sci. 1992;33:234–46.

41. Model D, Eizenman M. An automated Hirschberg test for infants. IEEE Trans Biomed Eng. 2011;58:103–9.

42. Chen Z, Fu H, Lo WL, Chi Z. Strabismus recognition using eye-tracking data and convolutional neural networks. J Healthc Eng. 2018;2018:1–9.

43. Lu J, Feng J, Fan Z, et al. Automated strabismus detection based on deep neural networks for telemedicine applications. 2018. https://deepai.org/publication/automated-strabismus-detection-based-on-deep-neural-networks-for-telemedicine-applications. Accessed 31 Jul 2020.

44. Fleck BW, Dangata Y. Causes of visual handicap in the Royal Blind School, Edinburgh, 1991–2. Br J Ophthalmol. 1994 May;78(5):421.

45. Early Treatment for Retinopathy of Prematurity Cooperative Group, Good WV, Hardy RJ, Dobson V, et al. Final visual acuity results in the early treatment for retinopathy of prematurity study. Archiv Ophthalmol. 2010;128(6):663.

46. Chan RP, Williams SL, Yonekawa Y, et al. Accuracy of retinopathy of prematurity diagnosis by retinal fellows. Retina (Philadelphia, PA). 2010;30(6):958.

47. Myung JS, Chan RV, Espiritu MJ, et al. Accuracy of retinopathy of prematurity image-based diagnosis by pediatric ophthalmology fellows: implications for training. J Am Assoc Pediatric Ophthalmol Strabismus. 2011;15(6):573–8.

48. Ting DS, Peng L, Varadarajan AV, et al. Deep learning in ophthalmology: the technical and clinical considerations. Progr Retinal Eye Res. 2019;72:100759.

49. Koreen S, Gelman R, Martinez-Perez ME, et al. Evaluation of a computer-based system for plus disease diagnosis in retinopathy of prematurity. Ophthalmology. 2007;114(12):e59–67.

50. Wilson CM, Wong K, Ng J, Cocker KD, et al. Digital image analysis in retinopathy of prematurity: a comparison of vessel selection methods. J Am Assoc Pediatric Ophthalmol Strabismus. 2012;16(3):223–8.

51. Abbey AM, Besirli CG, Musch DC, et al. Evaluation of screening for retinopathy of prematurity by ROP tool or a lay reader. Ophthalmology. 2016;123(2):385–90.

52. Ataer-Cansizoglu E, Bolon-Canedo V, Campbell JP. Computer-based image analysis for plus disease diagnosis in retinopathy of prematurity: performance of the "i-ROP" system and image features associated with expert diagnosis. Transl Vis Sci Technol. 2015;4(6):5.

53. Redd TK, Campbell JP, Brown JM, et al. Evaluation of a deep learning image assessment system for detecting severe retinopathy of prematurity. Br J Ophthalmol. 2019;103(5):580–4.

54. Mao J, Luo Y, Liu L, et al. Automated diagnosis and quantitative analysis of plus disease in retinopathy of prematurity based on deep convolutional neural networks. Acta Ophthalmol. 2020;98(3):e339–45.

55. Yang HK, Kim YJ, Sung JY, et al. Efficacy for differentiating nonglaucomatous versus glaucomatous optic neuropathy using deep learning systems. Am J Ophthalmol. 2020;2.

56. Stunkel L, Newman NJ, Biousse V. Diagnostic

error and neuro-ophthalmology. Curr Opin Neurol. 2019;32(1):62–7.

57. Echegaray S, Zamora G, Yu H, et al. Automated analysis of optic nerve images for detection and staging of papilledema. Invest Ophthalmol Vis Sci. 2011;52:7470–8.

58. Akbar S, Akram MU, Sharif M, et al. Decision support system for detection of papilledema through fundus retinal images. J Med Syst. 2017;41:66.

59. Fatima KN, Hassan T, Akram MU, et al. Fully automated diagnosis of papilledema through robust extraction of vascular patterns and ocular pathology from fundus photographs. Biomed Opt Express. 2017;8:1005–24.

60. Milea D, Najjar RP, Zhubo J, Ting D, Vasseneix C, Xu X, et al. Artificial intelligence to detect papilledema from ocular fundus photographs. N Engl J Med. 2020;382(18):1687–95.

61. Ahn JM, Kim S, Ahn KS, et al. Accuracy of machine learning for differentiation between optic neuropathies and pseudopapilledema. BMC Ophthalmol. 2019;19:178.

62. Yang HK, Oh JE, Han SB, et al. Automatic computer-aided analysis of optic & disc pallor in fundus photographs. Acta Ophthalmol (Copenh). 2019;97:e519–25.

63. Liu TYA, Ting DSW, Yi PH, Wei J, Zhu H, Subramanian PS, et al. Deep learning and transfer learning for optic disc laterality detection: implications for machine learning in neuro-ophthalmology. J Neuroophthalmol. 2020;40(2):178–84.

64. Kassahun Y, Yu B, Tibebu AT, Stoyanov D, Giannarou S, Metzen JH, et al. Surgical robotics beyond enhanced dexterity instrumentation: a survey of machine learning techniques and their role in intelligent and autonomous surgical actions. Int J CARS. 2016;11(4):553–68. https://doi.org/10.1007/s11548-015-1305-z.

65. Gottesman O, Johansson F, Komorowski M, Faisal A, Sontag D, Doshi-Velez F, et al. Guidelines for reinforcement learning in healthcare. Nat Med. 2019;25(1):16–8. https://doi.org/10.1038/s41591-018-0310-5.

66. Esteva A, Robicquet A, Ramsundar B, Kuleshov V, DePristo M, Chou K, et al. A guide to deep learning in healthcare. Nat Med. 2019;25(1):24–9. https://doi.org/10.1038/s41591-018-0316-z.

67. Abbeel P, Ng AY. Apprenticeship learning via inverse reinforcement learning. In: Proceedings of the twenty-first international conference on Machine learning (ICML '04). Banff, AB, Canada: Association for Computing Machinery; 2004. p. 1. https://doi.org/10.1145/1015330.1015430.

第 **8** 章

人工智能在年龄相关性黄斑变性中的应用

Yifan Peng, Qingyu Chen, Tiarnan D. L. Keenan, Emily Y. Chew, Zhiyong Lu

引言

年龄相关性黄斑变性(AMD)导致的失明约占全球失明人数的9%，同时也是发达国家中导致视力丧失的主要原因[1,2]。预计到 2020 年全球 AMD 患者人数将达到 1.96 亿，到 2040 年将大幅上升至 2.88 亿[3]。AMD 的发病率随着年龄的增长呈指数增长；通过 Meta 分析结果显示，白人人群中晚期 AMD 的发病率在 80 岁时为 6%，在 90 岁时为 20%[4]。随着时间的推移，尤其是缺乏足够数量的视网膜专家对每位患者进行个体检查的情况下，人口结构的变化将导致疾病流行率上升，可能会给眼科服务带来巨大负担。那么可预见的是，DL 及远程医学的远程医疗手段将在未来眼科服务中提供支持。然而，这些手段只有在基于证据的系统下经过广泛的验证，并证明了在常规实践中具有不逊于临床眼科医生的性能指标后才能得以使用。

AMD 是由衰老、遗传和环境风险因素之间复杂的相互作用导致的结果[5,6]，它被认为是一种进行性的、阶梯状进展的疾病。它按临床特征(基于临床检查或彩色眼底照相)分为早期、中期和晚期[7]。中期 AMD 的标志是黄斑区存在大玻璃疣和(或)色素异常(图8.1)。根据是否存在地图状萎缩(GA)，将晚期 AMD 分成两类：新生血管性 AMD 和萎缩性 AMD。

自动图像分析工具已在生物学和医学领域展现了令人鼓舞的结果[8-13]。早期彩色眼底照片的视网膜图像分类系统是采用了人工标注特征的传统机器学习[14]。而在最近，DL 作为机器学习的一个子领域，在眼科领域引起了极大的关注[8,15-20]。DL 与严重依赖人工标注且高耗时的传统的图像处理工作流程相比，可以做到更准确且更高效。

由于 DL 在基于图像的 AMD 分析中的重要性，本章旨在讨论 AI 赋能下的医学成像在检测 AMD 中的作用，以促进其在未来的实际应用和方法学的研究。

下面，我们将首先介绍常规数据模式和公开可用的数据集，然后总结在 AMD 检测、分类和预后中主流的机器学习方法。最后，我们讨论了几个尚未解决的问题和挑战。我们希望这些能为研究人员和眼科医生提供指导。

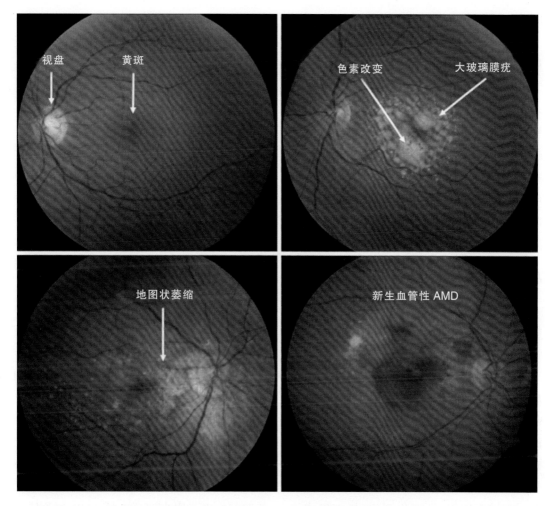

图 8.1　根据年龄相关性眼病研究(AREDS),AMD 的病理表现。

材料

在本节中，我们将简要介绍在 AI 驱动的 AMD 研究中广泛使用常规数据模式和公开可用的数据集。

常规数据模式

在 AI 驱动的 AMD 研究中,通常使用 3 种成像模式。

彩色眼底照片(CFP):一种使用眼底照相机记录眼底状况的彩色图像[21]。眼底照相机或视网膜照相机的本质是一种特殊的低倍显微镜,并带有一个附加的相机,用于拍摄眼底情况,包括视网膜、视网膜血管、视盘、黄斑和后极部。这些视网膜的成像结果可以反映诸如糖尿病视网膜病变、AMD、黄斑水肿和视网膜脱离等状况。

眼底自发荧光(FAF):是一种在临床实践中使用的非侵入性视网膜成像模式,用于生成脂褐质的密度图。脂褐质是一类存在于视网膜色素上皮中能产生荧光的物质[22]。通常情况下,FAF 利用蓝光激发, 然后收集预设光谱内的发射光,形成反映脂褐质分布的亮度图。因此,它详细反映了 RPE 细胞的健康状况。

光学相干断层扫描(OCT):是另一种非侵入性眼底检查设备,它使用光波获取视网膜的横截面照片[23]。尤其在近些年,OCT技术的进步使得利用OCT技术来诊断和监测视网膜疾病(如青光眼和AMD)成为可能。现在的研究既可使用单一方式,也可使用多种方式进行AMD相关疾病的诊断和预后,例如,使用CFP和FAF来检测网状假性玻璃膜疣(RPD)[24],以及使用FAF和OCT检测视网膜GA[25]。

AREDS和AREDS2

由美国NIH下属国家眼科研究所赞助的AREDS是一项为期12年的多中心前瞻性队列研究,主要研究AMD的临床病程、预后和风险因素,以及其作为一项Ⅲ期随机临床试验,用于评估营养补充剂对AMD进展的影响[26]。简而言之,1992—1998年在美国的11家眼底病专科诊所招募了4757例55~80岁的参与者。纳入标准很广泛,从双眼无AMD到一只眼晚期AMD。受试者被随机分配到安慰剂组、抗氧化剂组、锌剂组或抗氧化剂和锌剂联合使用组。研究人员可通过dbGAP请求公开访问AREDS数据集(https://www.ncbi.nlm.nih. gov/projects/gap/cgibin/study.cgi?study_id=phs000001.v3.p1)。

同样,AREDS2是类似的一项多中心Ⅲ期随机临床试验,分析了不同营养补充剂对AMD病程的影响[27]。2006—2008年,在美国82家眼底病专科诊所招募了4203例50~85岁的受试者。纳入标准是双侧眼都存在大玻璃疣或一只眼睛晚期AMD,对侧存在大玻璃膜疣。受试者被随机分配到安慰剂组、叶黄素/玉米黄质组、二十二碳六烯酸(DHA)联合二十碳五烯酸(EPA)组,或叶黄素/玉米黄质联合DHA加EPA组。同时AREDS中所使用的补充剂作为标准治疗也被给予所有AREDS2受试者[28]。

AMD量表

AREDS简化严重程度量表和4级量表:为了纵向分析AREDS队列而开发了基于CFP的AMD严重程度分级量表[29](图8.2a)。这种简化的量表为评估进展为晚期AMD的风险提供了方便的判定依据,可以通过临床检查或比AREDS中使用的更低标准的CFP来获得结果。该量表结合双眼的风险因素,根据每只眼睛黄斑区是否存在一个或多个大玻璃疣(直径>125μm)和(或)AMD色素异常,为患者生成一个总体评分[29]。严重程度量表在临床上很有用,因为它能为眼科医生提供患者5年内发展为晚期AMD的风险预测。这个量表(从0~4分)预测至少一只眼睛进展为晚期AMD的5年风险率分别为0.4%、3.1%、11.8%、25.9%和47.3%[29]。

AREDS 9级严重程度等级量表:作为一项研究工具旨在让阅片中心分级人员可以依照其标准对眼底照片上的AMD相关特征进行全面分类[30](图8.2b)。但该量表详细、烦琐,使得眼科医生在临床实践中很少使用。简而言之,AMD 9级严重程度等级量表结合了6级玻璃疣面积量表和5级色素异常量表,发展为晚期AMD的5年风险率从第1级的不足1%逐渐增加到第9级的约50%。

方法

自动图像分析工具已在生物学和医学领域展现了积极的结果[8-13]。尤其是DL作为机器学习的一个子领域,最近在眼科领域引起了极大的关注[8,15-20]。通常来说,DL是使用

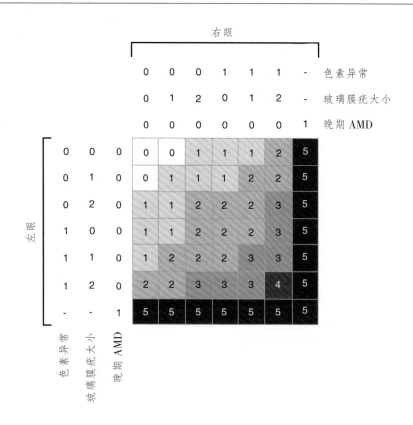

图 8.2　不同的 AMD 量表。(a)AREDS 简化严重程度表评分的示意图,适用于患有和不患有晚期年龄相关性黄斑变性的受试者。色素异常:0=否,1=是;玻璃膜疣大小:0 =小或无,1=中,2=大;晚期 AMD:0=否,1=是。(b)AREDS 严重程度量表分级 1~9,包含 4 个类别:GA(0/1,即不存在/存在),色素增多(0/1,即不存在/存在),脱色素(分级 0~3)和玻璃疣面积(0~5 级)。最终的 AREDS 严重程度量表分级(1~9,以不同颜色显示)由这 4 个类别的评分合计。

标记数据(例如,手动分类 CFP 是否包含色素异常)训练算法模型的过程,然后可以使用这些模型为新数据自动分配标签。DL 与传统机器学习的不同之处在于不需要该领域专家预先指定特定的图像特征。相反,图像特征是直接从图像本身中学习的。过去的研究利用 DL 系统识别各种视网膜疾病,包括糖尿病视网膜病变[31-36]、青光眼[36-39]和早产儿视网膜病变[40]。近年来我们已看到了 DL 在 AMD 的成功应用(图 8.3)。

关于 AMD 的深度学习

AMD 的 2 种分类和 2 种严重程度分级:目前已经开发了一些 DL 系统,用于在个体眼水平将 CFP 分类为 AMD 严重程度等级量表。他们利用深度神经网络将问题分为 2 类,以区分可参考的 AMD(中度或晚期疾病)和非参考性的 AMD(无或早期疾病)[16,20,36,41,42]。Burlina 等使用迁移学习和通用特征来解决 AMD 的 4 级严重性分类问题(无、早期、中期和晚期疾病),AI 和医生分级的准确度分别为 79.4% 和 75.8%[16]。

AREDS 9级严重程度等级量表

Grassmann 等根据 AREDS9 级严重程度等级量表在一个更复杂的场景下对 AMD 进行分类。他们使用随机森林方法训练了 6 种不同神经网络架构的集合,以直接预测 AREDS 测试集中的 9 个等级严重程度,总体准确性为 63.3%,准确度优于人工评分[17](图 8.2b)。然而,AREDS 9 级严重程度等级量表中对图像进行 1 级分类并不能反映常规的人工分级。在阅片中心,评分者应首先计算 4 种不同 AMD 特征(玻璃疣面积、GA、色素沉着和脱色素)的单独分数,然后将这 4 种特征的分数合并到 AREDS 9 级严重程度等级量表中[30]。如果没有这些中间步骤,直接预测整体 AREDS 严重程度评分的 DL 方法可能具有较低的透明度,且获得较少的可用于研究和临床的信息内容[43,44]。为了解决这些潜在的缺点,Chen 等设计了 4 个 DL 模型,每个模型负责对单个特征进行分类,并使用多任务策略分别训练它们[45]。对 AREDS 和 AREDS2 数据集的评估表明,该模型的准确度超过了目前最先进的模型的 10% 以上。

AREDS简化严重程度量表的分类

除了对单眼进行 AMD 分类外,从双眼获得患者的一个总体评分也很有帮助(图 8.2a)。这一点特别重要,因为两只眼睛的行

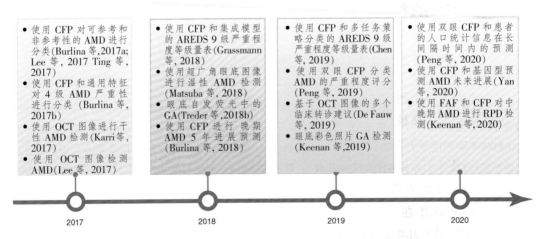

图 8.3　关于 AMD 深度学习的精选文章的时间线。

为高度相关，对晚期 AMD 进展率的预测很大程度上受到对侧眼状况的影响[29]。因此，Peng 等提出了一种 DL 框架，可以从双眼的 CFP 中自动识别 AMD 的严重程度[46]。它首先通过检测单眼的风险因素（玻璃疣和色素异常），然后结合双眼的情况为每位患者进行 AMD 评分，从而模仿人工分级的过程。因此，该模型与临床决策过程密切匹配，使眼科医生能够发现和可视化其得出结果的特征。

进展为晚期 AMD 的风险预测

除了 AMD 分类外，对进展为晚期 AMD 进行时间上的准确预测在临床上也很重要。这将有助于改进以下几个方面的决策：① 医学治疗，尤其是应用已知可降低进展风险的口服补充剂；② 生活方式干预，主要是戒烟和改变饮食；③ 患者随访，如在诊所或个性化的家庭随访计划中增加眼底照相的频率[47-51]。此外，还将有助于设计未来的临床试验方案，以增加高风险进展患者的参与度[52]。

目前，临床上有 3 种基于 CFP 的方法用于预测进展风险。在这 3 种方法中，最常用的是此前提到的 AREDS 简化严重程度量表[29]。第二种方法是线上风险计算[53]。线上风险计算与简化严重程度量表一样，输入包括是否存在黄斑玻璃疣和色素异常等信息；此外它还可以输入患者年龄、吸烟状况和由两个 SNP 组成的基本基因型信息（如有）。第三种方法是一种基于 DL 的架构，通过图像分类进行生存分析来预测进展，并提高其准确性和透明度[54]。该模型是在来自 AREDS 和 AREDS2 的两个数据集上进行开发和验证的。

AMD 在光学相干断层扫描上的分类

除了 CFP，OCT 在 AMD 的检测中也起着重要作用[55]。最近几项关于从 OCT 扫描中自动分类 AMD 的研究报告表明了 OCT 稳定的性能。Karri 等微调 CNN 模型，以对干性 AMD[56] 的 OCT 图像进行分类。Lee 等开发了一种算法，将 OCT 图像分类为正常或患有 AMD[20]。这些图像与电子病历中的临床数据相关联，并使用 ICD-9 诊断代码提取金标准标签。患者水平在该模型的 ROC 曲线下面积为 97.45%，准确度为 93.45%。此外，De Fauw 等还进一步报道了，基于两个独立测试数据集的模型显示出临床转诊建议功能，类似于专家级的表现[57]。

地图状萎缩中的深度学习

地图状萎缩（GA）是晚期 AMD 的病变表现。据估计 AMD 中的 GA 影响全球超过 500 万人[3,4]。与新生血管性 AMD 不同，没有药物可用于预防 GA、减缓其扩大或恢复视力，这使其成为相关研究的重中之重[58,59]。快速准确地识别 GA 病变以改善纳入标准的患者筛选，用以进行未来的临床试验，并最终尽早识别合适的患者，以进行经过验证的治疗。

从 Gass 对 GA 的最初描述开始[60]，各研究组之间对 GA 的临床定义也各不相同[61]。在 AREDS 中，GA 被定义为 RPE 部分或完全脱色素，且具有明显分界线的区域，一般为圆形，通常可见其下方的脉络膜大血管，至少与分级圆 I-1（1/8 视盘直径）大小一致[62]。在受 GA 影响的区域，视网膜对光刺激的敏感性显著降低（即密集的暗点）。该疾病的自然病程包括随着时间的推移 GA 病变逐渐扩大，随着黄斑中心受累，视力显著下降[58]。

眼科医生进行散瞳眼底检查识别 GA 有一定难度，特别是对于早期 GA 病变，如较小的病变和 RPE 萎缩。此外，GA 发病率升高(许多国家的人口老龄化)使对视网膜检查的需求也增多。因此,包含视网膜图像(可能使用基于远程医疗的设备获得)的 DL 方法将可能支持 GA 检测和诊断。然而,这些方法需要建立在以证据为基础的且"可解释"的系统基础上,这些系统需要经过大量的验证,并证明其在常规实践中至少具有不亚于临床眼科医生的表现。

与 AMD 分类的研究相比,很少有研究明确关注 GA。Treder 等使用 DL 算法[63]在 FAF 图像中检测和分类 GA。Treder 等建立了两个分类器,一个用于对健康患者和 GA 患者进行分类;另一个用于对 GA 和其他视网膜疾病患者进行分类,二者都具有高度的准确性。Keena 等也进行了一项基于 CFP 的 DL 模型的性能研究[64]。第一个模型使用 CFP 预测从无 AMD 眼到晚期 AMD 时 GA 存在的发病率;第二个模型预测来自同一人群的中心性 GA(CGA)存在的发病率,第三个模型预测来自具有 GA 的眼睛子集中,CGA 存在的发病率。实验表明,DL 可以实现对 GA 的高精度的检测,并且在 CGA 的检测方面优于视网膜专家。

关于网状假性玻璃疣的深度学习

网状假性玻璃疣(RPD),也称为视网膜下玻璃疣沉积物,已被确定为另一种与进展为晚期 AMD 风险增加独立相关的疾病特征[65]。RPD 与位于视网膜色素上皮(RPE)下的软性玻璃疣不同,其被认为代表 RPE 和光感受器之间的物质沉积[65,66]。此外,在软性玻璃疣和 RPD 之间也发现了成分差异[66]。

出于多种原因,检测患者的 RPD 显得尤为重要。它们的存在不仅与晚期 AMD 的风险增加有关,而且这种风险偏向于晚期 AMD 的特定形式,如最近发现的外层视网膜萎缩[65,67,68]。最近对 AREDS2 的数据分析发现 RPD 存在时进展为 GA 的风险显著升高。相比之下,新生血管性 AMD 的风险却并没有增加[51]。因此,RPD 的存在可能是一个强有力的鉴别特征,且在风险预测算法中对 AMD 进展的详细预测也非常有用。RPD 的存在也与 GA 增大的速度有关[69],这也是正在进行临床试验的一个关键终点。最后,对于中期 AMD 眼,RPD 的存在可能是亚阈值纳秒激光减缓,晚期 AMD 进展的功效降低的关键决定性因素,这个问题也在临床试验队列研究的亚组分析中得到证实[50]。

然而,由于 RPD 在临床检查和 CFP 中的可见性较差[61,70,71],它们没有被纳入传统的 AMD 分类和风险分层系统,例如,Beckman 临床分类量表[7]或 AREDS 量表[29,30]。随着新的成像技术的出现,包括 FAF、近红外反射和 OCT[66,67],在阅片中心进行仔细观察,是可以准确地确定 RPD 的存在[61,72,73]。然而,眼科医生(包括视网膜专家)在临床环境中对它们的检测仍然具有挑战性。

Keenan 等研究了一种 DL 模型,分别使用 FAF 图像(FAF 模型)和 CFP 图像(CFP 模型)检测中晚期 AMD 患者眼底的 RPD[74]。金标准是基于 FAF 图像建立的。使用来自整个测试集的随机子集,将模型性能与 4 位眼科医生的评判进行比较。结果表明,两种模型都具有很高的准确性,在随机子集上等于或优于 4 名眼科医生。

探讨及未来发展方向

基于眼底照片的 DL 应用于 AMD 的研究仅仅是个开始。如上所述,目前已将 DL 应用于 AMD 检测或识别进展为晚期 AMD 相关的疾病特征,但是未来仍有很多工作要做。

这些数据集的第一个限制是来源于训练 DL 的病例不平衡,特别是临床试验中阳性结果受试者的比例相对较低,这可能导致模型的准确性也相对较低。然而,这一限制可能会通过使用具有更高比例阳性病例的图像数据集进行进一步训练得以解决。

这些数据集的第二个限制是单独使用 CFP、OCT 或 FAF。多模影像联合应用将是未来的方向。在 AMD 诊断中,疾病的某些特征在一种影像模式中会比另一种影像模式更清楚地显示[75]。例如,黄斑玻璃疣通常在 CFP 上观察良好,但在 FAF 上观察不佳,而 RPD 则正好相反[61,70,71,75]。此外,还有一些其他特征在这两种影像模式中均可观察到。例如,色素异常通常是基于 CFP 分类的[7,75],而 GA 通常是在 FAF 上识别和测量的,但这两种特征在 CPF 和 FAF 中均可见[75,76]。因此,任何能够准确识别所有 AMD 特征的技术,对于改进疾病分类和风险预测都非常重要。

另一个潜在的限制在于提供准确分类往往需要很高的图像质量。尽管理论上的准确性很高,但 DL 模型在现实世界的应用可能还不切实际。在最近的一项研究中,Beede 等发现 DL 模型的准确性在不同的临床环境和筛查地点之间存在很大的差异[77]。因此,需要采取进一步的措施才能将这些方法应用于临床。

（秦波　译）

参考文献

1. Congdon N, O'Colmain B, Klaver CCW, et al. Causes and prevalence of visual impairment among adults in the United States. Arch Ophthalmol Chic Ill 1960. 2004;122(4):477–85. https://doi.org/10.1001/archopht.122.4.477.

2. Quartilho A, Simkiss P, Zekite A, Xing W, Wormald R, Bunce C. Leading causes of certifiable visual loss in England and Wales during the year ending 31 March 2013. Eye Lond Engl. 2016;30(4):602–7. https://doi.org/10.1038/eye.2015.288.

3. Wong WL, Su X, Li X, et al. Global prevalence of age-related macular degeneration and disease burden projection for 2020 and 2040: a systematic review and meta-analysis. Lancet Glob Health. 2014;2(2):e106–16. https://doi.org/10.1016/S2214-109X(13)70145-1.

4. Rudnicka AR, Jarrar Z, Wormald R, Cook DG, Fletcher A, Owen CG. Age and gender variations in age-related macular degeneration prevalence in populations of European ancestry: a meta-analysis. Ophthalmology. 2012;119(3):571–80. https://doi.org/10.1016/j.ophtha.2011.09.027.

5. Fritsche LG, Fariss RN, Stambolian D, Abecasis GR, Curcio CA, Swaroop A. Age-related macular degeneration: genetics and biology coming together. Annu Rev Genomics Hum Genet. 2014;15:151–71. https://doi.org/10.1146/annurev-genom-090413-025610.

6. Ratnapriya R, Chew EY. Age-related macular degeneration-clinical review and genetics update. Clin Genet. 2013;84(2):160–6. https://doi.org/10.1111/cge.12206.

7. Ferris FL, Wilkinson CP, Bird A, et al. Clinical classification of age-related macular degeneration. Ophthalmology. 2013;120(4):844–51. https://doi.org/10.1016/j.ophtha.2012.10.036.

8. Ching T, Himmelstein DS, Beaulieu-Jones BK, et al. Opportunities and obstacles for deep learning in biology and medicine. J R Soc Interface. 2018;15(141). https://doi.org/10.1098/rsif.2017.0387.

9. Ehteshami Bejnordi B, Veta M, Johannes van Diest P, et al. Diagnostic assessment of deep learning algorithms for detection of lymph node metastases in women with breast cancer. JAMA. 2017;318(22):2199–210. https://doi.org/10.1001/jama.2017.14585.

10. Esteva A, Kuprel B, Novoa RA, et al. Dermatologist-level classification of skin cancer with deep neural networks. Nature. 2017;542(7639):115–8. https://doi.org/10.1038/nature21056.

11. Lehman CD, Wellman RD, Buist DSM, et al. Diagnostic accuracy of digital screening mammography with and without computer-aided detection. JAMA Intern Med. 2015;175(11):1828–37. https://doi.org/10.1001/jamainternmed.2015.5231.

12. Wang X, Peng Y, Lu L, Lu Z, Bagheri M, Summers RM. Chestx-ray8: hospital-scale chest x-ray database and benchmarks on weakly-supervised classification and localization of common thorax diseases. In: IEEE Conference on Computer Vision and Pattern Recognition (CVPR). IEEE; 2017. p. 3462–71. https://doi.org/10.1109/CVPR.2017.369.

13. Wang X, Peng Y, Lu L, Lu Z, Summers RM. TieNet: text-image embedding network for common thorax disease classification and reporting in chest x-rays. In: IEEE Conference on Computer Vision and Pattern Recognition (CVPR). IEEE; 2018. p. 9049–58. https://doi.org/10.1109/cvpr.2018.00943.

14. Dalal N, Triggs B. Histograms of oriented gradients

for human detection. In: The IEEE Conference on Computer Vision and Pattern Recognition (CVPR). IEEE; 2005. p. 886–93. https://doi.org/10.1109/CVPR.2005.177.

15. Burlina P, Freund DE, Joshi N, Wolfson Y, Bressler NM. Detection of age-related macular degeneration via deep learning. In: IEEE International Symposium on Biomedical Imaging (ISBI). IEEE; 2016. https://doi.org/10.1109/isbi.2016.7493240.

16. Burlina P, Pacheco KD, Joshi N, Freund DE, Bressler NM. Comparing humans and deep learning performance for grading AMD: a study in using universal deep features and transfer learning for automated AMD analysis. Comput Biol Med. 2017;82:80–6. https://doi.org/10.1016/j.compbiomed.2017.01.018.

17. Grassmann F, Mengelkamp J, Brandl C, et al. A deep learning algorithm for prediction of age-related eye disease study severity scale for age-related macular degeneration from color fundus photography. Ophthalmology. 2018;125(9):1410–20. https://doi.org/10.1016/j.ophtha.2018.02.037.

18. Kermany DS, Goldbaum M, Cai W, et al. Identifying medical diagnoses and treatable diseases by image-based deep learning. Cell. 2018;172(5):1122–31.e9. https://doi.org/10.1016/j.cell.2018.02.010.

19. Lam C, Yu C, Huang L, Rubin D. Retinal lesion detection with deep learning using image patches. Invest Ophthalmol Vis Sci. 2018;59(1):590–6. https://doi.org/10.1167/iovs.17-22721.

20. Lee CS, Baughman DM, Lee AY. Deep learning is effective for the classification of OCT images of normal versus age-related macular degeneration. Ophthalmol Retina. 2017;1(4):322–7. https://doi.org/10.1016/j.oret.2016.12.009.

21. Graham KW, Chakravarthy U, Hogg RE, Muldrew KA, Young IS, Kee F. Identifying features of early and late age-related macular degeneration: a comparison of multicolor versus traditional color fundus photography. Retina Phila Pa. 2018;38(9):1751–8. https://doi.org/10.1097/IAE.0000000000001777.

22. Holz FG, Bindewald-Wittich A, Fleckenstein M, et al. Progression of geographic atrophy and impact of fundus autofluorescence patterns in age-related macular degeneration. Am J Ophthalmol. 2007;143(3):463–72. https://doi.org/10.1016/j.ajo.2006.11.041.

23. Fujimoto JG, Pitris C, Boppart SA, Brezinski ME. Optical coherence tomography: an emerging technology for biomedical imaging and optical biopsy. Neoplasia N Y N. 2000;2(1–2):9–25. https://doi.org/10.1038/sj.neo.7900071.

24. Chen Q, Keenan TDL, Allot A, Peng Y, Agrón E, Domalpally A, Klaver CCW, Luttikhuizen DT, Colyer MH, Cukras CA, Wiley HE, Teresa Magone M, Cousineau-Krieger C, Wong WT, Zhu Y, Chew EY, Lu Z; AREDS2 Deep Learning Research Group. Multimodal, multitask, multiattention (M3) deep learning detection of reticular pseudodrusen: Toward automated and accessible classification of age-related macular degeneration. J Am Med Inform Assoc. 2021 Jun 12;28(6):1135–48. https://doi.org/10.1093/jamia/

ocaa302.

25. Arslan J, Samarasinghe G, Benke KK, et al. Artificial intelligence algorithms for analysis of geographic atrophy: a review and evaluation. Transl Vis Sci Technol. 2020;9(2):57. https://doi.org/10.1167/tvst.9.2.57.

26. Age-Related Eye Disease Study Research Group. The age-related eye disease study (AREDS): design implications. AREDS report no. 1. Control Clin Trials. 1999;20(6):573–600. https://doi.org/10.1016/s0197-2456(99)00031-8.

27. AREDS2 Research Group, Chew EY, Clemons T, et al. The Age-Related Eye Disease Study 2 (AREDS2): study design and baseline characteristics (AREDS2 report number 1). Ophthalmology. 2012;119(11):2282–9. https://doi.org/10.1016/j.ophtha.2012.05.027.

28. American Academy of Ophthalmology Retina/Vitreous Panel. Preferred Practice Pattern®Guidelines. Age-related macular degeneration. Am Acad Ophthalmol. 2015.

29. Ferris FL, Davis MD, Clemons TE, et al. A simplified severity scale for age-related macular degeneration: AREDS Report No. 18. Arch Ophthalmol Chic Ill 1960. 2005;123(11):1570–4. https://doi.org/10.1001/archopht.123.11.1570.

30. Davis MD, Gangnon RE, Lee L-Y, et al. The age-related eye disease study severity scale for age-related macular degeneration: AREDS report no. 17. Arch Ophthalmol Chic Ill 1960. 2005;123(11):1484–98. https://doi.org/10.1001/archopht.123.11.1484.

31. Choi JY, Yoo TK, Seo JG, Kwak J, Um TT, Rim TH. Multi-categorical deep learning neural network to classify retinal images: a pilot study employing small database. PLoS One. 2017;12(11):e0187336. https://doi.org/10.1371/journal.pone.0187336.

32. Gargeya R, Leng T. Automated identification of diabetic retinopathy using deep learning. Ophthalmology. 2017;124(7):962–9. https://doi.org/10.1016/j.ophtha.2017.02.008.

33. Gulshan V, Peng L, Coram M, et al. Development and validation of a deep learning algorithm for detection of diabetic retinopathy in retinal fundus photographs. JAMA. 2016;316(22):2402–10. https://doi.org/10.1001/jama.2016.17216.

34. Raju M, Pagidimarri V, Barreto R, Kadam A, Kasivajjala V, Aswath A. Development of a deep learning algorithm for automatic diagnosis of diabetic retinopathy. Stud Health Technol Inform. 2017;245:559–63.

35. Takahashi H, Tampo H, Arai Y, Inoue Y, Kawashima H. Applying artificial intelligence to disease staging: deep learning for improved staging of diabetic retinopathy. PLoS One. 2017;12(6):e0179790. https://doi.org/10.1371/journal.pone.0179790.

36. Ting DSW, Cheung CY-L, Lim G, et al. Development and validation of a deep learning system for diabetic retinopathy and related eye diseases using retinal images from multiethnic populations with diabetes. JAMA. 2017;318(22):2211–23. https://doi.org/10.1001/jama.2017.18152.

37. Asaoka R, Murata H, Iwase A, Araie M. Detecting pre-perimetric glaucoma with standard automated perimetry using a deep learning classifier. Ophthalmology. 2016;123(9):1974–80. https://doi.org/10.1016/j.ophtha.2016.05.029.

38. Cerentini A, Welfer D, Cordeiro d'Ornellas M, Pereira Haygert CJ, Dotto GN. Automatic identification of glaucoma using deep learning methods. Stud Health Technol Inform. 2017;245:318–21.

39. Muhammad H, Fuchs TJ, De Cuir N, et al. Hybrid deep learning on single wide-field optical coherence tomography scans accurately classifies glaucoma suspects. J Glaucoma. 2017;26(12):1086–94. https://doi.org/10.1097/IJG.0000000000000765.

40. Brown JM, Campbell JP, Beers A, et al. Automated diagnosis of plus disease in retinopathy of prematurity using deep convolutional neural networks. JAMA Ophthalmol. 2018;136(7):803–10. https://doi.org/10.1001/jamaophthalmol.2018.1934.

41. Matsuba S, Tabuchi H, Ohsugi H, et al. Accuracy of ultra-wide-field fundus ophthalmoscopy-assisted deep learning, a machine-learning technology, for detecting age-related macular degeneration. Int Ophthalmol. Published online May 2018. https://doi.org/10.1007/s10792-018-0940-0.

42. Treder M, Lauermann JL, Eter N. Automated detection of exudative age-related macular degeneration in spectral domain optical coherence tomography using deep learning. Graefes Arch Clin Exp Ophthalmol Albrecht Von Graefes Arch Klin Exp Ophthalmol. 2018;256(2):259–65. https://doi.org/10.1007/s00417-017-3850-3.

43. Doshi-Velez F, Kim B. Towards a rigorous science of interpretable machine learning. ArXiv Prepr. Published online 2017. https://arxiv.org/abs/1702.08608.

44. Madumal P, Miller T, Vetere F, Sonenberg L. Towards a grounded dialog model for explainable artificial intelligence. ArXiv Prepr. Published online 2018. https://arxiv.org/abs/1806.08055.

45. Chen Q, Peng Y, Keenan T, et al. A multi-task deep learning model for the classification of age-related macular degeneration. Proc AMIA Jt Summits Transl Sci. 2019;2019:505–14. https://pubmed.ncbi.nlm.nih.gov/31259005.

46. Peng Y, Dharssi S, Chen Q, et al. DeepSeeNet: a deep learning model for automated classification of patient-based age-related macular degeneration severity from color fundus photographs. Ophthalmology. 2018;126(4):565–75. https://doi.org/10.1016/j.ophtha.2018.11.015.

47. Age-Related Eye Disease Study 2 Research Group. Lutein + zeaxanthin and omega-3 fatty acids for age-related macular degeneration: the Age-Related Eye Disease Study 2 (AREDS2) randomized clinical trial. JAMA. 2013;309(19):2005–15. https://doi.org/10.1001/jama.2013.4997.

48. Age-Related Eye Disease Study Research Group. A randomized, placebo-controlled, clinical trial of high-dose supplementation with vitamins C and E, beta carotene, and zinc for age-related macular degen-eration and vision loss: AREDS report no. 8. Arch Ophthalmol. 2001;119(10):1417–36. https://doi.org/10.1001/archopht.119.10.1417.

49. Areds Home Study Research Group, Chew EY, Clemons TE, et al. Randomized trial of a home moni-toring system for early detection of choroidal neovas-cularization home monitoring of the Eye (HOME) study. Ophthalmology. 2014;121(2):535–44. https://doi.org/10.1016/j.ophtha.2013.10.027.

50. Guymer RH, Wu Z, Hodgson LAB, et al. Subthreshold nanosecond laser intervention in age-related macu-lar degeneration: the LEAD randomized controlled clinical trial. Ophthalmology. 2019;126(6):829–38. https://doi.org/10.1016/j.ophtha.2018.09.015.

51. Domalpally A, Clemons TE, Bressler SB, et al. Imaging characteristics of choroidal neovascular lesions in the AREDS2-HOME study: report number 4. Ophthalmol Retina. 2019;3(4):326–35. https://doi.org/10.1016/j.oret.2019.01.004.

52. Calaprice-Whitty D, Galil K, Salloum W, Zariv A, Jimenez B. Improving clinical trial participant pre-screening with artificial intelligence (AI): a com-parison of the results of AI-assisted vs standard methods in 3 oncology trials. Ther Innov Regul Sci. 2020;54(1):69–74. https://doi.org/10.1007/s43441-019-00030-4.

53. Klein R, Klein BEK, Myers CE. Risk assessment models for late age-related macular degeneration. Arch Ophthalmol Chic Ill 1960. 2011;129(12):1605–6. https://doi.org/10.1001/archophthalmol.2011.372.

54. Peng Y, Keenan TD, Chen Q, et al. Predicting risk of late age-related macular degeneration using deep learning. NPJ Digit Med. 2020;3:111. https://doi.org/10.1038/s41746-020-00317-z.

55. Ting DSW, Cheung CY, Nguyen Q, et al. Deep learn-ing in estimating prevalence and systemic risk fac-tors for diabetic retinopathy: a multi-ethnic study. NPJ Digit Med. 2019;2:24. https://doi.org/10.1038/s41746-019-0097-x.

56. Karri SPK, Chakraborty D, Chatterjee J. Transfer learning based classification of optical coherence tomography images with diabetic macular edema and dry age-related macular degeneration. Biomed Opt Express. 2017;8(2):579–92. https://doi.org/10.1364/BOE.8.000579.

57. De Fauw J, Ledsam JR, Romera-Paredes B, et al. Clinically applicable deep learning for diagnosis and referral in retinal disease. Nat Med. 2018;24(9):1342–50. https://doi.org/10.1038/s41591-018-0107-6.

58. Keenan TD, Agrón E, Domalpally A, et al. Progression of geographic atrophy in age-related macular degen-eration: AREDS2 report number 16. Ophthalmology. 2018;125(12):1913–28. https://doi.org/10.1016/j.ophtha.2018.05.028.

59. Rosenfeld PJ. Preventing the growth of geographic atrophy: an important therapeutic target in age-related macular degeneration. Ophthalmology. 2018;125(6):794–5. https://doi.org/10.1016/j.ophtha.2018.02.027.

60. Gass JD. Drusen and disciform macular detachment and degeneration. Arch Ophthalmol Chic Ill 1960.

1973;90(3):206 17.

61. Schmitz-Valckenberg S, Sadda S, Staurenghi G, et al. GEOGRAPHIC ATROPHY: semantic considerations and literature review. Retina Phila Pa. 2016;36(12):2250–64. https://doi.org/10.1097/IAE.0000000000001258.

62. Age-Related Eye Disease Study Research Group. The Age-Related Eye Disease Study system for classifying age-related macular degeneration from stereoscopic color fundus photographs: the Age-Related Eye Disease Study Report Number 6. Am J Ophthalmol. 2001;132(5):668–81. https://doi.org/10.1016/s0002-9394(01)01218-1.

63. Treder M, Lauermann JL, Eter N. Deep learning-based detection and classification of geographic atrophy using a deep convolutional neural network classifier. Graefes Arch Clin Exp Ophthalmol. 2018;256(11):2053–60. https://doi.org/10.1007/s00417-018-4098-2.

64. Keenan TD, Dharssi S, Peng Y, et al. A deep learning approach for automated detection of geographic atrophy from color fundus photographs. Ophthalmology. Published online June 2019. https://doi.org/10.1016/j.ophtha.2019.06.005.

65. Spaide RF, Ooto S, Curcio CA. Subretinal drusenoid deposits AKA pseudodrusen. Surv Ophthalmol. 2018;63(6):782–815. https://doi.org/10.1016/j.survophthal.2018.05.005.

66. Wightman AJ, Guymer RH. Reticular pseudodrusen: current understanding. Clin Exp Optom. 2019;102(5):455–62. https://doi.org/10.1111/cxo.12842.

67. Sadda SR, Guymer R, Holz FG, et al. Consensus definition for atrophy associated with age-related macular degeneration on OCT: classification of atrophy report 3. Ophthalmology. 2018;125(4):537–48. https://doi.org/10.1016/j.ophtha.2017.09.028.

68. Spaide RF. Outer retinal atrophy after regression of subretinal drusenoid deposits as a newly recognized form of late age-related macular degeneration. Retina Phila Pa. 2013;33(9):1800–8. https://doi.org/10.1097/IAE.0b013e31829c3765.

69. Fleckenstein M, Mitchell P, Freund KB, et al. The progression of geographic atrophy secondary to age-related macular degeneration. Ophthalmology. 2018;125(3):369–90. https://doi.org/10.1016/j.ophtha.2017.08.038.

70. Domalpally A, Agrón E, Pak JW, et al. Prevalence, risk, and genetic association of reticular pseudodrusen in age-related macular degeneration: Age-Related Eye Disease Study 2 Report 21. Ophthalmology. 2019;126(12):1659–66. https://doi.org/10.1016/j.ophtha.2019.07.022.

71. Alten F, Clemens CR, Heiduschka P, Eter N. Characterisation of reticular pseudodrusen and their central target aspect in multi-spectral, confocal scanning laser ophthalmoscopy. Graefes Arch Clin Exp Ophthalmol Albrecht Von Graefes Arch Klin Exp Ophthalmol. 2014;252(5):715–21. https://doi.org/10.1007/s00417-013-2525-y.

72. Ueda-Arakawa N, Ooto S, Tsujikawa A, Yamashiro K, Oishi A, Yoshimura N. Sensitivity and specificity of detecting reticular pseudodrusen in multimodal imaging in Japanese patients. Retina Phila Pa. 2013;33(3):490–7. https://doi.org/10.1097/IAE.0b013e318276e0ae.

73. van Grinsven MJJP, Buitendijk GHS, Brussee C, et al. Automatic identification of reticular pseudodrusen using multimodal retinal image analysis. Invest Ophthalmol Vis Sci. 2015;56(1):633–9. https://doi.org/10.1167/iovs.14-15019.

74. Keenan TDL, Chen Q, Peng Y, et al. Deep learning automated detection of reticular pseudodrusen from fundus autofluorescence images or color fundus photographs in AREDS2. Ophthalmology. Published online May 21, 2020. https://doi.org/10.1016/j.ophtha.2020.05.036.

75. Garrity ST, Sarraf D, Freund KB, Sadda SR. Multimodal imaging of nonneovascular age-related macular degeneration. Invest Ophthalmol Vis Sci. 2018;59(4):AMD48–64. https://doi.org/10.1167/iovs.18-24158.

76. Holz FG, Sadda SR, Staurenghi G, et al. Imaging protocols in clinical studies in advanced age-related macular degeneration: recommendations from classification of atrophy consensus meetings. Ophthalmology. 2017;124(4):464–78. https://doi.org/10.1016/j.ophtha.2016.12.002.

77. Beede E, Baylor E, Hersch F, Iurchenko A, Wilcox L, Ruamviboonsuk P, Vardoulakis LM. A human-centered evaluation of a deep learning system deployed in clinics for the detection of diabetic retinopathy. In Proceedings of the 2020 CHI Conference on Human Factors in Computing Systems (CHI '20). 2020. p. 1–12. https://doi.org/10.1145/3313831.3376718.

第 9 章

人工智能与青光眼

Zhiqi Chen, Gadi Wollstein, Joel S. Schuman, Hiroshi Ishikawa

青光眼以视网膜神经节细胞及其轴突的进行性丢失为特点，导致视乳头及视网膜神经纤维层改变，最终导致视力下降甚至不可逆盲[1-3]。由于青光眼是一种慢性、不可逆的神经损伤性疾病，加强早期诊断及监测视敏度是青光眼管理的关键。在临床工作中，除了常规的眼压监测、视杯测量，还需要评估其组织结构(如眼底照相，见图 9.1;OCT，见图 9.2)以及视功能(如 VF，见图 9.3)的变化。已有许多研究报道在青光眼进展过程中，视功能和组织结构变化之间非线性的矛盾关系[4-10]，目前，对于两者间复杂且不同步的非线性关系尚不明确。

目前，AI 开始影响眼科学[11-15]。DL 是一类最先进的机器学习(ML)算法，特别适合从复杂和高维数据中提取有意义的特征。因此，AI 算法，特别是 DL，有可能在解释功能和(或)结构信息的基础上彻底改变青光眼的诊断和管理，甚至通过定义导致某些功能损害的结构特征和识别相似进展模式的表型，来提高对青光眼的认识。表 9.1 总结了目前 DL 在青光眼中的应用。

在本章中，我们概述了当前 AI 在青光眼中的应用和挑战。"青光眼诊断"介绍了 AI 在青光眼诊断中的应用;"纵向分析"侧重于 AI 在纵向预测中的作用;"结构-功能相关性"总结了 AI 在寻找结构-功能关系方面的进展;最后，"AI 在青光眼中的其他应用"介绍了 AI 在青光眼中的其他一些应用。

青光眼诊断

青光眼的诊断可以作为一个分类问题建模，通常有一个或多个特征(临床参数或图像)作为输入指标，一个单一的诊断变量作为输出指标(例如，是否存在青光眼或其严重程度)。这是 AI 最早广泛探索应用的领域之一。

1994 年，ML 分类器首次被用于根据 VF 区分正常眼和青光眼[1]。随后的研究用更多的 ML 方法和数据模式探讨了分类问题，并证明了 ML 模型的有效性。相关研究最初关注的是以临床参数作为输入，使用经典的 ML 分类器，如随机森林(RF)和支持向量机(SVM)，以及人工设计的任务特征完成相关工作，这些都是依赖于问题参数，并需要该领域的专业知识。

自 2013 年以来，DL 特别是 CNN 的发展，使计算机可以自动学习数据的判别性表征，并能够以最佳方式解决问题[44-47]。DL 模型利用多个处理层来获得可扩展性，并学习

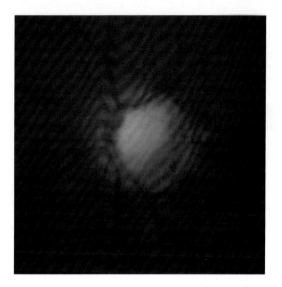

图 9.1 左眼青光眼眼底照相：大视杯和视乳头周围萎缩弧。

研究，以提高青光眼自动诊断的准确性（表9.2）。

以功能性缺陷作为输入参数

在临床实践中，VF 测试被广泛用作疾病诊断和青光眼损害评估的金标准。已经提出几种经典的 ML 分类器，如多层感知器（MLP）、SVM、线性判别分析（LDA）和二次判别分析（QDA）、Parzen 窗和高斯混合物（MOG），用于根据 VF 自动判别正常眼和青光眼前期，并显示出了良好的性能[48-50]。随着计算能力的发展，更深层的模型已经有可能实现，Asaoka 等[26]提出了一种使用多层前馈神经网络（FNN）和堆叠降噪自动编码器，对青光眼前期患者和健康人的视野进行分类，并取得了比浅层 ML 模型更好的性能。

以往的工作在 VF 分类方面表现出了良好的性能。然而，这些方法将 VF 中每个点

数据的分层特征，这些数据具有多个抽象层次，适合分类。因此，人们对 DL 模型进行了

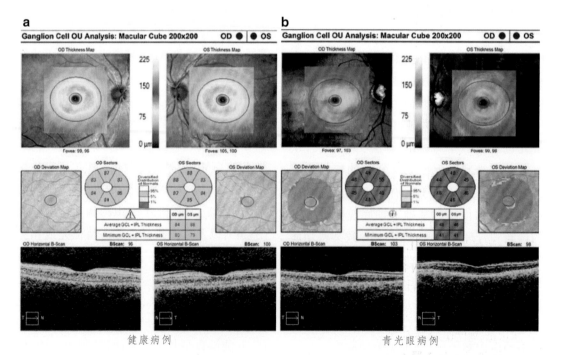

健康病例　　　　　　　　青光眼病例

图 9.2 来自 Cirrus OCT 报道的 1 例健康病例（a）和 1 例青光眼病例（b）。图像以彩色显示（红色、橙色和黄色代表较厚的区域，而绿色和蓝色代表较薄的区域）。

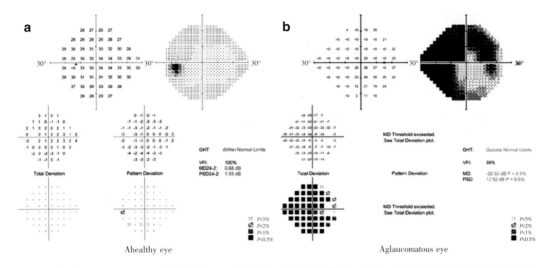

图 9.3　来自 Humphrey 24-2 的健康眼 (a) 和青光眼 (b) 的视野报告。其中, (b) 显示鼻上方视野严重损害。

表 9.1　DL 在青光眼中的应用汇总

应用	子任务	数据类型	模型	参考文献
青光眼诊断	分割、目标监测、分类	眼底照相、OCT、视野、人口学特征、眼压等	FNN、CNN、ResNet、Faster RCNN、U-Net	[15-33]
纵向分析	视野预测、结构损害预测	视野、RNFL 厚度、GCI-PL 厚度	RNN、CNN、LSTM	[34-36]
结构与功能损害的关系	结构特征与功能测量之间的映射 (VF 阈值、VFI、VF MD 等)	OCT、视网膜地形图	CNN、ResNet50	[37-41]
数据挖掘	从 OCT 图像预测年龄、性别或种族	OCT	CNN	[42]
影像增强	OCT 图像的降噪	OCT	GAN	[43]

视为独立的特征处理, 未能充分利用 VF 中的空间信息, 而空间信息对于发现 VF 缺损非常有帮助, 并有助于青光眼的诊断[27]。因此, 将空间信息纳入 ML 分类器中可以提高识别能力。CNN 是 FNN 的进化, 它用卷积代替矩阵乘法来处理空间信息, 因此, 研究人员开始使用 CNN 模型来分析 VF。

Kucur 等[28]使用泰森多边形法将 VF 转换为图像[51]。一个 7 层 CNN 被用来区分健康 VF 和早期青光眼 VF, 通过空间卷积明确

地考虑了空间信息, 将其转换为图像输入。结果表明, CNN 优于不考虑空间信息的 NN (平均精度得分:0.874±0.095 对 0.843±0.089)。通过计算梯度, 可以得到显著图, 将对 CNN 输出贡献最大的重要像素可视化。显著图表明, CNN 能够检测局部的 VF 缺陷。

Li 等[29]将 VF 报告中模式偏差概率图 (PD) 作为 CNN 的输入, 结果显示, 与眼科医生基于标准研究的方法 (进展期青光眼的干预研究, AGIS; 青光眼分期系统, GSS 标准)

表 9.2　近期 DL 在青光眼诊断方面的研究汇总

输入类型	参考文献	模型	子任务	输入数据	输出分类
功能	[26]	FNN	分类	视野阈值	有/无青光眼
	[28]	CNN	分类	视野地图	早期青光眼/无青光眼
	[29]	CNN	分类	VF-PD 的概率图	有/无青光眼
结构	[21]	CNN	分类	彩色眼底图像	有/无青光眼
	[15]	CNN	分类	彩色眼底图像	有/无青光眼
	[22]	分层 ResNet、UNet	分类	彩色眼底图像	有/无青光眼
	[23]	Inception-v3	分类	彩色眼底图像	有/无青光眼
	[24]	CNN	分类	彩色眼底图像	有/无青光眼
	[30]	CNN、Random forest	特征提取、分类	RNFL 厚度图、GCIPL 厚度图、RNFL 概率图、GCIPL 概率图和 en face 投影图	有/无青光眼
	[31]	多语境深度网络	分类	2D 前节 OCT 图像	开角型/闭角型青光眼
	[32]	3D CNN	分类	3D OCT 容积	有/无青光眼
	[33]	CNN	分类	RNFL 概率图	有/无青光眼
混合	[25]	CNN、快速 RCNN、FCN	特征提取、OD区域监测、OC分割、分类	彩色眼底图像、年龄、眼压、视力和症状	有/无青光眼

以及传统机器学习算法（SVM、RF、K 邻近）相比,CNN 的准确性更高。

以结构损害作为输入参数

对结构性损害的评估已成为青光眼诊断的标准模式,早期的研究集中在从成像技术中获得结构测量,如共焦扫描激光检眼镜（CSLO）和扫描激光偏振仪（SLP）[47,52-58],据报道,ML 分类器在分析结构参数方面有良好的性能, 如由 CSLO 测量的视盘参数和由 SLP 测量的 RNFL。然而,由于这些技术的普及, 近年来基于 AI 对青光眼结构性损害的研究,主要集中在眼底照相和 OCT 上。

眼底照相

眼底照相是 种成熟且经济的成像技术,可以确定眼底各区域:包括中央凹、黄斑、视盘（OD）和视杯（OC）的特征。青光眼可以通过观察视杯的改变来识别,杯盘比（CDR,测量视杯及视盘的垂直直径比例）是青光眼诊断最重要的生物标志物之一。CDR 值越高,青光眼发生的概率越高。因此,许多基于 AI 的研究都集中在利用 DL 对 OD 和 OC 进行自动分割上[16-21],然而,这种自动分割方法缺乏足够的鉴别能力,容易受到噪声和低图像质量的影响,此外,预定义的临床参数缺乏复杂,但有助于诊断形态学信息。因此,最新的研究方法会同时学习判别性表征,直接从眼底图像中优化分类结果。

2015 年,Chen 等[15]提出了一个 6 层 CNN,可直接从公开可用的 ORIGA 数据集[59]和 SCES 数据集[60]的眼底图像对青光眼和非青光眼进行分类。实验结果表明,ORIGA 和 SCES 上的 AUC 分别为 0.831 和 0.887,在后期的工作中,Chen 等[61]设计了一个新颖的 CNN,该 CNN 嵌入多层感知器,可以区分眼底图像的青光眼和非青光眼模式。

2018 年,Fu 等[22]提出了一个 Disc-aware Ensemble Network(DENet),该网络由 4 个数据流组成,将全局的眼底图像和视盘局部区域的层次背景进行整合。第一个数据流使用残差网络(ResNet)[62],直接学习整个眼底图像的全局数据,以得到青光眼分类概率。第二个数据流采用 U 型 CNN(U-Net)[63],这是一种用于医学图像分割的高效 DL 模型,生成视盘概率图和青光眼分类概率。第三个数据流裁剪视盘区域图像作为输入,通过 ResNet 输出分类概率。第四个数据流采用像素化极坐标转换,将裁剪后的原始图像转移到极坐标系中,以扩大视杯区域和扩充数据,然后,训练 ResNet 输出分类概率。该模型在 ORIGA 数据集上进行训练,在 SCES 数据集上的准确率为 0.832,在 SINDI 数据集上的准确率为 0.666。

之后,Li 等[23]在私人数据集上应用 Inception-v3[64]检测可参考的青光眼视神经病变,获得 OD 的 AUC 为 0.986,敏感性为 0.956,特异性为 0.92。结果还显示,其他眼部状况也会大大地影响检测的准确性,高度近视或病理性近视是假阴性结果的主要原因,而视盘生理凹陷和病理性近视是假阳性结果最常见的原因。

虽然以往的研究证明了 DL 在青光眼诊断中的效率,但是由于可用的数据集相对较少,需要训练大量的参数,导致 DL 方法存在过度拟合的问题。2018 年,Chakravarty 等[24]提出了一种多任务 CNN,对眼底图像进行 OD 和 OC 分割,并将图像联合分类为青光眼和非青光眼。在 REFUGE 数据集上对该方法进行了评估,OD 分割的平均 dice 系数(衡量分割与真实情况的重叠程度)为 0.92,OC 分割的平均 dice 系数为 0.84,分类的 AUC 为 0.95。跨任务设计减少了所需要参数的数量,保证了模型在小数据集上的良好概括性。在另一项研究中,Chai 等[25]设计了一个多分支神经网络(MB-NN)模型,以充分利用包括重要的青光眼诊断指标(如 CDR)等专业知识。第一个分支通过 CNN 直接从眼底图像中提取隐藏特征。第二个分支使用 DL 框架 Faster-RCNN[65]对视盘区域进行检测,然后使用另一个 CNN 来提取局部隐藏的特征。第三分支采用全卷积网络(FCN)[66]对 OD、OC 和视乳头周围萎缩(PPA)进行分割,然后计算视盘、视杯和 PPA 的相关测量值。另一个 CNN 检测 RNFL 缺损(始于视盘的大致楔形缺损区域),以及来自病例报道的非图像特征(如年龄、眼压、视力和症状)也被输入第三个分支。在私人数据集上验证了该框架的准确度为 0.915,敏感性为 0.9233,特异性为 0.909。

OCT

OCT 是一种无创成像技术,可提供微米级分辨率的视网膜横断面和容积图像,已成为客观量化青光眼结构损伤的客观标准。同样,早期的研究集中在利用 OCT 测量的参数来比较各种经典的 ML 分类器[67-69],虽然经典的 ML 分类器对青光眼的分类准确性令人满意,但也有一些局限性,需要依赖于手工对视网膜进行分层,容易产生错误。因此,需要更深层次和无分割的方法来避免这个问题。

2017年,Muhammad等[30]使用经过预训练的CNN模型进行特征提取,使用一个RF模型进行分类。虽然所提出的模型是深度的,但输入模型的图像仍然是通过传统的分割方法生成的:①视网膜神经节细胞+内丛状层(GCIPL)厚度图;②RNFL厚度图;③GCIPL概率图;④RNFL概率图;⑤en face投影。结果表明,以RNFL概率图作为输入的方法优于临床使用的OCT和VF方法,但与经验丰富的人类专家相比有所不同。

2018年,Fu等[31]提出了一种基于前段光学相干断层成像(AS-OCT)的多语境深度网络(MCDN)对闭角型和开角型青光眼进行分类。首先通过数据驱动的AS-OCT结构分割方法[22]对前房角(ACA)区域进行定位,计算临床参数(如前房角宽度、晶状体拱高、前房深度、虹膜曲率和前房面积),基于这些临床参数,采用SVM预测闭角概率,然后,将局部ACA区域和原始扫描图像输入两个并行的CNN中,分别获得局部和全局的判别表征,并输出房角闭合概率。最后,来自临床参数和CNN的概率平均将产生最终的结果。实验结果表明,该方法对闭角型青光眼筛查是有效的。对3个输入流的详细分析表明,基于DL的全局判别特征的性能与人工相比较差(AUC为0.894对0.924),而基于DL的局部判别性特征的性能与人工相当(AUC 0.920对0.924)。

2019年,Maetschke等[32]提出了一种三维CNN,通过直接对频域光学相干断层扫描(SD-OCT)测得的视乳头(ONH)体积进行训练,来对健康眼和青光眼进行分类。类激活图(CAM)分析发现,神经视网膜边缘、视杯、筛板及其周围区域与分类结果显著相关,这与青光眼诊断的常用临床标记相一致,如上方及下方的视网膜神经纤维层变薄,视杯扩大。

同年,基于扫频光学相干断层扫描(SS-OCT)生成的RNFL概率图与VF位置相叠加,也被CNN训练用来区分青光眼和健康眼[33]。CAM分析提示血管解剖或RNFL位置的变异将导致假阳性和假阴性错误,这一发现可能有助于将来通过提供血管信息来改进DL系统。

结构与功能结合

许多研究还开发了将组织结构和功能数据结合的有效ML分类器,在一项早期研究中,人工神经网络(ANN)将整体VF指数(平均缺陷、校正损失方差和短期波动)与结构数据(CDR、盘沿面积、视杯容量和神经纤维层厚度)相结合进行分析,能够正确识别青光眼,准确性为88%[70]。这一数字高于仅使用结构数据或功能数据训练的同一ANN。计算能力的发展适应了更大的模型和更大的数据输入。Bowd等[71]采用32个分区的完整VF图和OCT测得的RNFL厚度来训练多个ML分类器。在之后的研究中,Silva等[24]使用17个RNFL厚度参数(平均厚度、4个象限及12个钟点的测量数据)及平均偏差(MD)、模式标准差(PSD)和青光眼半视野检测(GHT)测试了几个分类器,包括袋装法(BAG),朴素贝叶斯(NB),MLP,径向基函数(RBF),RF,系综选择(ENS),分类树(CTREE),ada boost M1(ADA)算法和SVM等。其中RF取得了最佳AUC结果,为0.946。

一般来说,DL模型能够学习判别性表征并识别青光眼患者,然而,由于训练和测试数据集，以及验证方法存在多样性，比较这些方法仍然具有挑战性。最令人兴奋的是可通过 DL 获取之前尚且未知的信息，如与青光眼损害或青光眼表现高度相关的结构特征。因此，通过将获取的信息可视化来提高 DL 的判读能力，对未来在青光眼诊断中使用 DL 的发展至关重要。

纵向分析

视网膜神经节细胞的快速丢失，同时伴有功能损害是青光眼进展的一个特征。因此，确定进展情况，估计结构或功能损失速率对青光眼的治疗至关重要。

目前，临床上对青光眼进展分析的金标准是由 Carl Zeiss 开发的商业软件提供的指导性进展分析（GPA）[72,73]。该软件允许临床医生将患者的功能或结构损失与其基线进行比较，这是两个初始检查的组合。基于事件和基于趋势的分析是判断病情是否进展的两种方法。基于事件的分析是评估从基线到预期变异性的变化，预期变异性由经验数据集中稳定型青光眼患者波动幅度的 95% 置信区间确定，变化超过预期变异性定义为病情进展。基于趋势的分析是使用线性回归预测了随时间变化的速度。虽然 GPA 有助于定义和量化青光眼进展，但 GPA 不能预测未来疾病的进展以辅助临床决策。

对于 VF 预测，Caprioli 等[74]通过指数模型预测单个 VF，该模型比线性模型能更好地描述 VF 损失速率的快慢。然而，无论是线性模型还是指数模型都假设 VF 损失速率是恒定的，事实上 VF 损失速率通常随着时间的推移而衰减[75]。为了更好地描述青光眼损伤，Chen 等[76]比较了点状线性、指数、逻辑函数和函数组合，发现指数函数和逻辑函数组合能更好地预测未来的病情进展。以前的研究方法将测试点作为独立的点，并没有纳入时间点上 VF 测试点之间的空间相关性，已经提出的几种统计方法可以整合 VF 中的时空相关性[77-80]。

由于影响青光眼进展速度或严重程度的许多因素仍然未知，DL 在这一预测医学领域的应用对青光眼的管理有特别的意义。但与明确青光眼诊断不同，目前 DL 在预测疾病进展潜力的研究还很有限。Park 等[34]开发了 RNN 来预测第六次 VF 测试结果。将 RNN 的性能与线性回归的性能进行比较，结果表明，RNN 对 VF 的预测比线性回归更准确[RMSE：(4.31±2.54)dB 对 (4.96±2.76)dB，$P<0.001$]，且 RNN 更稳健（随着假阴性率的增加，RMSE 的增长更小、更缓慢）。然而，所提出的这些方法需要在很长一段时间内进行大量的 VF 测试。要准确预测未来的 VF，就需要进行很多年的 VF 测试。为了解决这个问题，Wen 等[81]通过大量患者现有的历史数据训练 DL 模型用来准确预测未来 VF 进展，只需要进行一次 VF 测试，就能准确预测未来长达 5.5 年的 VF 情况，所得实际 VF 与预测 VF 进展之间的均数差的相关性为0.92。

在结构性进展预测方面，Song 等[82]提出了一个二维连续时间隐马尔可夫模型来预测视乳头周围 RNFL 平均厚度和 VFI。Sedai 等[35]开发了 ML 回归器，通过学习前 3 次就诊所获得的包括临床指标（年龄和眼压）、结构参数（OCT 及 DL 提取的 OCT 特征所得视乳头周围 RNFL 厚度）、功能（VF 参数），以及就诊间隔时间等多模数据，预测下次就诊时的 RNFL 厚度。Chen 等[36]也研究了预测结构损失的 DL，他设计了一种时间感知的长短期记忆网络来预测视网膜 GCIPL 厚度图，该网络基于前 4 次随访的 GCIPL 厚度图，并考虑了每两次就诊之间的不均匀间隔来预测第五次 GCIPL 厚度的检查情况。

结构与功能的相关性

结构损失与功能损失之间的关系一直是一个有争议的话题，目前还没有一个普遍的共识。早期的工作研究了经典的 ML 模型，如 LR[83]，一个具有径向基函数的贝叶斯框架[84]、贝叶斯 LR[85]，以及从结构映射函数的对数回归[86]。然而，模型的性能有限，并且高度依赖于线性关系假设或 VF 测量中变异性的高斯分布，这不是最佳的，因为它通常是重尾分布。鉴于 DL 在青光眼诊断和预测方面的成功，DL 可能有助于提高对青光眼结构-功能关系的理解。此外，VF 测试是主观的且耗时长，并易受干扰，因此，从 OCT 准确地估计 VF 可能有助于减少对病情稳定眼的不必要 VF 测试。

2017 年，Uesaka 等[37]提出了两种从包括 GCIPL 厚度图、RNFL 厚度图和 RCL 厚度图等视网膜厚度（RT）数据估计全分辨率 10-2 模式 VF 图的方法：仿生结构非负矩阵分解（ASNMF）和 CNN。结果表明，ASNMF 在数据量较小的情况下效果更好，而 CNN 在数据量大的情况下效果更好，ASNMF 的 RMSE 为 7.27dB，CNN 为 6.79dB。

之后，在 2018 年，Sugiura 等[38]通过基于模式的正则化方法（PBR）来降低 CNN 地过拟合效应，PBR 利用从大量非成对的 VF-RT 数据中获得的特征模式，采用无监督学习方法提取特征 VF 模式，然后，通过在损失函数中加入正则项对模型进行正则化，如果预测值距离 VF 模式提取的值较远，正则化项会修正模型，此外，将 CNN 最后一层的位置智能算法替换为群智能算法，以减少网络参数。根据功能相似性，VF 位置首先被分为几组，然后，在每组中共享一个评估模型，模型的 RMSE 为 6.16dB。

2019 年，Christopher 等[39]应用 ResNet50 检测青光眼视野损伤的眼睛，并从 RNFL 厚度图、RNFL en face 图像和 CSLO 图像预测 VF MD、PSD 和平均 VF 扇形 PD。模型参数初始化采用迁移学习的方法，在 ImageNet 这一大型图像识别数据集上对模型进行训练，并在单个的训练数据集上进行微调，以降低过拟合效应。

以前的工作依赖于基于分割的特征，这很容易出错，特别在晚期青光眼和合并其他眼部疾病时。无分割的 DL 方法也已被探索。2019 年，Maetschke 等[40]直接从 ONH 或黄斑的 OCT 容积推断出 VFI 和 MD，从而消除了分层分割的需要，将提出的三维 CNN 与几种经典的基于 OCT 特征的 ML 方法进行了比较，证明了其优于传统的 ML 方法。2020 年，Christopher 等[41]使用 U-Net 从未分割的 SD-OCT 环形扫描中预测 24-2 和 10-2 模式的全分辨率 VF 图，预测结果的 R^2 为 0.07~0.71（24-2）、0.01~0.85（10-2）。

AI 在青光眼方面的其他应用

AI 的一个应用是发现青光眼的新知识点。Mendoza 等[42]开发了一种 DL 方法，使用 Spectralis OCT 对健康者、青光眼疑似患者和青光眼患者进行 RNFL 环形扫描，来预测年龄、性别和种族。预测年龄与实际年龄之间的 MAE（95% CI）为 4.5 岁（3.9,5.2），关联性很强，R^2（95% CI）为 0.73，预测种族和性别的 AUC（95% CI）分别为 0.96（0.86,0.99）和 0.70（0.57,0.80）。这些结果表明，DL 可以学习人口统计学特征,包括年龄、种族和性别,而这些特征对于人类观察者来说是不明显的。这项研究提示,在视网膜 OCT 中仍有未发现的知识点有待发现。

AI 的另一个应用是增强 OCT,Halupka 等[43]提出了一种 CNN,利用均方误差或生成式对抗网络(GAN)与瓦瑟斯坦距离和感知相似性来降低健康眼和青光眼 OCT 图像的噪点。结果表明,CNN 在保留视网膜层次结构特征的同时, 对 OCT B-scams 降噪是有效的,这种降噪方法在分析过程中非常有用,可以确保后续疾病评估的可靠性。

结论

在本章中, 我们讨论了 AI 在青光眼中的作用。对青光眼的精确自动化诊断和预后判断有助于临床医生提高效率, 减少误诊, 提高青光眼治疗的整体质量。AI 能够从高维和复杂的多模式数据中提取有意义的信息,可能有助于发现新的生物标志物、模式或信息,以提高对青光眼的理解,这将有助于促进新治疗方法的研究和开发。

AI 在青光眼的临床应用仍面临诸多挑战。首先,许多研究中使用的数据集很小,并且是从同质人群中收集的, 而现代 AI 系统需要非常大的训练数据集,并且经常受到许多变量的影响,为青光眼研究收集一个大型通用的数据集需要付出巨大的努力。其次, 青光眼的定义不明确。在经验丰富的眼科医生之间对疾病表型的定义经常出现分歧,因此,很难获得高质量的基础真实标签。最后, 尽管在提高 AI 模型的可解释性方面做出了许多努力,但 AI 模型仍被视为"黑盒子",这限制了其临床应用,因此,为 AI 算法开发更

多可视化工具至关重要。尽管面临这些挑战,AI 依然会对青光眼的研究和临床实践产生积极影响。

（哈文静　译）

参考文献

1. Tan O, Chopra V, Lu AT, et al. Detection of macular ganglion cell loss in glaucoma by Fourier-domain optical coherence tomography. Ophthalmology. 2009;116(12):2305–2314.e1–e2.
2. Quigley HA, Broman AT. The number of people with glaucoma worldwide in 2010 and 2020. Br J Ophthalmol. 2006;90(3):262–7.
3. Ramulu P. Glaucoma and disability: which tasks are affected, and at what stage of disease? Curr Opin Ophthalmol. 2009;20:92.
4. Hood DC, Tsamis E, Bommakanti NK, Joiner DB, Al-Aswad LA, Blumberg DM, et al. Structure-function agreement is better than commonly thought in eyes with early glaucoma. Invest Ophthalmol Vis Sci. 2019;60(13):4241–8.
5. Rao HL, Zangwill LM, Weinreb RN, Leite MT, Sample PA, Medeiros FA. Structure-function relationship in glaucoma using spectral-domain optical coherence tomography. Arch Ophthalmol. 2011;129(7):864–71.
6. Leite MT, Zangwill LM, Weinreb RN, Rao HL, Alencar LM, Medeiros FA. Structure-function relationships using the Cirrus spectral domain optical coherence tomograph and standard automated perimetry. J Glaucoma. 2012;21(1):49.
7. Wollstein G, Kagemann L, Bilonick RA, Ishikawa H, Folio LS, Gabriele ML, et al. Retinal nerve fibre layer and visual function loss in glaucoma: the tipping point. Br J Ophthalmol. 2012;96(1):47–52.
8. Malik R, Swanson WH, Garway-Heath DF. Structure–function relationship in glaucoma: past thinking and current concepts. Clin Exp Ophthalmol. 2012;40(4):369–80.
9. Harwerth RS, Wheat JL, Fredette MJ, Anderson DR. Linking structure and function in glaucoma. Prog Retin Eye Res. 2010;29(4):249–71.
10. Garg A, Hood DC, Pensec N, Liebmann JM, Blumberg DM. Macular damage, as determined by structure-function staging, is associated with worse vision-related quality of life in early glaucoma. Am J Ophthalmol. 2018;194:88–94.
11. Taylor P, Kalpathy-Cramer J. Machine learning has arrived! Aaron Lee, MD, MSCI-Seattle, Washington.
12. Rahimy E. Deep learning applications in ophthalmology. Curr Opin Ophthalmol. 2018;29(3):254–60.
13. Ting DSW, Pasquale LR, Peng L, Campbell JP, Lee AY, Raman R, et al. Artificial intelligence and

deep learning in ophthalmology. Br J Ophthalmol. 2019;103(2):167–75.

14. Gulshan V, Peng L, Coram M, Stumpe MC, Wu D, Narayanaswamy A, et al. Development and validation of a deep learning algorithm for detection of diabetic retinopathy in retinal fundus photographs. JAMA. 2016;316(22):2402–10.

15. Chen X, Xu Y, Wong DWK, Wong TY, Liu J. Glaucoma detection based on deep convolutional neural network. In: 2015 37th annual international conference of the IEEE engineering in medicine and biology society (EMBC). IEEE; 2015. p. 715–8.

16. Thakur N, Juneja M. Survey on segmentation and classification approaches of optic cup and optic disc for diagnosis of glaucoma. Biomed Signal Process Control. 2018;42:162–89.

17. Shankaranarayana M, Ram SM, Mitra K, Sivaprakasam K. Joint optic disc and cup segmentation using fully convolutional and adversarial networks. In: Fetal, infant and ophthalmic medical image analysis, vol. 10554. Cham: Springer; 2017. p. 168–76.

18. Zilly J, Buhmann JM, Mahapatra D. Glaucoma detection using entropy sampling and ensemble learning for automatic optic cup and disc segmentation. Comput Med Imaging Graphics. 2017;55:28–41.

19. Sevastopolsky A. Optic disc and cup segmentation methods for glaucoma detection with modification of U-Net convolutional neural network. Pattern Recognit Image Anal. 2017;27(3):618–24.

20. Fu H, Cheng J, Xu Y, Wong DWK, Liu J, Cao X. Joint optic disc and cup segmentation based on multi-label deep network and polar transformation. IEEE Trans Med Imaging. 2018:1–9.

21. Al-Bander B, Zheng Y. Dense fully convolutional segmentation of the optic disc and cup in colour fundus for glaucoma diagnosis. Symmetry. 2018;10(4):87.

22. Fu H, Cheng J, Xu Y, Zhang C, Wong DWK, Liu J, Cao X. Disc-aware ensemble network for glaucoma screening from fundus image. IEEE Trans Med Imaging. 2018;37(11):2493–501.

23. Zhixi L, He Y, Keel S, Meng W, Chang R, He M. Efficacy of a deep learning system for detecting glaucomatous optic neuropathy based on color fundus photographs. Ophthalmology. 2018;125(8):1199–206.

24. Chakravarty A, Sivswamy J. A deep learning based joint segmentation and classification framework for glaucoma assessment in retinal color fundus images. arXiv preprint arXiv:1808.01355.

25. Chai Y, Liu H, Xu J. Glaucoma diagnosis based on both hidden features and domain knowledge through deep learning models. Knowl-Based Syst. 2018;161:147–56.

26. Asaoka R, Murata H, Iwase A, Araie M. Detecting pre-perimetric glaucoma with standard automated perimetry using a deep learning classifier. Ophthalmology. 2016;123(9):1974–80.

27. Sample PA, Chan K, Boden C, Lee TW, Blumenthal EZ, Weinreb RN, et al. Using unsupervised learning with variational bayesian mixture of factor analysis to identify patterns of glaucomatous visual field defects.

Invest Ophthalmol Vis Sci. 2004;45(8):2596–605.

28. Kucur ŞS, Holló G, Sznitman R. A deep learning approach to automatic detection of early glaucoma from visual fields. PLoS One. 2018;13(11):e0206081.

29. Li F, Wang Z, Qu G, Song D, Yuan Y, Xu Y, et al. Automatic differentiation of Glaucoma visual field from non-glaucoma visual filed using deep convolutional neural network. BMC Med Imaging. 2018;18(1):35.

30. Muhammad H, Fuchs T, De Cuir N, De Moraes C, Blumberg D, Liebmann J, Ritch R, Hood D. Hybrid deep learning on single wide-field optical coherence tomography scans accurately classifies glaucoma suspects. J Glaucoma. 2017;26(12):1086–94.

31. Fu H, Xu Y, Lin S, Wong D, Mani B, Mahesh M, Aung T, Liu J. Multi-context deep network for angle-closure glaucoma screening in anterior segment oct. In: International Conference on Medical Image Computing and Computer-Assisted Intervention. Springer; 2018. p. 356–63.

32. Maetschke S, Antony B, Ishikawa H, Wollstein G, Schuman J, Garnavi R. A feature agnostic approach for glaucoma detection in OCT volumes. PLoS One. 2019;14(7):e0219126.

33. Thakoor KA, Li X, Tsamis E, Sajda P, Hood DC. Enhancing the accuracy of glaucoma detection from OCT probability maps using convolutional neural networks. In: 2019 41st Annual International Conference of the IEEE Engineering in Medicine and Biology Society (EMBC). IEEE; 2019. p. 2036–40.

34. Park K, Kim J, Lee J. Visual field prediction using recurrent neural network. Sci Rep. 2019;9(1):1–12.

35. Sedai S, Antony B, Ishikawa H, Wollstein G, Schuman JS, Garnavi R. Forecasting retinal nerve fiber layer thickness from multimodal temporal data incorporating OCT volumes. Ophthalmol Glaucoma. 2020;3(1):14–24.

36. Chen Z, Wang Y, Wollstein G, de los Angeles Ramos-Cadena M, Schuman J, Ishikawa H. Macular GCIPL thickness map prediction via time-aware convolutional LSTM. In: 2020 IEEE 17th International Symposium on Biomedical Imaging (ISBI). IEEE; 2020. p. 1–5.

37. Uesaka T, Morino K, Sugiura H, Kiwaki T, Murata H, Asaoka R, Yamanishi K. Multi-view learning over retinal thickness and visual sensitivity on glaucomatous eyes. In: Proceedings of the 23rd ACM SIGKDD International Conference on Knowledge Discovery and Data Mining. 2017. p. 2041–50.

38. Sugiura H, Kiwaki T, Yousefi S, Murata H, Asaoka R, Yamanishi K. Estimating glaucomatous visual sensitivity from retinal thickness with pattern-based regularization and visualization. In: Proceedings of the 24th ACM SIGKDD International Conference on Knowledge Discovery & Data Mining. 2018. p. 783–92.

39. Christopher M, Bowd C, Belghith A, Goldbaum MH, Weinreb RN, Fazio MA, et al. Deep learning approaches predict glaucomatous visual field damage from OCT optic nerve head En face images and retinal nerve fiber layer thickness maps. Ophthalmology.

2020;127(3):346–56.

40. Maetschke S, Antony B, Ishikawa H, Wollstein G, Schuman J, Garnavi R. Inference of visual field test performance from OCT volumes using deep learning. arXiv preprint arXiv:1908.01428. 2019.

41. Christopher M, Proudfoot JA, Bowd C, Belghith A, Goldbaum MH, Rezapour J, et al. Deep learning models based on unsegmented OCT RNFL circle scans provide accurate detection of glaucoma and high resolution prediction of visual field damage. Invest Ophthalmol Vis Sci. 2020;61(7):1439.

42. Mendoza L, Christopher M, Belghith A, Bowd C, Rezapour J, Fazio MA, et al. Deep learning models predict age, sex and race from OCT optic nerve head circle scans. Invest Ophthalmol Vis Sci. 2020;61(7):2012.

43. Halupka KJ, Antony BJ, Lee MH, Lucy KA, Rai RS, Ishikawa H, et al. Retinal optical coherence tomography image enhancement via deep learning. Biomed Optics Express. 2018;9(12):6205–21.

44. Zeiler MD, Fergus R. Visualizing and understanding convolutional networks. In: European conference on computer vision. Cham: Springer; 2014. p. 818–33.

45. Simonyan K, Vedaldi A, Zisserman A. Deep inside convolutional networks: visualising image classification models and saliency maps. arXiv preprint arXiv:1312.6034. 2013.

46. Zhou B, Khosla A, Lapedriza A, Oliva A, Torralba A. Learning deep features for discriminative localization. In: Proceedings of the IEEE conference on comcoma by neural network. Invest Ophthalmol Vis Sci. 1994;35(9):3362–73.

49. Chan K, Lee TW, Sample PA, Goldbaum MH, Weinreb RN, Sejnowski TJ. Comparison of machine learning and traditional classifiers in glaucoma diagnosis. IEEE Trans Biomed Eng. 2002;49(9):963–74.

50. Goldbaum MH, Sample PA, Chan K, Williams J, Lee TW, Blumenthal E, et al. Comparing machine learning classifiers for diagnosing glaucoma from standard automated perimetry. Invest Ophthalmol Vis Sci. 2002;43(1):162–9.

51. Aurenhammer F. Voronoi diagrams—a survey of a fundamental geometric data structure. ACM Computing Surveys (CSUR). 1991;23(3):345–405.

52. Townsend KA, Wollstein G, Danks D, et al. Heidelberg retina tomograph 3 machine learning classifiers for glaucoma detection. Br J Ophthalmol. 2008;92:814–8. https://doi.org/10.1136/bjo.2007.133074.

53. Zangwill LM, Chan K, Bowd C, et al. Heidelberg retina tomograph measurements of the optic disc and parapapillary retina for detecting glaucoma analyzed by machine learning classifiers. Invest Ophthalmol Vis Sci. 2004;45:3144–51. https://doi.org/10.1167/iovs.04-0202.

54. Uchida H, Brigatti L, Caprioli J. Detection of structural damage from glaucoma with confocal laser image analysis. Invest Ophthalmol Vis Sci. 1996;37:2393–401.

55. Adler W, Peters A, Lausen B. Comparison of classifiers applied to confocal scanning laser ophthalmoscopy data. Methods Inf Med. 2008;47:38–46. https://

56. Bowd C, Zangwill LM, Medeiros FA, et al. Confocal scanning laser ophthalmoscopy classifiers and stereophotograph evaluation for prediction of visual field abnormalities in glaucoma-suspect eyes. Invest Ophthalmol Vis Sci. 2004;45:2255–62.

57. Weinreb RN, Zangwill L, Berry CC, et al. Detection of glaucoma with scanning laser polarimetry. Arch Ophthalmol. 1998;116:1583–9. https://doi.org/10.1001/archopht.116.12.1583.

58. Bowd C, Medeiros FA, Zhang Z, et al. Relevance vector machine and support vector machine classifier analysis of scanning laser polarimetry retinal nerve fiber layer measurements. Invest Ophthalmol Vis Sci. 2005;46:1322–9. https://doi.org/10.1167/iovs.04-1122.

59. Zhang Z, Yin FS, Liu J, Wong WK, Tan NM, Lee BH, et al. Origa-light: an online retinal fundus image database for glaucoma analysis and research. In: 2010 Annual International Conference of the IEEE Engineering in Medicine and Biology. IEEE; 2010. p. 3065–8.

60. Sng CC, Foo LL, Cheng CY, Allen JC, He M, Krishnaswamy G, Nongpiur ME, Friedman DS, Wong TY, Aung T. Determinants of anterior chamber depth: the Singapore Chinese Eye Study. Opthalmology. 2012;119(6):1143–50.

61. Chen X, Xu Y, Yan S, Wong DWK, Wong TY, Liu J. Automatic feature learning for glaucoma detection based on deep learning. In: International Conference on Medical Image Computing and Computer-Assisted Intervention. Cham: Springer; 2015. p. 669–77.

62. He K, Zhang X, Ren S, Sun J. Deep residual learning for image recognition. In: Proceedings of the IEEE conference on computer vision and pattern recognition. 2016. p. 770–8.

63. Ronneberger O, Fischer P, Brox T. U-net: Convolutional networks for biomedical image segmentation. In: International Conference on Medical image computing and computer-assisted intervention. Cham: Springer; 2015. p. 234–41.

64. Szegedy C, Vanhoucke V, Ioffe S, Shlens J, Wojna Z. Rethinking the inception architecture for computer vision. In: Proceedings of the IEEE conference on computer vision and pattern recognition; 2016. p. 2818–26.

65. Ren S, He K, Girshick R, Sun J. Faster r-cnn: towards real-time object detection with region proposal networks. In: Advances in neural information processing systems. 2015. p. 91–9.

66. Long J, Shelhamer E, Darrell T. Fully convolutional networks for semantic segmentation. In: Proceedings of the IEEE conference on computer vision and pattern recognition. 2015. p. 3431–40.

67. Bizios D, Heijl A, Hougaard JL, Bengtsson B. Machine learning classifiers for glaucoma diagnosis based on classification of retinal nerve fibre layer thickness parameters measured by Stratus OCT. Acta Ophthalmol. 2010;88(1):44–52.

68. Barella KA, Costa VP, Gonçalves Vidotti V, Silva FR, Dias M, Gomi ES. Glaucoma diagnostic accuracy

doi.org/10.3414/ME0348.

of machine learning classifiers using retinal nerve fiber layer and optic nerve data from SD-OCT. J Ophthalmol. 2013.

69. Kotsiantis SB, Zaharakis I, Pintelas P. Supervised machine learning: a review of classification techniques. In: Maglogiannis I, et al., editors. Emerging Artificial Intelligence Applications in Computer Engineering. IOS Press; 2007. p. 3–24.

70. Brigatti L, Hoffman D, Caprioli J. Neural networks to identify glaucoma with structural and functional measurements. Am J Ophthalmol. 1996;121:511–21.

71. Bowd C, Hao J, Tavares IM, et al. Bayesian machine learning classifiers for combining structural and functional measurements to classify healthy and glaucomatous eyes. Invest Ophthalmol Vis Sci. 2008;49:945–53.

72. Leung CKS, Cheung CYL, Weinreb RN, Qiu K, Liu S, Li H, et al. Evaluation of retinal nerve fiber layer progression in glaucoma: a study on optical coherence tomography guided progression analysis. Invest Ophthalmol Vis Sci. 2010;51(1):217–22.

73. Na JH, Sung KR, Baek S, Lee JY, Kim S. Progression of retinal nerve fiber layer thinning in glaucoma assessed by cirrus optical coherence tomography-guided progression analysis. Curr Eye Res. 2013;38(3):386–95.

74. Caprioli J, Mock D, Bitrian E, Afifi AA, Yu F, Nouri-Mahdavi K, Coleman AL. A method to measure and predict rates of regional visual field decay in glaucoma. Invest Ophthalmol Vis Sci. 2011;52(7):4765–73.

75. Otarola F, Chen A, Morales E, Yu F, Afifi A, Caprioli J. Course of glaucomatous visual field loss across the entire perimetric range. JAMA ophthalmology. 2016;134(5):496–502.

76. Chen A, Nouri-Mahdavi K, Otarola FJ, Yu F, Afifi AA, Caprioli J. Models of glaucomatous visual field loss. Invest Ophthalmol Vis Sci. 2014;55(12):7881–7.

77. Warren JL, Mwanza JC, Tanna AP, Budenz DL. A statistical model to analyze clinician expert consensus on glaucoma progression using spatially correlated visual field data. Transl Vis Sci Technol. 2016;5(4):14.

78. Betz-Stablein BD, Morgan WH, House PH, Hazelton ML. Spatial modeling of visual field data for assessing glaucoma progression. Invest Ophthalmol Vis Sci. 2013;54(2):1544–53.

79. Anderson AJ. Comparison of three parametric models for glaucomatous visual field progression rate distributions. Transl Vis Sci Technol. 2015;4(4):2–2.

80. VanBuren J, Oleson JJ, Zamba GK, Wall M. Integrating independent spatio-temporal replications to assess population trends in disease spread. Stat Med. 2016;35(28):5210–21.

81. Wen JC, Lee CS, Keane PA, Xiao S, Rokem AS, Chen PP, et al. Forecasting future Humphrey visual fields using deep learning. PLoS One. 2019;14(4):e0214875.

82. Song Y, Ishikawa H, Wu M, Liu YY, Lucy KA, Lavinsky F, et al. Clinical prediction performance of glaucoma progression using a 2-dimensional continuous-time hidden markov model with structural and functional measurements. Ophthalmology. 2018;125(9):1354–61.

83. Hood DC, Kardon RH. A framework for comparing structural and functional measures of glaucomatous damage. Prog Retin Eye Res. 2007;26(6):688–710.

84. Zhu H, Crabb DP, Schlottmann PG, Lemij HG, Reus NJ, Healey PR, et al. Predicting visual function from the measurements of retinal nerve fiber layer structure. Invest Ophthalmol Vis Sci. 2010;51(11):5657–66.

85. Russell RA, Malik R, Chauhan BC, Crabb DP, Garway-Heath DF. Improved estimates of visual field progression using Bayesian linear regression to integrate structural information in patients with ocular hypertension. Invest Ophthalmol Vis Sci. 2012;53(6):2760–9.

86. Pollet-Villard F, Chiquet C, Romanet JP, Noel C, Aptel F. Structure-function relationships with spectral-domain optical coherence tomography retinal nerve fiber layer and optic nerve head measurements. Invest Ophthalmol Vis Sci. 2014;55(5):2953–62.

第 10 章

人工智能在早产儿视网膜病变中的应用

Brittni A. Scruggs，J. Peter Campbell，Michael F. Chiang

引言

早产儿视网膜病变(ROP)是世界范围内儿童期失明的主要原因，但它是可预防的。早产儿因为其胎龄低、体重低，因此有发生 ROP 的风险[1,2]。目前的技术对于 ROP 筛查和诊断面临许多挑战。ROP 筛查需要使用床边检眼镜检查，或数字眼底图像分析进行远程医疗。要确保每个高危婴儿得到准确和及时的诊断是非常具有挑战性的。此外，ROP 的诊断是按区域分区和血管改变分期的，每一项都存在明显的专家间、甚至专家自己判断的主观性和诊断的不一致性。

ROP 的自动图像分析和 DL 系统有可能通过提高诊断的效率和准确性，以及促进疾病的定量监测和风险预测，从而改善 ROP 的诊治[3]。本章重点讨论了目前 ROP 诊断方法的局限性，并重点介绍了 AI 在 ROP 自动诊断应用中的最新进展，以及现实应用中面临的临床和技术挑战。

危险因素和发病率

ROP 早期治疗的多中心研究(ET-ROP)发现，出生体重小于 1251g 的婴儿中有 68% 发展为轻度或更严重的 ROP[4]。ROP 冷冻治疗(CRYO-ROP)研究发现：妊娠每增加一周，需要治疗的严重 ROP(即阈值 ROP)将减少 19%，而出生体重每增加 100g，阈值 ROP 将减少 27%[5]。在缺乏血氧饱和度监测仪，且对新生儿护理人员或眼科医生几乎没有高级培训的国家，包括成熟婴儿在内的 ROP 疾病和严重程度更是明显增多。

对全球的影响

ROP 致盲通常可以通过适当的一级、二级和三级预防来防治[7]。然而，在 32 周以下出生的存活婴儿中，大约有 16% 会发展成不同程度的 ROP[8]。一项对 184 700 例 ROP 患儿进行的大规模人群研究发现，2010 年有

20 000 例婴儿因 ROP 而失明或严重视力受损[8]。全球疾病负担研究组预测,2010 年全球有 257 000 例(存疑)的生活残疾与继发于 ROP 的视力损害有关[9]。目前,此病的最大人群在东南亚、拉丁美洲和北非[8]。由于越来越小的胎龄婴儿存活率的提高,ROP 在全球范围内的发病率可能会增加。

病理生理学

ROP 是一种血管增生性疾病,发生了不完全的血管形成和非生理性高氧状态[10]。胎儿视网膜血管的发育在 20 周后从血管分化(即血管的原位分化和生长)过渡到血管生成(即新血管的重塑和扩张)[10,11]。在血管生成阶段,子宫内维持着血氧饱和度为 60%~70% 的生理性低氧;然而,出生后血氧饱和度增加到 88% 以上,甚至许多早产儿需要更高水平的补充氧气以防止出现严重的后遗症,如死亡[10]。

新生儿重症监护病房(NICU)中高浓度吸氧,以及缺乏母体保护,都会减少眼内相关生长因子,如胰岛素生长因子(IGF-1)和血管内皮生长因子(VEGF),从而导致血管闭塞(Ⅰ期 ROP)[10]。随着胎龄的增长(通常大于 32 周),VEGF 和 IGF-1 分泌的增加与视网膜无灌注区的范围和缺氧程度成正比(Ⅱ期 ROP)[10]。其进一步增殖可导致视网膜新生血管、玻璃体视网膜牵引、视网膜脱离和失明。早产儿在 Ⅱ期 ROP 之前(大约在孕 31 周)进行筛查对于获得良好的预后是必不可少的,否则 ROP 往往会恶化。据报道,ROP 平均消退时间约在 38.6 周[12]。筛选指南和目前面临的挑战将在本章后面讨论。

筛查

及时、准确的诊断是防止 ROP 致盲的关键。ROP 筛查指南已由美国儿科学会、美国儿童眼科和斜视协会,以及美国眼科学会联合出版和更新[2,13]。所有出生体重小于等于 1500g 或胎龄小于等于 30 周的婴儿应在 31 周胎龄或出生后 4 周时进行筛查,以较晚者为准。部分出生体重较高和(或)胎龄大于 30 周的特殊婴儿,如需氧量增加和(或)有严重并发症(如肺病、败血症、坏死性小肠结肠炎和严重贫血)的婴儿等,也能从 ROP 筛查中受益。

筛查的局限性

在筛查人群中,只有 5%~10% 的婴儿会发生威胁视力的 ROP。不幸的是,特别是在低收入和中等收入的国家,对高危婴儿进行筛查往往存在障碍。这包括缺乏设备、培训不足、人员短缺以及临床医生之间的检查结果不一致等[3,14]。由于吸氧使用水平规定的差异,这些地区的风险人群明显更高。城镇和农村以及不同国家眼科医生的分布也存在很大的差异。即使是训练有素的眼科医生及时进行筛查,但是使用间接检眼镜检查存在很大的主观性,并且可解释性差。使用检眼镜诊断 ROP 的其他限制将在本章后面讨论。如果使用 AI 对 ROP 进行定量诊断,则可以对于一个地区内、一段时间内多个NICU 的 ROP 的严重程度进行监测。

远程医疗

在眼科医生资源有限的区域,利用远程医疗,一名专家就可以在很大的范围内对婴儿进行筛查。和以往那种仅仅依靠画图或图表记录病情的艰巨任务相比,远程医疗项目可以为临床医生提供客观数据(照片)去监测病情变化。全世界已有许多远程医疗项目成功地为高危婴儿提供了有效的筛查方法[15-19]。在 2014 年斯坦福大学网络诊断 ROP (SUNDROP)的试验中,使用 Retcam 数字成像系统的广角镜,在 6995 次检查中为 1755 例婴儿的每只眼睛拍摄 5 张眼底图像[20]。E-ROP 合作小组也发表了许多利用远程医疗评估急性期 ROP 的研究[21,22]。在一项 E-ROP 研究中,通过对 5350 张配对图像的分析,确定了阅读器分级的诊断准确性,且检测到需要转诊的 ROP 分期敏感性和特异性也分别达到了 90.0% 和 87.0%[21]。在另一个远程医疗项目中,95% 的眼亦检测到了附加病变 (plus)[23]。从这些 ROP 远程医疗项目中获取的数字眼底图像大型数据库也是开发基于图像的 AI 自动诊断 ROP 的第一步[24]。此外,还存在一些特殊的挑战,如不同地理区域之间的图像质量、眼底色素沉着、疾病患病率和 ROP 表型的广泛差异性。

分类

ROP 是依据 1984 年制订并于 2005 年修订的国际早产儿视网膜病变分类(I-CROP)指南,根据疾病的位置(区域)、范围和严重程度(阶段和血管变化)进行分类的[25-27]。Ⅰ区是以视盘为中心的 30° 圆形区域。检查人员通常将黄斑中央凹到视盘距离的两倍作为这个圆的半径。Ⅱ区从Ⅰ区延伸至颞侧赤道部,鼻侧与锯齿缘相切的环形区域。其余的新月形区域为Ⅲ区,即从Ⅱ区延伸到锯齿缘(图 10.1)。

Ⅰ区或Ⅱ区有不完全血管形成(即未成熟血管),但没有其他病理改变的被认为是 0 期 ROP。1 期 ROP 是指存在一条细而明亮的白色分界线,将视网膜有血管与无血管区域分开。当分界线增厚、增宽而形成一个隆起嵴时,则进展到 2 期 ROP;进一步发展出现沿嵴增殖的视网膜纤维血管就进入到 3 期 ROP。视网膜新生血管及相应的增殖膜的发展,可导致黄斑外视网膜脱离(4A 期)和累及黄斑中央凹的次全视网膜脱离(4B 期)[25]。视网膜新生血管进一步增殖和牵引,可导致视网膜全脱离(5 期)。整个阶段由分期较差的视网膜部位决定。图 10.1 包括 ROP 的不同区域和不同阶段的示例。

血管异常增加通常伴随更多的后极部病变和更高的分期,以及周边疾病范围的扩大。Plus 病的定义是后极部两个或更多象限的静脉扩张和动脉迂曲,且大于标准公布的照片[28]。2005 年 ICROP 中引入了一个中间级别,即 pre-plus 病,反映了血管变化是连续发展的。在极少数情况下,婴儿可能发展为急进性后部 ROP(APROP),表现为后极部视网膜的病变发展迅速且伴有明显的 plus 病,与周围视网膜病变不相称。APROP 常常表现为扁平的新生血管,易被忽略。

治疗

"阈值 ROP"是指需要治疗的 ROP。ROP 冷冻治疗研究组(CRYO-ROP)将其定义为Ⅰ区或Ⅱ区有 plus 病,3 期 ROP 连续达到或者超过 5 个钟点位,或者累计达到 8 个钟点位[12]。早期治疗 ROP 研究组(ET-ROP)进一步将 ROP 分为 1 型和 2 型阈值前期病变,用来指导婴儿在发展为阈值 ROP 之前

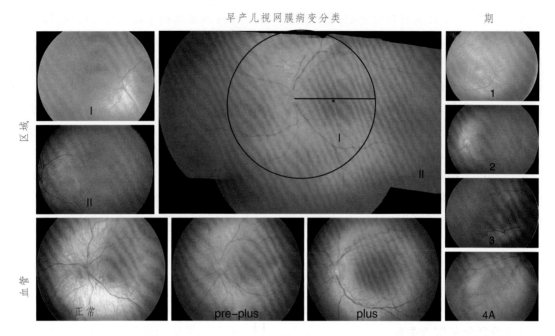

图 10.1　按区域、阶段和血管变化进行的 ROP 分类。第一排显示轻度 ROP 病，位于 Ⅰ 区（上图）和 Ⅱ 区（下图）。拼图照片显示了 Ⅰ 区和 Ⅱ 区的位置。星号表示黄斑中央凹的位置。最下面一行的图像显示视网膜正常血管、pre-plus 病或 plus 病，图像分级是基于多个（>3 个）专家检眼镜检查对血管弯曲和扩张的一致判断。最右栏描绘了具有代表性的 1 期至 4A 期。黑色箭头所示 Ⅰ 期 ROP 视网膜上微弱的分界线。2 期的颞侧隆起，3 期的新生血管，4A 期局限性的颞侧视网膜脱离。4B 期（累及黄斑的次全视网膜脱离）和 5 期（完全性视网膜脱离）未显示。

接受早期激光治疗[4]。1 型 ROP 仍然是目前公认的 ROP 的治疗分界线，其定义为：① Ⅰ 区 3 期无 plus 病；② Ⅰ 区任何阶段伴 plus 病；③ Ⅱ 区 2 期或 3 期伴 plus 病。尽管有这些明确的治疗指导方针，但有一些专家在治疗时更加激进，而另一些则更加保守。

周边视网膜光凝能永久性地破坏促进 VEGF 分泌的外周视网膜。尽管激光是一种主要的治疗方法，但它与斜视和高度近视相关[29]。如果治疗不完全，如忽略了一些病变区，尽管患者接受了治疗，ROP 仍可能进展和发生视网膜脱离。贝伐珠单抗消除 ROP 血管生成威胁试验（BEAT-ROP）与雷珠单抗和激光治疗极低体重新生儿 ROP 对比试验（RAINBOW），显示不用激光治疗，仅用

VEGF 抑制剂（如玻璃体腔注射贝伐珠单抗或雷珠单抗）对某些病例，如 Ⅰ 区 3 期 ROP 合并 plus 病治疗有效[30,31]。尽管结果显示，与激光治疗相比，玻璃体腔内药物注射治疗 ROP 的眼部副作用较少，但也带来了新的挑战，如全身接触抗血管内皮生长因子药物可能影响其他器官的发育。这些副作用均需要加强监测，且可能需要数年时间来评估。作者希望自动化的计算机系统可以帮助临床医生决定对不同的患儿进行何种治疗，以及评估治疗后病情发展的风险。

ROP 诊断和管理的局限性

ROP 的诊断和严重程度的评估依赖于

对分区、分期和 plus 病的主观判断。尽管对 ROP 疾病严重程度的评估有相对较好的一致性，但对这 3 个部分的判断，观察者之间还是存在很大的差异[32,33]。图 10.2 即为不同专家对 ROP 不同阶段的判断存在较大差异的图像（1 期与 2 期；pre-plus 病与 plus 病）。识别 plus 病仍然是诊断阈值期疾病的关键因素。然而，由于系统性的偏差，以及对于连续病变诊断阈值判断的差异，专家之间对 plus 病判断一致性并不完美[32]。Gelman 等发现，在诊断 plus 病时，22 位专家的敏感性为 0.31~1.00、特异性为 0.57~1.00，只有 21% 的图像具有一致性。

Ghergherhchi 等提出对于 plus 病诊断的差异性部分是因为关注了未指定的血管特征[28]。如图 10.3 所示，尽管后极部的血管看起来较正常，但周边部的视网膜血管迂曲比较明显。值得关注的一点是：诊断 ROP 标准照片的观察范围似乎比检眼镜检查和（或）远程医疗眼底照片更小，而较大的观察范围允许检查者关注不同区域的视网膜，而不是局限在最初 ICROP 中描述的。所以在使用广角图像进行疾病诊断时，专家们的一致性更高[34]。Kim 等发现，当临床医生一次只诊断一个象限的 plus 病时，准确性较低。这表明临床医生即使打算按象限仔细评估 plus 病[35]，但他们也会潜意识地评估整个视网膜。图 10.3 展示了图片的视野对疾病严重程度表现的影响。

大多数医生在检查时不进行拍照，因而

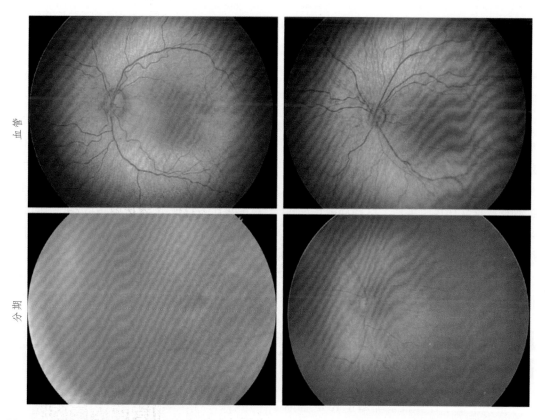

图 10.2　ROP 专家观察者间变异大的现实中的图像。这些照片来自远程医疗筛查项目，上排两张眼底照片描绘了后极部的小动脉弯曲和静脉扩张。ROP 专家将其评级为 pre-plus 病或 plus 病，并没有达成共识。下面一行照片，是一些 ROP 专家记录了 Ⅰ 期 ROP，而另一些专家记录了 Ⅱ 期 ROP。

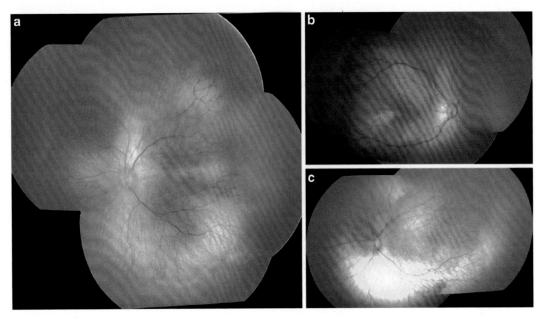

图 10.3　视野和周围血管形态对诊断性解读的影响。(a~c)3 幅记录血管变化的图像,这些血管变化在外周比在后极部更明显。尽管专家一致认为这 3 只眼睛都有 pre-plus 病,而不是 plus 病,但周边血管的迂回和扩张与周边病变有关,所有病例都需要用激光进行 ROP 治疗。

有限的客观数据可能会导致专家间对不同区域的判断出现显著差异[28,36,37]。眼底照相使用的增加不仅提供了疾病监测的系列对比,也改善了 ROP 的培训。由于 ROP 缺乏客观诊断,并且观察者间变异率高,使得 ROP AI 技术的发展受到阻碍,同时也导致 ROP 筛查面临的医疗法律风险增加。这些局限性反过来也推动了许多基于计算机的 ROP 筛查系统的发展。例如,i-ROP DL 系统,就提供了一种可将疾病严重程度标准化的方法。我们将在本章后面深入讨论该系统。

用于 ROP 诊断的早期人工智能系统

第一个基于计算机系统用于 ROP 诊断的方法是利用人工追踪血管扩张和迂曲来客观度量疾病的严重程度[38]。这种半自动 ROP 诊断系统包括 ROPTool™[39]、视网膜图像多尺度分析(RISA)[40]、计算机辅助视网膜图像分析[41]等。2012 年 Wittenberg 等对上述及其他一些系统进行了综述总结[38]。它们作为基于特征提取的系统,都使用手动或半自动系统来量化血管的扩张度和弯曲度,以便与 ROP 的临床诊断相关联。与较新的 ML 和 DL 系统对比,特征组合和诊断点是由临床医生在图像中手动标注或选择确定的,并没有计算机进行自动图像分析。专家诊断与 RISA 系统的比较结果表明,使用计算机分析对 plus 病具有很高的诊断准确性[40,42,43]。然而,这些系统不能处理大量的图像,且与 ROP 诊断的相关性也不够好,因此,无法广泛使用[44]。

Plus 病的自动检测

ML 利用一个分类器,如支持向量机(SVM),可以学习图像特征和疾病诊断之间最佳的相关性[45]。一种获得可解释性 AI 的方法是将 DL 和 ML 方法与传统的特征提取结合起来。一些研究小组已经使用这种方法尝试诊断 plus 病[46,47]。Mao 等训练了一个 DL 网络来分割视网膜血管和视盘,并根据自动定量的病理特征,如血管迂回度、宽度、分形维度及密度来诊断 plus 病[46]。

2015 年,研究人员开发了一个基于 SVW 的 ML 模型,以确定特征和观察范围的结合是否与专家判断 plus 病变最匹配[45]。结果表明,当将最大观察范围内来自动脉和静脉的血管迂曲都纳入分析时,这种自动系统诊断 plus 病和专家一样好[45]。当观察的图片范围与标准的 ICROP 图片一样时,系统的准确度就明显降低。这表明专家在诊断 plus 病时,实际上是考虑了大范围的视网膜血管信息。图 10.3 中的图例展示了可能影响诊断的周边部视网膜血管病变。尽管该系统达到了专家级的表现,但其临床应用仍受到限制,因为它需要手动跟踪和分割血管作为输入[45]。

CNN 使用了不同于传统特征提取和 ML 系统的图像分类算法。CNN 不仅使用一个大型的输入图像数据库,还使用可学习的权重和偏差,以突出与诊断最相关的图像特征(如动脉血管的迂回性、静脉的扩张)[46,48,49]。CNN 可在没有明确人为输入的情况下,学习没有或者经预处理的图像特征。与基于特征提取的 ML 方法相比,CNN 的"输出"层具有更好的性能对图像(例如,是否存在 plus 病变)进行分类。Worrall 等报道了第一个使用 CNN 的全自动 plus 病诊断系统。这项研究使用了包括专家之间对图像判断存在差异的客观数据集[49]。该系统的图像识别分类器的性能与一些专家诊断的准确性(92%)[49]不相上下。

Brown 等开发了一个全自动的 DL 系统,该系统可自动进行 plus 病的三级诊断[48],

这个深度 CNN 被称为 i-ROP DL 系统。它是建立在 3 个独立图像分类器的共识诊断及临床诊断的基础上,使用单一参考标准诊断,并在 5000 多张图像中进行了训练和验证。研究结果显示,plus 病诊断的曲线下面积(AUC)非常好,达到 0.98。在一个包含 100 张图像的独立数据集上(即不包括在训练集内),i-ROP DL 系统诊断的正确率高于 8 名专家中的 7 名。对于 plus 病的诊断,该算法的敏感性和特异性分别为 93% 和 94%。当诊断 pre-plus 病或更严重的病情时,这些值分别增加到 100% 和 94%[48]。

Plus 病的连续评分

ROP 的血管病变是一个连续性的发展过程,这可能解释了为什么专家之间对 plus 病分类的一致性较差[32]。这一结果推动了 i-ROP DL 系统发展严重程度量表。Redd 等报道使用一个从 1~9 的评分体系可以准确地检测出 1 型 ROP,其 AUC 为 0.95[50]。Taylor 等使用 i-ROP DL 系统,将 ROP 血管病变严重程度分为 1~9,并根据严重程度对图像进行分类:无 ROP、轻度 ROP、2 型 ROP、pre-plus 病,或 1 型 ROP[51]。研究结果表明,连续的 ROP 血管评分与单个时间点的 ICROP 疾病类别,以及 ROP 的临床进展是密切相关的[51]。

Gupta 等研究结果显示,使用 i-ROP 数据集连续性评分还可以反映需要治疗的 ROP 患者经治疗后病变的消退情况[52]。此外,与只需要一次治疗的眼相比,需要接受多次治疗的眼(激光或玻璃体内注射贝伐珠单抗)在治疗前的 ROP 血管严重程度得分更高。这表明治疗失败可能与疾病更具侵袭性或治疗时机较晚有关[52]。Yildiz 等和 iROP 联盟最近的一项研究描述了一个完全自动化的 iROP 辅助系统。它具有类似 CNN 的性能，可以诊断 plus 病与非 plus 病（AUC 为 0.94）[53]。受 Ataer Cansizoglu 等的算法启发[45,54]，该系统结合手工制作与神经网络，进行自动的血管分割、追踪、特征提取和分类。此外，该系统可供公开使用，输入图像后就能生成血管严重程度评分（0~100）[53]。

特征提取过程的改进将允许临床医生在客观情况下获得更好的诊疗方案[53]。如果最终能将类似的自动量化分级用于 ROP 诊断，将有助于优化治疗方案、更好地预测哪些早产儿面临治疗失败和复发的风险大[52]。未来的临床试验可能会使用量化量表来帮助评估治疗阈值。

ROP 分期和分区的自动分类

大多数研究都集中在使用计算机的系统来诊断 plus 病，然而，也有研究使用 DL 对 ROP 的严重程度进行分级，或者对分区或分期进行分类[55,56]。例如，DeepROP 是一个不同于以往的 ROP 自动检测系统，使用的是深度神经网络（DNN）[57]。一个识别 DNN 模型（Id-Net）和一个分级 DNN 模型（Gr-Net）直接从大数据集中学习 ROP 特征，这些数据集由 ROP 专家标注的视网膜照片组成。这两个 DNN 模型的表现都优于一些专家。令人印象深刻的是，Id-Net 对 ROP 的识别达到了 96.62% 的敏感性（95%CI,92.29%~98.89%）和 99.32% 的特异性（95%CI,99.98%）[57]。

同样，Hu 等也提出了类似的观点，开发了一个具有创新架构的深层 CNN，用来确诊 ROP 并确定严重程度。该系统是将一个从图像中提取高级特征的子网络连接到第二个预测 ROP 严重性（轻度与严重）的子网络[58]。其采用特征聚集运算器使该系统具有较高的分类精准度[58]。

Zhao 等报道了一个 DL 系统，该系统可以在眼底图像上自动画出 1 区的边界，作为诊断的辅助手段[56]。Mulay 等报道了在眼底图像中直接识别周边 ROP 嵴的情况[55]。Coyner 等在 2018 年训练了一个 CNN 来自动评估视网膜眼底图像的质量[59,60]，这将很好地为 ROP 进行远程医疗初筛和计算机图像分析。因此，DL 似乎有希望在数字眼底图像中对 ROP 进行自动和客观的诊断。然而，这些系统都未能获得临床应用，还需要进一步研究。Scruggs 等最近的一篇综述为未来 ROP AI 的应用提出了一些建议[61]，如使用光学相干断层扫描（OCT）和血管成像图像（OCTA）来识别疾病进展前的结构改变（如玻璃体视网膜牵引）[62,63]。

AI 应用面临的挑战

Ting 等发表了关于 DL 在眼科应用所面临的临床和技术挑战[64]。虽然 AI 在改善 ROP 治疗方面有着巨大的前景，但从科学发现到临床现实应用仍存在很大的差距。阻碍 DL 实际应用的主要挑战包括它的普适性、可解释性，以及监管和医学法律问题[64]。表 10.1 概括了一些 AI 应用于 ROP 诊断所面临的一些挑战。

AI 用于 ROP 培训

如果专家们经常在如何诊断 ROP 或对个别婴儿的诊断上存在分歧，那么 ROP 受训人员感觉 ROP 诊断富有挑战性也就不足为奇。通常来讲，眼科毕业生即使完成了住院医生培训和眼科专科培训，仍对自己诊断 ROP 的能力没有信心[67-69]。在眼科培训期间，只有不到 1/3 的学员在上级医生指导下参与过 ROP 的筛查[70]。Chan 等的研究表明，与

表 10.1　临床实践中 AI 应用于 ROP 诊断的主要挑战

	主要挑战	潜在的解决方案
普适性	• 通常不能很好地概括未见到的数据 • 研究的群体和表型不同,如中低收入国家人群 • 获取图像的方式不同 • 摄像系统之间的技术差异 • 输入图像或标签的分辨率和质量	• 在临床使用前,使用不同质量和视野的图像评估 AI 系统在目标人群上的性能 • 在不同人群中测试数据集 • 开放获取的数据集和软件 • 集成到常用的摄像头(例如,Retcam)或基于云系统的自动化 DL 增强型算法
解释能力	• 无法解释算法是如何得出结论的 • 临床诊断类似"黑匣子"性质[65] • 难以制订方法来理解 CNN 用于辨别的高层次特征	• DL 方法与传统特征提取的结合[46, 47, 53] • 关联疾病特异性特征与 CNN 诊断结果[47] • 尽管缺乏完全的透明度,但严格的临床验证表明结果有改善 • 使用激活图突出显示该图像上有助于分类的特征区域
监管和法律学问题	• ROP 护理是眼科中法律风险最高的 • 需要裁决 AI 判断结果的责任[66] • 监管制度将继续发展	• 在真实世界中使用 AI 的确切适应证及 AI 有效性的证据 • 美国食品药品监督管理局创新评估方法,确保安全实施

RSD 相比,视网膜专科培训医生在分析 ROP 图像时的诊断准确性也存在很大差异[71]。Chan 等和 Myung 等都证明了专科培训医生在确定 2 型 ROP 和需要治疗的 ROP 时的准确性不一致[71,72]。

　　这些结果引起了人们对没有经验的检查者进行早产儿筛查的高度关注。对于早产儿治疗的临床资质要求,如接受最低限度的监督、考试及治疗等,目前并没有统一的最低标准。为确保患儿得到恰当的治疗,改善全球 ROP 培训教育是非常必要的。ROP 自动诊断的 AI 系统的发展可能有助于将这些算法纳入医学培训体系,以规范 ROP 培训和认证[69]。

结论

　　ROP 是全世界一种可预防的儿童失明

的主要原因,但其诊断仍然是主观和定性的。专家内部和专家间的显著差异限制了 ROP 筛查和诊断的效率和准确性。AI 辅助筛查可能导致 ROP 的自动化、量化和客观诊断,可以提高准确性,同时减轻中低收入国家的筛查负担。AI 为 ROP 教育提供了客观性,可以提高受训者在 ROP 管理方面的表现。目前,AI 已经能够开发出一种与 I-CROP 疾病分类相关的 ROP 血管严重程度评分,并显示出其在疾病量化监测、改善风险预测,以及识别治疗后失败和复发方面的前景。将 AI 集成到远程医疗系统中,可以明显方便 ROP 的临床管理,也可以提高视网膜脱离发展之前的严重 ROP 的早期识别。

　　致谢:本章获得来自美国国立卫生研究所 R01EY19474、K12 EY027720 和 P30EY10572 (National Institutes of Health, Bethesda, MD), 美国国家科学基金 SCH -1622679、SCH -

1622542 和 SCH-1622536（National Science Foundation, Arlington, VA）, The Heed Foundation, 防盲研究 unrestricted departmental funding 和 a Career Development Award（JPC）（Research to Prevent Blindness, New York, NY）的资金资助。

（王颖　译）

参考文献

1. Flynn JT, Bancalari E, Bachynski BN, et al. Retinopathy of prematurity. Diagnosis, severity, and natural history. Ophthalmology. 1987;94(6):620–9.
2. Fierson WM. American Academy of Pediatrics Section on Ophthalmology; American Academy of Ophthalmology; American Association for Pediatric Ophthalmology and Strabismus; American Association of Certified Orthoptists. Pediatrics 2018;142(6):e20183061.
3. Valikodath N, Cole E, Chiang MF, Campbell JP, Chan RVP. Imaging in retinopathy of prematurity. Asia Pac J Ophthalmol (Phila). 2019;8(2):178–86.
4. Good WV, Group ETfRoPC. Final results of the Early Treatment for Retinopathy of Prematurity (ETROP) randomized trial. Trans Am Ophthalmol Soc. 2004;102:233–48. discussion 248–250.
5. Schaffer DB, Palmer EA, Plotsky DF, et al. Prognostic factors in the natural course of retinopathy of prematurity. The Cryotherapy for Retinopathy of Prematurity Cooperative Group. Ophthalmology. 1993;100(2):230–7.
6. Chan-Ling T, Gole GA, Quinn GE, Adamson SJ, Darlow BA. Pathophysiology, screening and treatment of ROP: a multi-disciplinary perspective. Prog Retin Eye Res. 2018;62:77–119.
7. Norman M, Hellström A, Hallberg B, et al. Prevalence of severe visual disability among preterm children with retinopathy of prematurity and association with adherence to best practice guidelines. JAMA Netw Open. 2019;2(1):e186801.
8. Blencowe H, Lawn JE, Vazquez T, Fielder A, Gilbert C. Preterm-associated visual impairment and estimates of retinopathy of prematurity at regional and global levels for 2010. Pediatr Res. 2013;74(Suppl 1):35–49.
9. Vos T, Flaxman AD, Naghavi M, et al. Years lived with disability (YLDs) for 1160 sequelae of 289 diseases and injuries 1990-2010: a systematic analysis for the Global Burden of Disease Study 2010. Lancet. 2012;380(9859):2163–96.
10. Smith LE, Hard AL, Hellström A. The biology of retinopathy of prematurity: how knowledge of pathogenesis guides treatment. Clin Perinatol. 2013;40(2):201–14.
11. Patan S. Vasculogenesis and angiogenesis. Cancer Treat Res. 2004;117:3–32.
12. Multicenter trial of cryotherapy for retinopathy of prematurity. One-year outcome–structure and function. Cryotherapy for Retinopathy of Prematurity Cooperative Group. Arch Ophthalmol. 1990;108(10):1408–16.
13. Fierson WM, Ophthalmology AAoPSo, Ophthalmology AAo, Strabismus AAfPOa, Orthoptists AAoC. Screening examination of premature infants for retinopathy of prematurity. Pediatrics. 2013;131(1):189–195.
14. Gilbert C. Retinopathy of prematurity: a global perspective of the epidemics, population of babies at risk and implications for control. Early Hum Dev. 2008;84(2):77–82.
15. Fierson WM, Capone A, Ophthalmology AAoPSo, American Academy of Ophthalmology AeAoCO. Telemedicine for evaluation of retinopathy of prematurity. Pediatrics. 2015;135(1):e238–54.
16. Quinn GE, Ying GS, Daniel E, et al. Validity of a telemedicine system for the evaluation of acute-phase retinopathy of prematurity. JAMA Ophthalmol. 2014;132(10):1178–84.
17. Weaver DT, Murdock TJ. Telemedicine detection of type 1 ROP in a distant neonatal intensive care unit. J AAPOS. 2012;16(3):229–33.
18. Chiang MF, Melia M, Buffenn AN, et al. Detection of clinically significant retinopathy of prematurity using wide-angle digital retinal photography: a report by the American Academy of Ophthalmology. Ophthalmology. 2012;119(6):1272–80.
19. Ells AL, Holmes JM, Astle WF, et al. Telemedicine approach to screening for severe retinopathy of prematurity: a pilot study. Ophthalmology. 2003;110(11):2113–7.
20. Fijalkowski N, Zheng LL, Henderson MT, et al. Stanford University Network for Diagnosis of Retinopathy of Prematurity (SUNDROP): five years of screening with telemedicine. Ophthalmic Surg Lasers Imaging Retina. 2014;45(2):106–13.
21. Quinn GE, Ells A, Capone A, et al. Analysis of discrepancy between diagnostic clinical examination findings and corresponding evaluation of digital images in the telemedicine approaches to evaluating acute-phase retinopathy of prematurity study. JAMA Ophthalmol. 2016;134(11):1263–70.
22. Ying GS, Pan W, Quinn GE, Daniel E, Repka MX, Baumritter A. Intereye agreement of retinopathy of prematurity from image evaluation in the telemedicine approaches to evaluating of acute-phase ROP (e-ROP) Study. Ophthalmol Retina. 2017;1(4):347–54.
23. Schwartz SD, Harrison SA, Ferrone PJ, Trese MT. Telemedical evaluation and management of retinopathy of prematurity using a fiber-optic digital fundus camera. Ophthalmology. 2000;107(1):25–8.
24. Chee RI, Darwish D, Fernandez-Vega A, et al. Retinal telemedicine. Curr Ophthalmol Rep. 2018;6(1):36–45.
25. International Committee for the Classification

of Retinopathy of Prematurity. The International Classification of Retinopathy of Prematurity revisited. Arch Ophthalmol. 2005;123(7):991–9.

26. The International Committee for the Classification of the Late Stages of Retinopathy of Prematurity. An international classification of retinopathy of prematurity. II. The classification of retinal detachment. Arch Ophthalmol. 1987;105(7):906–12.

27. The Committee for the Classification of Retinopathy of Prematurity. An international classification of retinopathy of prematurity. Arch Ophthalmol. 1984;102(8):1130–4.

28. Ghergherehchi L, Kim SJ, Campbell JP, Ostmo S, Chan RVP, Chiang MF. Plus disease in retinopathy of prematurity: more than meets the ICROP? Asia Pac J Ophthalmol (Phila). 2018;7(3):152–5.

29. Geloneck MM, Chuang AZ, Clark WL, et al. Refractive outcomes following bevacizumab monotherapy compared with conventional laser treatment: a randomized clinical trial. JAMA Ophthalmol. 2014;132(11):1327–33.

30. Mintz-Hittner HA, Kennedy KA, Chuang AZ, Group B-RC. Efficacy of intravitreal bevacizumab for stage 3+ retinopathy of prematurity. N Engl J Med. 2011;364(7):603–15.

31. Stahl A, Lepore D, Fielder A, et al. Ranibizumab versus laser therapy for the treatment of very low birthweight infants with retinopathy of prematurity (RAINBOW): an open-label randomised controlled trial. Lancet. 2019;394(10208):1551–9.

32. Kalpathy-Cramer J, Campbell JP, Erdogmus D, et al. Plus disease in retinopathy of prematurity: improving diagnosis by ranking disease severity and using quantitative image analysis. Ophthalmology. 2016;123(11):2345–51.

33. Campbell JP, Ataer-Cansizoglu E, Bolon-Canedo V, et al. Expert diagnosis of plus disease in retinopathy of prematurity from computer-based image analysis. JAMA Ophthalmol. 2016;134(6):651–7.

34. Rao R, Jonsson NJ, Ventura C, et al. Plus disease in retinopathy of prematurity: diagnostic impact of field of view. Retina. 2012;32(6):1148–55.

35. Kim SJ, Campbell JP, Kalpathy-Cramer J, et al. Accuracy and reliability of eye-based vs quadrant-based diagnosis of plus disease in retinopathy of prematurity. JAMA Ophthalmol. 2018;136(6):648–55.

36. Reynolds JD, Dobson V, Quinn GE, et al. Evidence-based screening criteria for retinopathy of prematurity: natural history data from the CRYO-ROP and LIGHT-ROP studies. Arch Ophthalmol. 2002;120(11):1470–6.

37. Fleck BW, Williams C, Juszczak E, et al. An international comparison of retinopathy of prematurity grading performance within the Benefits of Oxygen Saturation Targeting II trials. Eye (Lond). 2018;32(1):74–80.

38. Wittenberg LA, Jonsson NJ, Chan RV, Chiang MF. Computer-based image analysis for plus disease diagnosis in retinopathy of prematurity. J Pediatr Ophthalmol Strabismus. 2012;49(1):11–9; quiz 10, 20.

39. Wallace DK, Zhao Z, Freedman SF. A pilot study using "ROPtool" to quantify plus disease in retinopathy of prematurity. J AAPOS. 2007;11(4):381–7.

40. Gelman R, Jiang L, Du YE, Martinez-Perez ME, Flynn JT, Chiang MF. Plus disease in retinopathy of prematurity: pilot study of computer-based and expert diagnosis. J AAPOS. 2007;11(6):532–40.

41. Shah DN, Wilson CM, Ying GS, et al. Comparison of expert graders to computer-assisted image analysis of the retina in retinopathy of prematurity. Br J Ophthalmol. 2011;95(10):1442–5.

42. Chiang MF, Gelman R, Jiang L, Martinez-Perez ME, Du YE, Flynn JT. Plus disease in retinopathy of prematurity: an analysis of diagnostic performance. Trans Am Ophthalmol Soc. 2007;105:73–84. discussion 84-75.

43. Koreen S, Gelman R, Martinez-Perez ME, et al. Evaluation of a computer-based system for plus disease diagnosis in retinopathy of prematurity. Ophthalmology. 2007;114(12):e59–67.

44. Wilson CM, Wong K, Ng J, Cocker KD, Ells AL, Fielder AR. Digital image analysis in retinopathy of prematurity: a comparison of vessel selection methods. J AAPOS. 2012;16(3):223–8.

45. Ataer-Cansizoglu E, Bolon-Canedo V, Campbell JP, et al. Computer-based image analysis for plus disease diagnosis in retinopathy of prematurity: performance of the "i-ROP" system and image features associated with expert diagnosis. Transl Vis Sci Technol. 2015;4(6):5.

46. Mao J, Luo Y, Liu L, et al. Automated diagnosis and quantitative analysis of plus disease in retinopathy of prematurity based on deep convolutional neural networks. Acta Ophthalmol. 2019.

47. Graziani M, Brown JM, Andrearczyk V, et al. Improved interpretability for computer-aided severity assessment of retinopathy of prematurity. SPIE Medical Imaging. San Diego, CA; 2019.

48. Brown JM, Campbell JP, Beers A, et al. Automated diagnosis of plus disease in retinopathy of prematurity using deep convolutional neural networks. JAMA Ophthalmol. 2018;136(7):803–10.

49. Worrall DE, Wilson CM, Brostow GJ. Automated retinopathy of prematurity case detection with convolutional neural networks. Deep learning and data labeling for medical applications. Athens; 2016.

50. Redd TK, Campbell JP, Brown JM, et al. Evaluation of a deep learning image assessment system for detecting severe retinopathy of prematurity. Br J Ophthalmol. 2018.

51. Taylor S, Brown JM, Gupta K, et al. Monitoring disease progression with a quantitative severity scale for retinopathy of prematurity using deep learning. JAMA Ophthalmol. 2019.

52. Gupta K, Campbell JP, Taylor S, et al. A quantitative severity scale for retinopathy of prematurity using deep learning to monitor disease regression after treatment. JAMA Ophthalmol. 2019.

53. Yildiz VM, Tian P, Yildiz I, et al. Plus disease in retinopathy of prematurity: convolutional neural network

performance using a combined neural network and feature extraction approach. 2020;9(2).

54. Ataer-Cansizoglu E, You S, Kalpathy-Cramer J, Keck K, Chiang MF, Erdogmus D. OBSERVER AND FEATURE ANALYSIS ON DIAGNOSIS OF RETINOPATHY OF PREMATURITY. IEEE Int Workshop Mach Learn Signal Process. 2012:1–6.

55. Mulay S, Ram K, Sivaprakasam M, Vinekar A. Early detection of retinopathy of prematurity stage using deep learning approach. Paper presented at: SPIE Medical Imaging, 2019, San Diego, CA.

56. Zhao J, Lei B, Wu Z, et al. A deep learning framework for identifying zone I in RetCam images. Vol **7**. IEEE Access; 2019. p. 103530–7.

57. Wang J, Ju R, Chen Y, et al. Automated retinopathy of prematurity screening using deep neural networks. EBioMedicine. 2018;35:361–8.

58. Hu J, Chen Y, Zhong J, Ju R, Yi Z. Automated analysis for retinopathy of prematurity by deep neural networks. IEEE Trans Med Imaging. 2019;38(1):269–79.

59. Coyner AS, Swan R, Brown JM, et al. Deep learning for image quality assessment of fundus images in retinopathy of prematurity. AMIA Annu Symp Proc. 2018;2018:1224–32.

60. Coyner AS, Swan R, Campbell JP, et al. Automated fundus image quality assessment in retinopathy of prematurity using deep convolutional neural networks. Ophthalmol Retina. 2019;3(5):444–50.

61. Scruggs BA, Chan RVP, Kalpathy-Cramer J, Chiang MF, Campbell JP. Artificial Intelligence in Retinopathy of Prematurity Diagnosis. Transl Vis Sci Technol. 2020;9(2).

62. Campbell JP. Why do we still rely on ophthalmoscopy to diagnose retinopathy of prematurity? JAMA Ophthalmol. 2018;136(7):759–60.

63. De Fauw J, Ledsam JR, Romera-Paredes B, et al. Clinically applicable deep learning for diagnosis and referral in retinal disease. Nat Med. 2018;24(9):1342–50.

64. Ting DSW, Peng L, Varadarajan AV, et al. Deep learning in ophthalmology: the technical and clinical considerations. Prog Retin Eye Res. 2019.

65. Reid JE, Eaton E. Artificial intelligence for pediatric ophthalmology. Curr Opin Ophthalmol. 2019;30(5):337–46.

66. Shah NH, Milstein A, Bagley SC. Making machine learning models clinically useful. JAMA. 2019.

67. Patel SN, Martinez-Castellanos MA, Berrones-Medina D, et al. Assessment of a tele-education system to enhance retinopathy of prematurity training by international ophthalmologists-in-training in Mexico. Ophthalmology. 2017;124(7):953–61.

68. Campbell JP, Swan R, Jonas K, et al. Implementation and evaluation of a tele-education system for the diagnosis of ophthalmic disease by international trainees. AMIA Annu Symp Proc. 2015;2015:366–75.

69. Chan RV, Patel SN, Ryan MC, et al. The Global Education Network for Retinopathy of Prematurity (Gen-Rop): development, implementation, and evaluation of a novel tele-education system (An American Ophthalmological Society Thesis). Trans Am Ophthalmol Soc. 2015;113:T2.

70. Al-Khaled T, Mikhail M, Jonas KE, et al. Training of residents and fellows in retinopathy of prematurity around the world: an international web-based survey. J Pediatr Ophthalmol Strabismus. 2019;56(5):282–7.

71. Paul Chan RV, Williams SL, Yonekawa Y, Weissgold DJ, Lee TC, Chiang MF. Accuracy of retinopathy of prematurity diagnosis by retinal fellows. Retina. 2010;30(6):958–65.

72. Myung JS, Paul Chan RV, Espiritu MJ, et al. Accuracy of retinopathy of prematurity image-based diagnosis by pediatric ophthalmology fellows: implications for training. J AAPOS. 2011;15(6):573–8.

第11章
人工智能在糖尿病视网膜病变中的应用

Andrzej Grzybowski，Piotr Brona

糖尿病视网膜病变的流行病学研究

在过去的 30 多年间，糖尿病患者的数量从 1980 年的 1.08 亿增加到了 2014 年的 4.22 亿，增加了四倍多。与此同时，成人糖尿病发病率几乎翻了一番，达到 8.5%[1]。根据预测，到 2035 年将有 5.92 亿人罹患糖尿病，其中中低收入地区的发病率上升幅度最大[2]。毫无疑问，糖尿病对全球健康构成了巨大威胁。糖尿病是一种世界性的疾病，无论是富裕、资源丰富的国家，还是贫穷的发展中国家都是如此。糖尿病可能会导致许多严重并发症，每一种并发症都具有一定的发病率，并且需要不同专业的、高素质的医务人员来诊断和治疗。这对无法有效提供医疗服务或对提供医疗服务缺乏资金机构均带来了挑战。

糖尿病视网膜病变（DR）是糖尿病的主要并发症之一，也是全球成年劳动力人群失明的主要原因[3]。

DR 和增生型糖尿病视网膜病变（PDR）的发病率在 1 型和 2 型糖尿病之间，以及在世界不同地区之间有所不同。据报道，在大多数研究中，2 型糖尿病患者中 DR 的发病率为 20%~40%。根据不同的报道，在欧洲和美国的 1 型糖尿病中，DR 的发病率差异很大，范围为 36.5%~93.6%[3]。在 DR 患者中，大约 1/3 的人可能患有威胁视力的 PDR 或糖尿病性黄斑水肿（DME）。总体来说，与亚洲地区相比，西方地区的 DR 发病率更高[3]。但新加坡是一个明显的例外，其 DR 发病率较其他亚洲地区国家要高，与西方发达国家 DR 的发病率相当。

在一些地区，糖尿病患者中 DR 的发病率似乎也在增加。西班牙的一项研究发现，在 8 年的随访中 DR 的年发病率几乎增加了 1%，从 2007 年的 8.09%上升到 2014 年的 8.99%，同时，DME 的发病率也在增加[4]。世界范围内人口的增加以及糖尿病发病率和 DR 发病率的上升，都导致糖尿病眼部并发症的患者数量不断增加。

这不仅增加全球 PDR 和 DME 的负担，也预示着其他糖尿病并发症，如糖尿病肾病、周围神经病变和心血管事件的增加[3]。

DR 的传统筛查方案：远程医疗

全世界有许多 DR 筛查计划，其覆盖率和周期各不相同。然而，只有少数几个国家能够成功地建立，并持续在国家层面上进行 DR 筛查，最突出的是英国和新加坡。丹麦境内似乎也有类似计划在运作，但有关它的信息却很少。

英国

英国的每个地区都建立了本地的筛查计划。其具体的方案和评级方法各不相同，但都是基于数字彩色眼底照相。这些计划覆盖了所有 12 岁以上、至少一只眼睛有光感的糖尿病患者。

英格兰

NHS 糖尿病眼科筛查计划（NDESP）是 2006 年设立的英国筛查计划的延续。患者每年就诊时都会接受筛查：散瞳后每只眼睛拍摄两张眼底图像：一张以黄斑为中心，一张以视盘为中心。这些图像将会以数字形式发送到某一个中央评级中心。这一计划的实施规模之大令人印象深刻。2015—2016 年，该计划覆盖了 250 多万糖尿病患者的筛查，受检率为 82.8%[5]。这也让我们对 DR 在当地人群中的流行病学有了深入的了解。2015—2016 年，筛查使得近 8000 例疑似 PDR 患者紧急转诊，逾 5.2 万例疑似黄斑病变或增殖前期 DR 患者被转诊，占 DR 患者的 2.8%。

上述筛查计划有望将英格兰法定盲人的数量从 4200 人减少到 1000 人以下。这个目标似乎已经实现：2014 年的一份报告显示，英格兰和威尔士在 50 年来首次将 DR 从主要致盲眼病的名单中剔除[5]。

威尔士

成立于 2002 年的威尔士 DR 筛查服务（DRSSW）是一项流动筛查服务。与英格兰类似，每只眼拍摄两张眼底图像。患有威胁视力的 DR 患者将被转诊到医院的眼底病科。30 个筛查团队服务于威尔士的 220 个地区，覆盖了 80% 以上的患者。

苏格兰

苏格兰在 2006 年开始了 DR 筛查。苏格兰护理信息–糖尿病协作数据库自动识别符合条件的患者。筛查时每只眼睛拍摄一张以黄斑为中心的图像，必要时散瞳。随后图像被发送到评级中心进行评级。得益于自动识别系统，使患者覆盖率达到 99% 以上。

北爱尔兰

北爱尔兰糖尿病视网膜病变筛查计划（NIDRSP）成立于 2002 年。它在功能上类似于威尔士的 DRSSW 计划。全科医生筛选患者进入该计划，之后由经过训练的阅片者对眼底图像进行评级。

爱尔兰

2008 年 DR 筛查首次被确定为一个关键目标，但直到 2013 年才以糖尿病视网膜筛查的名义实施。爱尔兰计划对 12 岁及以上的糖尿病患者进行筛查。该计划每年由固定的和移动的社区筛查中心根据眼底图像，监控 DR 的筛查和治疗。在评级和质量控制方面,严格执行英国标准。根据最新的报道,筛查覆盖率约为 67%,与开始进行筛查时相比,这一比例已大幅提升[6]。

新加坡

新加坡在 1991 年就开始了广泛的 DR 筛查。该计划选择宝丽来免散瞳眼底照相设备进行图像采集,该设备可以由训练有素的工作人员操作,而不限于眼科医生。图像采集后再由当地医疗机构的眼科医生阅片。这是新加坡第一个全国性的 DR 筛查计划。现在新加坡糖尿病视网膜病变综合方案(SIDRP)是新加坡最新的筛查计划。技术的进步为新计划的启动提供了可能。该计划以配备眼底照相设备的初级保健诊所和拥有训练有素的阅片专家的阅片中心为基础,目标是在筛查后 24 小时内得出结果。

成本–效益分析表明,与以前的筛查模式相比,这种基于远程医疗的模式为每位患者节省了 173 美元的成本。而在以前的筛查模式中,对图像进行评级的是接受了特殊培训的家庭医生[7]。

地区筛查

除了既定的国家筛查计划外,世界各地都有大量规模较小的地区筛查计划。其中一些是每年对固定的人口数量进行筛查的长期项目,而大多数是不持续的或单次的筛查。尽管尝试了这么多筛查项目,但只有上述几个国家能够在全国范围内实施筛查,这进一步突显了这项工作的难度。

糖尿病视网膜病变的自动筛查

采用计算机程序评估 DR 眼底图像的想法并不新鲜。目前,能找到最早的报道是在 1996 年 Gardner 和他的同事发表的研究结果。作者建立了一个神经网络系统,并使用了 147 张糖尿病患者眼底图像和 32 张正常眼底图像对其进行训练,使该系统能识别任意眼底图像的特殊特征,包括血管、出血和渗出。由于包括计算能力在内的许多限制,每张图像被分成 20 或 30 个像素宽的小方块,随后由眼科医生判断图片是否包含有血管、渗出物、出血、微血管瘤或者是没有血管的正常视网膜[8]。

2000 年进行的另一项研究描述了一种混合技术,该技术使用旨在增强图像中圆形特征的算法来识别眼底图像中的微动脉瘤。随后通过神经网络系统对其进行评估,以确定所提取的圆形特征的意义。然后,再用临床医生的判断进行验证,该系统对微动脉瘤图像有着敏感的检出率(81%)[9]。

21 世纪初,许多研究在没有使用神经网络系统的情况下,依靠各种预先建立的图像分析技术,能够自动检测眼底图像中的解剖标志(视盘、血管和中央凹等),以及与之相匹配的专门设计的检测的 DR 的特征算法。其中,一个被称为 Retinalyze 的系统发表的前 3 份报告显示出该系统具有相对较好的敏感性(71%~93%)及特异性(72%~86%),我们后续章节也对该系统进行了讨论;但这些报告是基于一些小样本研究,其中最大规模的研究为 137 例患者[10,11]。

上述所有研究都是在前数字化时代进

行的,这意味着从眼底相机拍摄到幻灯片形式的图像必须通过人来进行扫描,从而获得一个可以使用幻灯片阅读器或扫描仪来评估图像的可行数字版本。这一过程非常耗时,需要专门的设备,而且额外的处理步骤会带来潜在的图像伪影和图片质量损失。缺乏眼底图像的中央数据库和数字化存储,使得训练系统和验证系统的图像很难获得。因此,与使用数万张眼底图像来建立和验证系统的现代模型相比,之前大多数研究使用的图像数量较少。

尽管当时自动化筛查在技术上受到严重限制,但许多人已经尝试设计合适的筛查方法,并且已经认识到了新技术具有取代以人为基础的评级系统的潜力。

深度学习算法

在接下来的几年里,随着数字化程度的提高,使用自动图像分析成为可能。直到2010年代,专家们设计了检测 DR 特定特征(如微动脉瘤或出血)的算法。DL 软件呈现出一个整体眼底图像和对该图像的预先设定结果。在分析图像(通常是数千张)的过程中,它开始能够区分不同结果的图像,而将不同结果分开的方法不必由其设计者明确指定。基于 DL 的 DR 检测系统的准确性显著提高。Abramoff 和他的同事报道了 DL 技术的引入如何使已建立的、经典设计的自动化 DR 软件-爱荷华州检测计划得到了重大改进。基于公开的有/无 DR 的眼底图像集 Messidor-2 数据库,该系统敏感性从 94.4% 提高到 96.8%,特异性置信区间从 55.7%~63% 的提高到 87%[12]。不同于爱荷华州检测计划在现有算法的基础上增加 DL 功能,目前许多其他方案试图建立全新的基于 DL 的

DR 检测软件。利用 AI 建立自动化或半自动化筛查,将在敏感性和特异性、成像方式和图像的评级能力之间取得平衡,所有这些都需要与成本进行权衡。成本-效益平衡不是一成不变的,它的数值取决于以下参数与相关人群特征的关系:例如,DR 和威胁视力 DR 的发病率、治疗的可行性、成本及熟练人员的配置等。最近的一篇论文探讨了在广泛筛查中实施新型 AI DR 解决方案时进行卫生经济评估和安全分析的潜在方法[13]。在新加坡和英国等发达国家,DL DR 检测具有成本效益。然而,目前没有公开发表的研究探讨,在没有进行远程眼科筛查计划的国家和其他受限于资源的国家实施 AI DR 筛查的可行性,详见表 11.1[13]。

接下来描述的是基于 AI 的糖尿病视网膜病变检测的几个重要软件。

IDx-DR

IDx-DR 是将上述 DR 筛查算法与图像质量评估,以及反馈系统相结合的 DR 筛选方案。用户通过使用 IDx-DR 客户端完成图像的提交,该客户端是一款独立的软件,有一个特别的系统,可以重新提交被认为质量过低的图像。根据 ICDR 评级标准或糖尿病黄斑水肿症状,阳性结果的阈值被设定为超过轻度的糖尿病视网膜病变。IDx-DR 还提供了另一个显示具有威胁视力的 DR 的结果等级,表示怀疑有更严重的、可能是增殖性的 DR。筛查基于每位患者 4 张眼底图像,每只眼睛 2 张,其中一张以黄斑为中心,另一张以视盘为中心,所有图像都需要提交才能产生结果。该算法能够利用 2 张图像的重叠来减少一些图片质量的损失(图 11.1)。

在前端,虽然用户看到的是无 DR、轻度

表 11.1　截至 2020 年可使用的 DR DL 算法汇总表

软件名称	发源地	分类标准	评价
IDx-DR	美国	每例患者 rDR/非 rDR	FDA 批准的第一部 AI 自动诊断设备
			欧盟认证 Ⅱa 级医用设备
Eyeart	美国	每例患者 rDR/非 rDR	FDA 批准的第二部 AI 设备,并经加拿大 FDA 认证
			欧盟认证 Ⅱa 级医用设备
RetmarkerDR	葡萄牙	DR/非 DR	既往在葡萄牙各种筛查活动中使用欧盟认证 Ⅱa 级
		微动脉瘤换算率	医用设备
			欧盟认证 Ⅱa 级医用设备
SELENA +	新加坡	每例患者 rDR/非 rDR	计划将在新加坡全国范围内实施 DR 筛查
Google algorithm	美国	每张图像 rDR/非 rDR	在印度、泰国实施的基于真实世界的研究,目前没有
			正式的软件包可供研究之外的人使用
MediosAI	印度	每例患者 rDR/非 rDR	集成于一个与 Remidio 眼底设备配对的离线智能手
			机应用
Verisee	中国台湾	rDR/非 rDR	相对较新的算法,已通过与 FDA 类似的中国台湾设
			备管理机构批准
Pegasus	英国	rDR/非 rDR	由 Orbis 非营利组织运营
RetCAD	荷兰	rDR/非 rDR	可识别需转诊的 AMD
Retinalyze	丹麦	每张图像,视网膜改	可识别 AMD 相关改变,还提供了一个青光眼自动筛
		变/无视网膜改变	查版块
OphtAI	法国	每例患者 rDR/非 rDR	可识别青光眼和 AMD
		和 DR 分级	

DR,糖尿病视网膜病变;AMD,年龄相关性黄斑变性。

以上的 DR(mtmDR)、威胁视力的 DR 和成像质量不足,这 4 种类别中的一种筛选结果,但在后端 Dx-DR 将产生一个数值,表示其对 mtmDR 可能性的评估。目前,它根据定义的界限将患者分类为适当的类别,从理论上讲这意味着 IDx-DR 的输出,可以根据特定筛查计划的需要进行调整,以最大限度地提高敏感性或特异性。

IDx-DR 是第一个获得美国 FDA 批准的自主诊断软件,也是医学领域最早获得 FDA 批准的基于 AI 的软件之一。在一项同名的重大试验中,对 IDx-DR 软件在真实世界中的应用中进行了研究。在初级保健机构中,分别使用 IDx-DR 和 Topcon NW-400 自动眼底相机对将近 900 位患者进行了筛查。操作 IDx-DR 客户端和拍摄眼底图像的工作人员并不是 IDx-DR 工作人员或临床试验人员,而是那些接受过标准化培训的试验机构的员工。这一点尤为重要,因为在大规模 DR 筛查的情况下,专业的眼底照相人员可能很难普及,必要的技术设备也很难获得。在之前的 IDx-DR 和其他 AI 算法的试验中,AI 的性能通常与专业人员在相同可用信息(主要是眼底图像)下的评级进行比较。有时为了提高 AI 所依据的人类评级标准的准确性,常常要求几个人同时对每一张

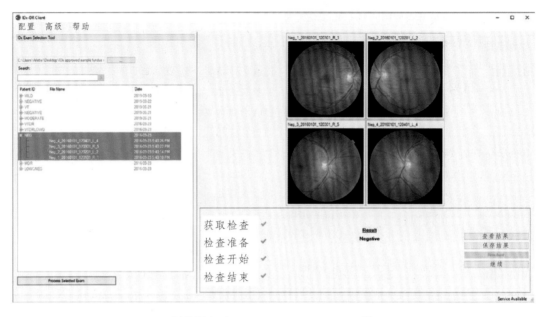

图 11.1　IDx-DR 图像提交页。（Printed with Permission ⓒ IDx Technologies）

图像进行评级，在一致的情况下再与 AI 评级进行比较。这项试验采取了更严格、更极端的方法，即给人工评级提供更多可用的信息，同时将人工智能限制在相对缺乏经验的工作人员拍摄的、使用了自动眼底照相机和选择性散瞳的 4 张眼底图像上。而与之比较的是由专业技术人员拍摄的 4 张立体的、宽视野眼底图像，并由一个成熟的独立阅片中心——威斯康星州眼底图像阅片中心进行评级。此外，临床上有意义的糖尿病性黄斑水肿的认定是根据黄斑 OCT 另行确定的，这当然也是算法无法获得的。但是在诸多不利条件的情况下，AI 仍然能够超过试验开始前设定的所有终点，终点的敏感性为 87.2%（>85%），特异性为 90.7%（>82.5%），有效成像率为 96.1%（由阅片中心认为有效成像的患者中）。FDA 允许 IDx-DR 在美国境内运行的里程碑式的决定在很大程度上是基于这项研究的结果[14]。在美国，根据FDA批准的用法，IDx-DR 需要与 Topcon NW-

400 免散瞳眼底相机配合使用。

在这项研究之前，也有一些 IDx-DR 相关的研究发表，但都没有意义。值得注意的是，它在 Messidor-2 数据集上的表现明显高于上述试验，敏感性和特异性分别为 96.8%和 87%。在荷兰进行的另一项真实世界研究中，通过对荷兰糖尿病护理系统内的 1410 位患者进行筛查，3 位专家根据 ICDR 和 EURODIAB 的评级标准对生成的图像进行评级，结果根据所用的评级标准，算法性能有很大的差异。使用 EURODIAB 时 IDx-DR 的敏感性和特异性分别为 91%和 84%，而使用 ICDR 时敏感性和特异性分别为 68%和 86%。使用 ICDR 标准时系统性能明显较低，可以归因于 ICDR 的一条原则：有单个出血就会至少判读为中度 DR。作者指出，如果这一条原则改变，敏感性将从 68%变化到 96.1%[15]。

上述结果很好地说明了评级标准的重要性。到目前为止，在不同的研究中使用了许多不同的标准：EURODIAB，ICDR，ET-

DRS，甚至一些研究使用了当地的评级指南，每一项指标都对发布的最终结果和功效产生重要的影响。建立 DR 筛查的首要问题，也是最重要的问题是"筛查的目的是什么？"最简单的情况，DR 筛查的目的是找到需要到眼科专科门诊就诊的患者。发达国家的传统筛查计划似乎也是如此。然而，由于地区和可使用资源的差异，这种情况可能会改变。在经济发展落后的国家，眼科医生严重不足，患者获得及时治疗的机会也大大降低，那么转诊的门槛可能也随之提高。然而，用于测量和鉴定眼底改变的量表，必须能够体现出 DR 进展的风险和视力损害的风险（图 11.2）。

Retinalyze

Retinalyze 是丹麦开发的 DR 筛查系统。它是最早发布的自动化 DR 分析系统之一，早在 2003 年就首次发表了基于 35mm 眼底照相范围下，该系统性能的初步报告。该系统的特点为基于网络接口可以得出任一图像的结果：在安全的互联网协议下，图像通过接口提交，根据图像检测到的视网膜变化的数量/严重程度，结果为无视网膜病变、轻度视网膜病变或重度视网膜病变。Retinalyze 的另一个有趣的特点是图像会强调检测到的视网膜病变，并对其进行标注，因此一眼便能看到导出最终结果的证据。自开发以来，该系统经历了一段不活跃的时期，但随着现代 ML 技术的进步，2013 年它再次进入我们的视野。根据之前的法规，它通过了欧洲（CE）一级认证。此外，除了能筛查 DR 之外，该系统还可采用同样的眼底图像实现老年黄斑变性和青光眼的筛查。

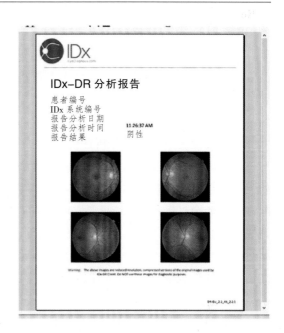

图 11.2　IDX-DR 结果页。（Printed with Permission ⓒ IDx Technologies）

RetmarkerDR

Retmarker 是源自葡萄牙的 DR 检测系统。它是首批成功应用于现实生活筛查，而非仅用于临床试验的 AI 筛查工具之一。早在 2001 年，葡萄牙中部地区就建立了一个长期的 DR 筛查计划。2011 年，RetmarkerDR 就被应用到已有的 DR 人工评级筛查系统中。该筛查由几组使用移动眼底照相仪的工作人员进行，这些筛查小组在 12 个月的时间里，按照规定路线在不同的医疗机构之间轮换，每年都如此重复。没有 DR 治疗史的糖尿病患者被要求在当地的医疗中心进行筛查，这些筛查图像随后被整理并每周发送至一个集中的阅片中心（图 11.3）。

Retmarker 软件对提交的图像进行初步分析，算法检测到的质量较差的图像，以及被算法检测为存在 DR 信号，或复查时检测到 DR 进展的图像都将被送至人工评级。此外,Retmarker 用来初步进行"病变"或"无病变"分类,而"病变"组将被发送至人工评级评估。为了保证质量,在人工评级人员对 AI 结果未知的前提下,也会挑选一定数量的"无病变"图像发送给人工分析评估。

由于假阴性很少被发现,这种 AI 算法检测 DR 有着非常高的敏感性,但同时在特异性上可能会打折扣。可是只要它能给人工评级筛选有意义的图像,不遗漏晚期病例,该过程就可能具有资源效益,因为即使是 50% 的特异性也意味着人工评级工作量几乎减半。

Retmarker 区别于其他 AI 算法的一个显著特征是它能够比较之前检查拍摄的眼底图像,持续追踪视网膜的变化,并确定病变是否发生进展。这就引出了另一有趣的方向——追踪微动脉瘤变化。随着时间的推移,已有的微动脉瘤会消失,新的微动脉瘤会形成。使用传统的、人工评定的方法来跟踪这些变化非常耗费人力,但对于 AI 来说,却几乎在瞬时即可做到。微动脉瘤出现和消失的比率称为微动脉瘤转换率。许多已发表的研究表明,该参数有望在未来用于预测 DR 进展[9,16-18]。尽管这些研究一直将微动脉瘤转换率的增加与 DR 的进展联系在一起,但要在两者之间建立具有临床意义且可评估的联系,仍需要进一步的研究(图 11.4)。

除了作为葡萄牙筛查系统一部分,RetmarkerDR 还参与了 AI 筛查 DR 研究开始以来唯一一个系统与系统之间正面比较的研究[19]。这项研究是为了评估将 AI DR 筛查软件引入英国现有的 DR 筛查计划的可行性。研究邀请 AI DR 筛查软件制造商提交他们的算法进行测试。有 3 个系统参加了测试:RetmarkerDR、Eyeart 和 iGradingM。由于技术问题,苏格兰研发的 DR 检测软件 iGradingM 被取消了研究资格,其母公司也已解散。该研究涉及来自英国 DR 筛查中心的 20 000 多例患者连续的常规筛查随访所拍

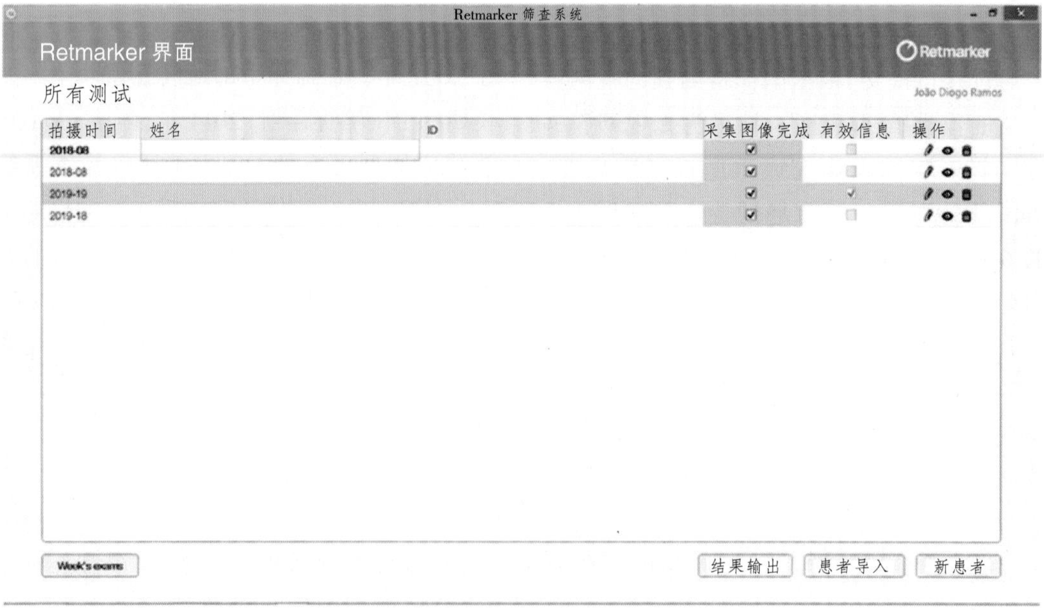

图 11.3　RetmarkerDR 筛查系统。

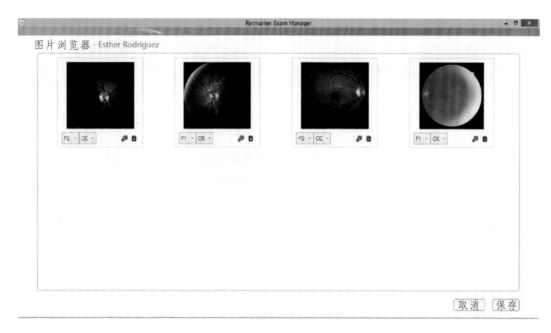

图 11.4　RetmarkerDR 图像提交。

摄的图像,这些图像之前根据国家筛查协议通过系统进行了评级,AI 及人工评级之间存在差异的将被送到外部阅片中心。研究指标包括了检测 DR 以及需要转诊 DR 的效率和成本效益[19]。该研究得出了以下关于敏感性的结论:

• EyeArt 系统筛查敏感性:检测任意视网膜病变的敏感性为 94.7%,需要转诊视网膜病变的敏感性为 93.8%(人工分级为不可分级的、伴有黄斑病变的、增殖前期的或增殖期的),增殖性视网膜病变的敏感性为 99.6%。

• Retmarker 系统筛查敏感性:检测任意视网膜病变的敏感性为 73.0%,需要转诊视网膜病变的敏感性为 85.0%,增殖性视网膜病变的敏感性为 97.9%。

有关特异性的结论:

• Eyeart 对任意 DR 筛查的特异性为 20%。

• Retmarker 对任意 DR 筛查的特异性

为 52.3%。

虽然 Eyeart 的敏感性水平要高得多,但特异性的情况正好相反。值得注意的是,无论是与自身,还是与其他系统最近的对比研究结果,发现这两个系统的特异性水平都非常低。究其原因, 虽然这项研究最初是在 2016 年发表的, 但研究工作是在几年前便已开展,在这段时间里,ML 和图像分析方法得到了显著改进,建立的算法也得以升级。

Eyeart

正如上文所述,Eyeart 是英国筛查项目待选的第二个软件,由总部位于美国洛杉矶的 Eyenuk 公司开发。此外,其还提供了另一款产品——Eyemark,与 Retmarker 类似,其能测量微动脉瘤转换率,可用于追踪 DR 进展。Eyeart 能够为每例患者拍摄不同数量的照片,这使得它不同于其他竞争对手,可以在不需要进一步调整的情况下,适用于各种筛查场景。这解决了许多问题，如 IDx-DR 就是很好的注解，其通过特殊修改接受了像 Messidor-2 数据集的每眼单图输入，取代了其原来经典的两图输入。

与眼部医疗图像管理系统 (EyePACS) 评分相比，Eyeart 对 78 685 例患者 (共 627 490 张图像) 的数据库中，需要转诊/不需要转诊的结果进行了回顾性验证，最终筛查的敏感性为 91.7%，特异性为 91.5%，然而，在网上只有该研究的摘要。目前，Eyeart 正在进一步研究该问题，并准备发表一项完整的研究报告。研究对 EyePACS 数据库中超过 10 万位连续筛查的患者进行了验证。研究人员分析了 2014—2015 年从 404 家初级保健机构收集的 850 908 张图像，每位患者通常要拍摄 8 张图像，每只眼睛拍摄 4 张：一张外眼、一张以黄斑为中心、一张以视盘为中心和一张视盘颞侧图像，没有患者因为拍摄的图像数量或分辨率而被剔除在外，其中散瞳图像 (46%) 及未散瞳图像 (54%) 几乎持平，最终检测到需要转诊 DR 的敏感性为 91.3%，特异性为 91.1%，这与之前部分结果一致。检测需要治疗的更严重的 DR (重度或增殖性 DR) 的敏感性为 98.5%，检测 CSME 的敏感性为 97.1% (与使用相同眼底图像的人工评级相比)。系统的准确性与散瞳与否无关联，检测可治疗 DR 的敏感性分别为 98.0% (未散瞳) 和 98.8% (散瞳)。只有 910 例患者 (不到 1%) 被 Eyeart 认定是不能进行筛查评级的，其中 198 例被人工评级认定为不适合评级。然而，在的筛查 910 例患者中超过 1/3 的患者有严重或增殖性 DR。因此作者指出，为了患者安全，该系统将无法进行筛查评级的患者均视为阳性[20]。

Eyeart 分析了超过 10 万次的筛查，在不到 2 天的时间里拍摄了近 100 万张图像[20]。假定每张图像平均需要 30 秒的阅片时间，同样的任务将需要大约 7000 个小时或需要大约 4 名全职阅片医生工作一整年，足以证明计算机的分析能力之强。当然在实际的筛查场景中，没有人能一次对数千张图像进行分级，并在筛查后几分钟内快速给出令人满意的结果，但 AI 却能完全做到这一点 (图 11.5 和图 11.6)。

尽管 Eyeart 与上述英国 AI DR 筛查可行性研究结果相比，在特异性上存在很大差异，但两者在敏感性方面却显示出类似的结论[19,21]。如前所述，这些研究并不是在同一时期内完成的，因此系统的改进升级可能是其准确性提高的原因。事实上，作者自己也描述了 Eyeart 1.2 版本 (仍然基于传统的图像分析技术)，包含多个 CNN 的改进。

Eyeart 同时也对 Messidor-2 数据集进行了检测：需要转诊 DR 筛查敏感性为 93.8%，特异性为 72.2%。重要的是，该数据集没有附加预定义的结果或评级，因此需要一组单独的阅片人员来判断是否符合 AI 评级的标准，但该评级对于每项研究都是独立的，进一步阻碍了直接对比任意系统的能力。

Eyeart 公司最近公布了迄今为止最具说服力的临床试验结果，与 IDx-DR pivotal 试验类似，这项研究同样也是预先注册的，总共筛查了 893 例患者。筛查在初级保健诊所进行，首先拍摄 2 个视野的非散瞳眼底照相，其次是 4 个视野的散瞳后眼底照相。基于双视野眼底照相及外部阅片中心 (Wisconsin 眼底照相阅片中心，如 IDx-DR 试验中使用的) 评级结果，该研究比较了 Eyeart 使用单眼 4 个视野的眼底立体图像检测 CS-DME、中度非增殖性 DR 或更严重 DR 的能力。当采用非散瞳筛查时，EyeArt 的敏感性高达 95.5%，特异性高达 86%，分级能力为

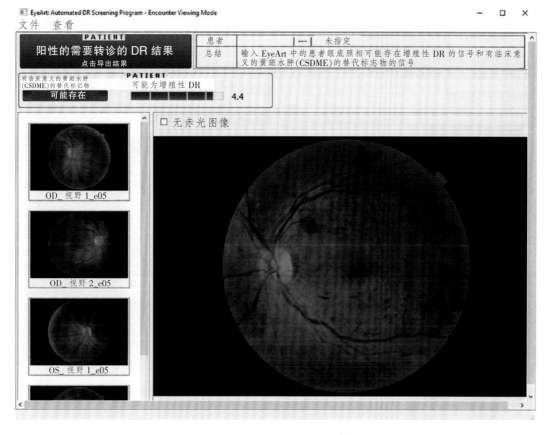

图 11.5　EyeArt 结果页面。

87.5%。当对最初无法分级的患者进行散瞳后，系统的总体评级能力上升至 97.4%，敏感性保持一致，特异性上升至 86.5%。尽管该试验不涉及用于检测 DME 的 OCT 检查，但在其他所有方面，这项试验似乎与 IDx-DR 临床试验相似，这两个系统的准确性都有类似的结果。

与 AI 的出色表现相比，另一基于本试验中的一个子集患者应用扩瞳眼底照像检查，其结果令人惊讶。在美国 10 个临床中心包括了一些专业视网膜中心和普通眼科诊所，共检测了 497 例患者，这些患者在眼底照相后进行了散瞳眼底检查。将散瞳眼底检查结果与 Wisconsin 眼底照相阅片中心的 4 个视野立体眼底照相评级结果进行比较发现，尽管基于检眼镜的检查具有 99.5% 的高特异性，但与之相伴的是总体上 28.1% 的低敏感性，即使是在专业的眼底中心，其敏感性也只有 59.1%[22]。这表明，作为初级保健诊所常用的工具之一，使用检眼镜进行人工评级，连眼科医生都对其准确性感到怀疑，那么，其就很难成为一个可行的筛查方案。

最近一项关于 Eyeart 的研究是英国 DR 筛查项目，在 30 000 张图像上进行的，与一项筛查 DR 的 AI 间的比较研究采用了相似的方案和分析模式[19,23]。来自 3 个不同中心的图像按照既定的国家筛查方案进行评级，在 30 405 次筛查中，Eyeart 标记了所有 462 例中度和重度 DR。DR 的总体敏感性为 95.7%，特异性为 54%，虽然特异性再次低于

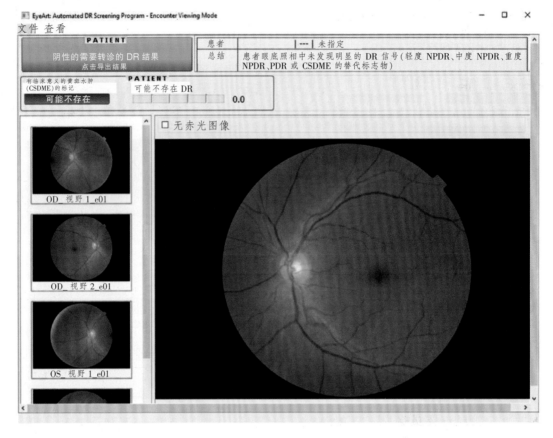

图 11.6　EyeArt 结果页面。

其他研究,但与之前研究中 20% 的特异性相比,仍有非常明显的提高[19,23]。因此,作者认为在目前既定的国家筛查方案中,引入这样一个 AI 系统取代初级评级人员,使整个人工评级的工作量可以减少一半。

"谷歌"算法

　　新的 AI 解决方案在分析眼底照片方面的潜在应用,特别是 DR,不仅引起了较小的独立团队和公司的注意,也引起了行业巨头"谷歌"的注意。这不是谷歌唯一一次涉足医疗 AI 领域,谷歌团队也正在寻找自动分析组织病理学图像和其他相关出版物的非图像分析方案的合作。2016 年,Gulshan 及其同事发表了一项由谷歌公司赞助的 DR 自动筛查算法的研究报告。为了开发该算法,作者从印度和美国的糖尿病筛查患者那里收集了超过 128 000 张以黄斑为中心的图像。为了验证生成的算法,研究者选择了来自同一数据源的未用于创建算法的随机图像集,这些用于开发和验证的图像集是由来自几种不同眼底相机型号的、混合了散瞳和非散瞳照片组成。该算法取得了令人印象深刻的结果,当调整为高敏感性时,该算法敏感性为 96.1%,特异性为 93.9%,当调整为高特异性时,该算法敏感性为 87.0%,特异性为 98.5%。此外,作者用上述法国数据集:Messidor-2 测试了该算法,结果为 97.5% 和 93.4%(高敏感性)以及 90.3% 和 98.1%(高特异性)[24]。尽管样本量大，且准确性是已发表的最高结果之一，但这项研究的突出之处在于它非常重视对人工阅片医生的选择和验证。最初，为了开发数据集，该研究邀请了54 位美国有执照的眼科医生或最后一年的眼科规培生，每人对 20~62 508 张图像进行评级，最终每张图像都被进行 3~7 次评级，图像最终的 DR 情况和评级是根据多数的结果认定的。阅片医生有时会根据同一图像认定为同一结果的频率进行重复评定来衡量其可靠性。16 名阅片医生评定了足够数量的图像以进行可行的计算，并根据这一衡量标准选择排名前 7 或 8 位的眼科医生对验证数据集中的所有图像进行评级。此外，研究还对 26 位阅片医生的 DR 分级进行了组间可信度测量：需要转诊的 16 位阅片医生组间可信度为 94%，26 位阅片医生间组间可信度为 95.5%。

即使从经过委员会认证的眼科医生中选择前后结果最一致的阅片医生，对于 EyePacs-1 数据集中评级为需要转诊 DR 的平均一致率也仅为 77.7%，而所有 8 位阅片医生之间达到完全一致率的概率则不到 20%，对于不需要转诊 DR 的评级，一致率要好得多，可达到 85.1%[24]。尽管强调了一些注意事项，目前普遍认可的人工评级方法和金标准存在一些问题。在 16 位阅片医生中，平均每 100 张图片中有 4 张被同一人进行前后不同的评级，即使在 8 位自我一致性最高的阅片医生中，也仅有 20% 的需要转诊 DR 病例的前后评级结果一致。

在随后 2018 年的一项研究中，进一步探讨了与人工评级有关的问题[25]。在该报道中，作者在 Gulshan 的工作基础上开发了一个改进的算法，算法扩大了训练数据集，并探索了不同于当前的评级协议。作者提出了

一个解决方案：软件输出从 0~1 的数字，每个数字表示其对图像代表 DR 的一个特定严重程度的置信度。尽管未呈现给终端用户，但这似乎与 IDx-DR 实施的后端解决方案非常相似，IDx-DR 也输出了其对超过中度 DR 结果的置信度，这允许相对容易地调整系统的敏感性及特异性平衡，可以在应用中选择侧重于这两者中的任一项。

这项研究最终形成 3 个不同的"评级小组"——EyePacs 评级、注册眼科医生和眼底专家。此外，在眼底专家意见不一致的情况下，引入了一个裁决协议，包括异步和同步裁决，直到达成一致[25]。这与第一版形成了鲜明的对比，第一版仅依赖于多数人的决定，而新算法基于超过 150 万张眼底图像，其中已评级的 3737 张用于微调校正，1958 张图像用于验证。验证集由 3 位视网膜专家先自行评级，随后他们一起对所有图像进行面对面的重复评判。此外，3 位眼科医生独立对图像进行评定，评定的结果被设定为进一步比较的金标准。

所有评级者的特异性都很高，眼科医生为 97.5%、97.9% 和 99.1%，眼底专家为 99.1%、99.3% 和 99.3%。然而，与裁定的评级相比，眼科医生的敏感性要低得多，单独评级时敏感性范围为 75.2%~76.4%，多人决策评级时为 83.8%[25]。即使是眼底专家，单独评级敏感性分别为 74.6%、74.6% 和 82.1%，而多人决策评级的敏感性为 88.1%，也有改进的空间。大多数眼科医生的评级与裁决结果之间的差异源于——遗漏微动脉瘤(36%)、将伪影误判为微动脉瘤或小出血点(20%)和出血分类错误(16%)。

在实施裁决程序并对自主系统进行微调后，该系统达到了与任何眼底专家或眼科医生相媲美的准确性的水平[25]。

根据上述两项研究的经验，科学家们进行了一项前瞻性试验，以评估该算法在真实世界研究中的可行性[26]。该试验在印度的两家医院进行，共有 3049 例糖尿病患者就诊于当地普通眼科和眼底诊所，并进行了远程筛查计划。在就诊期间，主要使用一款小巧、低成本的眼底照相仪——Forus 3nethra 相机拍摄患者以黄斑为中心的 40°~45°眼底图像[26]。所有的图像均未进行散瞳，并且因为他们会继续就诊，所以并未包含患者进一步的治疗决策。随后图像由一位经过培训的非医生评级员及一名眼底专家进行评级。所有的图像都来自两家中心，共 997 例患者经过了 3 位眼底专家的评级，与之前研究所采取的评判过程一致。此外，来自第二家中心的任意图像，人工评级或 AI(5 级 DR 分级和 DME 状况)之间的任何差异也将进行校正。该研究检测需要转诊 DR 的人工评级准确性的结果与之前的研究大致相似——4 位人工评级员的敏感性为 73.4%~88.8%，特异性为 83.5~98.7%。该算法在第一个医院的敏感性为 88.9%，在第二个医院的敏感性为 92.1%，特异性分别为 92.2%和 95.2%[26]。"谷歌"DR 算法是根据许多不同的摄像机拍摄的图像进行训练的，虽然只有 0.3%的图像是由这个特定的眼底照相机拍摄的，但目前其在该设备拍摄的图像上，也显示了良好的性能，表明这个算法可以运用于不同设备拍摄的图像[26]。尽管该算法及其结果有良好的准确性，看起来非常有前景，但作者本人也指出，其还需要更进一步的努力才能应用于临床。首先，由于目前还没有图像质量评估功能，因此只有评审委员会认定为可评级的图像才被纳入这项最新研究，此外，与所有其他算法一样，它们在广泛筛查、与现有临床工作流程整合的方式，以及向外传播的方式仍有待设计和评估。这项最新的研究是专门设计的算法，不干扰现有的临床设置。

SELENA+，新加坡算法

新加坡是少数几个有全国 DR 筛查计划的国家之一，在 DR 检测 DL 测试方面也处于最前沿。Ting 和他的同事使用了来自正在进行的新加坡国家糖尿病视网膜病变筛查计划(SIDRP)的图像，这些图像由两位非医生分级者进行分级，如果分级有冲突，则由一位资深视网膜专家进行评判。训练数据集取自 2010—2013 年的 72 610 幅图像，主验证数据集取自 2014—2015 年的 71 896 幅图像。该系统还使用来自新加坡的多种族人群的图像，以及来自世界各地——中国、非洲裔美国人眼病研究(美国)、皇家维多利亚眼科医院(澳大利亚)、墨西哥和香港大学的筛查研究中，所拍摄的图像进行了有效的验证。以上用于验证筛查的研究包括了 1052~15 798 张图像，总验证数据集为 112 618 张，总患者数超过 5.6 万例。不同研究的参考标准各不相同，但所有研究都包括至少两名分级者，即使图像量最大的研究(n=15 798)也包括了视网膜专家仲裁。

对于取自于新加坡国家糖尿病视网膜病变筛查计划中 2014—2015 年图像数据所构成的主验证数据集，该系统检测需要转诊的 DR 的敏感性为 90.5%，与同一数据集的专业评级员的敏感性(91.5%)及最终的视网膜专家仲裁决定相当。但 91.6%的特异性低于专业评级者的 99.3%。有趣的是，该系统被证明能更好地检测出威胁视力的 DR，其检测率为 100%，而训练有素的评级员仅有 88.6%，这也是以较低的特异性为代价的。由于这项研究包括了多个种族的人口，如马来西亚人、印度人、中国人、白人、非裔美国人和西班牙人，具有巨大的种族多样性，但其只是根据 SIDRP 中图像进行研究，因此，作者分析了其是否存在种族或其他偏差。研究表明该算法在不同种族的患者亚组中结果可信。此外，年龄、性别和血糖控制，并不影响该算法的准确性。

Verisee

Verisee 是中国台湾地区开发的一种算法，最近的一篇论文对其进行了描述。该算法是基于之前在台湾大学单视野眼底相机拍摄的单视野图像开发的[27]。这些图像由两名接受过培训的眼科医生评级，并由一名经验丰富的视网膜专家进行评判。该算法对约 3.7 万张图像进行了训练，其中 1875 张用于验证。验证数据集虽不用于训练，但其是用同一摄像机在同一地点拍摄。该算法对任何 DR 检测的特异性为 92.2%，敏感性为 89.5%，对需要转诊 DR 检测的特异性为 89.2%，敏感性为 90.1%。该算法超过了本研究中眼科医生检测需要转诊 DR 的敏感性（计算值为 71.1%），并且在检测不同类型 DR 方面都比内科医生做得更好（基于图表记录中的诊断结果，敏感性为 64.3%，特异性为 71.9%）。虽然这些结果很有前景，但由于验证数据集的低容量和同质性，算法在其他场景下的性能仍然不确定。尽管如此，该算法已经被中国台湾地区 FDA 批准，并计划在不久将来的实际筛查中运用。

RetCAD

最近在荷兰开发的一个系统，可从眼底图像中联合检测 DR 和 AMD[28]。这是唯一的一项显示算法在同时筛查 AMD 和 DR 方面有效性的研究。与本文描述的其他研究相比，该研究验证数据集相当小，仅包含 600 张图像。然而，该软件具有良好的准确性，并能够很好区分需要转诊 DR 及 AMD，敏感性为 90.1%，特异性为 90.6%[28]。与同样可以检测 AMD 和 DR 的 SELENA 软件不同，该系统这两种疾病是同时检测的，而不是在单独的数据集上测试 AMD 和 DR 的准确性[29]。RetCAD 根据公开的用于 DR 检测的 Messidor-2 数据集，以及用于 AMD 检测的年龄相关性眼病研究数据集进行测试，获得了良好的结果。但是，对于以上所有的数据集，包括开发和验证数据集，只选择了质量好的图像。

OphtAI

OphtAI 是进入商业 AI DR 检测市场的一个相对较新的系统。它起源于法国的两家医疗信息技术公司 Evolucare 和 ADCI 的合资企业，在法国开发，拥有 II a 级 CE 认证。该 DR 算法是基于法国医学影像数据库中超过 275 000 只眼的数据集开发的[30]。它主要是一个基于云计算的服务，可以通过一个网络界面访问（my.ophtai.com），允许每例患者发送 1~6 张图像进行分析，并在几秒钟内提供 DR 分级结果，以及疑似视网膜变化的置信度和热图。OphtAI 也可以作为一个本地托管的平台，具体取决于当地的法规。此外，该软件还能从眼底图像中检测出需要转诊的 DR、糖尿病性黄斑水肿、青光眼和 AMD。下一代的版本除了计划检测 10 种特定的疾病和 27 种疾病体征外，还将检测眼睛的一般健康状况，从而将检测到的疾病数量扩大到 30 种以上。将该 DR 检测算法与 Messidor-2 数据集进行比较，得到了非常好的结果[30,31]。我们希望在未来的几年里，能有更多的关于这个算法的验证和有效性的出版物。

其他人工智能 DR 方案

到目前为止所描述的系统主要集中在图像分析方面。在开发过程中需要克服的障碍之一是眼底影像的拍摄设备和技术，以及它对系统的诊断能力和图像质量有何影响。许多不同的技术人员使用不同的眼底相机，会导致图像质量、分辨率或清晰度发生很大变化。例如，IDx-DR 不仅要配备同一品牌的眼底检查设备，还要配备特定的眼底照相机——Topcon NW-400，在美国才会被批准应用。还有采用计算机技术将每个图像标准化来与系统匹配。另一种思路是，在训练算法时使用多个眼底相机的图像，可以帮助它忽略图像中不相关的、依赖于眼底相机的变化。这种策略似乎适用于大多数开发者，他们的系统对眼底相机使用的最终精确度没有显著影响。这个问题在使用低成本或移动眼底相机的情况下尤为重要。在世界资源贫乏地区引入 DR 筛查不仅在分级方面成本高昂，在设备成本和可携带性方面也是如此。在人口密度低和患者流动性低的地区，建立永久性、固定的筛查点是不太可行的。即使在发达富裕的国家如英国，大范围的筛查也经常会使用移动筛查设备。AI 在糖尿病视网膜病变中的快速发展，不仅没有被那些已经在眼底成像领域成就辉煌的公司所忽视，而且这些公司正在为他们现有的眼底成像设备开发专用的 AI DR 筛查系统。

使用移动设备进行 DR 检测

数字时代的另一项普遍受欢迎的发明是智能手机，它相对低廉的成本和普及性的特点，在可移动、低成本筛查方面似乎很有前景。在一项研究中，Eyeart 软件分析了 296 例患者的视网膜图像，这些图像是用智能手机的附件和 Remidio 眼底软件拍摄的。尽管 Eyeart 算法没有接受过使用智能手机进行眼底照相的培训，但其需要转诊 DR 及威胁视力 DR 的敏感性分别为 99.3% 和 99.1%，特异性分别为 68.8% 和 80.4%[32]。自从这项研究完成后，Remidio 开发了他们自己内部的 DR 分析软件，嵌入他们当前这代手机的眼底软件中（图 11.7）。

Remidio 的 DR 检测系统的软件部分被命名为 Medios AI。这些结果被 V 及其同事应用于另一项类似的研究。该研究应用 Remidio 移动相机拍摄放大的 3 个视野的眼底照片，比较视网膜专家和住院医生对同一图像的诊断。这些图像是由没有使用眼底相

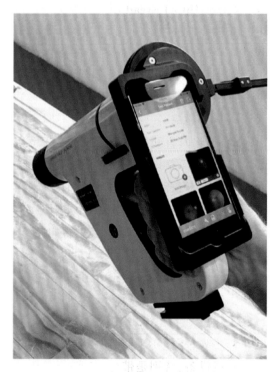

图 11.7　Remidio FOP 设备。（Printed with permission from Remidio）

机经验的医疗保健人员拍摄的,离线系统取得了相似的精确度的结果[33]。在一个 297 例受试者的类似研究中,将系统的表现与 2 位玻璃体视网膜专家进行比较, 发现 AI 检测需要转诊 DR 的最终敏感性为 98.8%, 特异性为 86.7%[34]。在印度,一项针对 900 例成年糖尿病患者的研究进一步证实了这一结果。在这项研究中,5 名视网膜专家将 Remidio 移动相机拍摄的图像分级为任何一种 DR 或需要转诊 DR, 并与在 Iphone 6 上离线运行的 Medios AI 软件进行了比较。Iphone 6 已问世 6 年, 目前价格不到 200 美元。Medios AI 系统取得了良好的结果, 对任何 DR 的敏感性和特异性为 83.3% 和 95.5%, 对需要转诊 DR 的敏感性和特异性为 93% 和 92.5%[35]。迄今为止,关于 Medios AI 系统的所有研究都是在相同的数据集:用移动相机拍摄的眼底照相上比较 AI 和人工评级的表现。IDx-DR 和 Eyeart 所做的研究与之类似, 都是将所选择的系统与基于专业的、多视野眼底图片的诊断进行比较,这可能会为这些系统与移动设备提供额外的了解和可比性(图 11.8)。

　　Remidio DR 筛查系统的最大不同之处在于,除了将其直接应用于眼底成像设备之外, 还可以在无须连接互联网的情况下完全进行离线分析。无线互联网资源的获取正在全世界范围内蔓延,使其可能成为对偏远贫困地区进行筛查的一个非常重要的方法,但在这些地方,互联网连接有时不可能且经常不可靠。随着移动设备、基于智能手机或智能手机辅助眼底成像的研究越来越多,这种方法正逐渐兴起并应用于 DR 筛查,且越来越流行。智能手机加上兼容的移动眼底照相机附件或设备,特别是带分析功能的智能手机,将提供一个低成本、高度移动和高度可

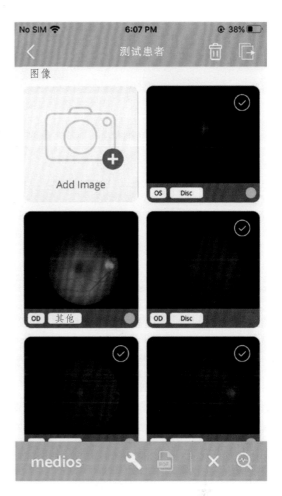

图 11.8　Medios AI 图片选择。(Printed with permission from MediosAI)

扩展的 DR 筛查解决方案。最近在印度进行的一项研究比较了 4 种设备在 DR 分级中的有效性[36](图 11.9)。

　　博世公司也采取了类似的方法,以改进其 Bosch Mobile Eye Care 眼底相机,并开发了机内 DR 诊断算法-仅通过眼底相机便可得出诊断。通过一个基于 CNN 的 AI 软件分析相机拍摄的免散瞳的单视野图像,结果输出为"患病""未患病""质量欠佳"。该系统基于云计算, 需要接入互联网。在被研究的 1128 只眼中,44 只(3.9%)被算法认定是不

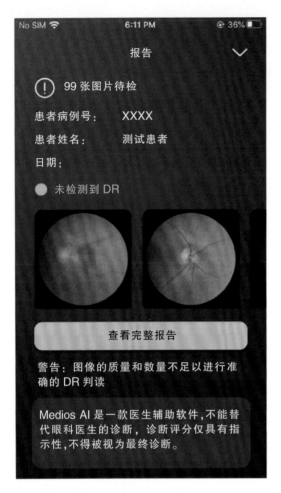

图 11.9 Medios AI 报告。(Printed with permission from MediosAI)

确定的,568 例患者中只有 4 人的双眼图像质量不合格。该研究在同一只眼睛上将 AI 的性能和基于 7 张立体视野图片、散瞳和 ETDRS 图像的分级进行了比较。博世 DR 算法取得了较好的结果:敏感性、特异性、PPV、NPV 分别为 91%、96%、94%、95%[37]。然而,我们对本研究采用的分级标准知之甚少,与其他类似研究相比,本研究采用的是单纯的疾病阳性/阴性标准,而不是区别更有用的需要转诊 DR 和不需要转诊的 DR 标准[37]。不幸的是,目前还没有关于这种算法有效性的进一步报道。

尽管移动筛查看起来非常吸引人,正如上面的例子所示结果非常有前景,但可以想象使用移动眼底相机时获得的较低的图像质量,可能会影响用于分级的 AI 系统的准确性。最近的一项研究比较了基于 DL 的 DR 检测系统的性能,对比了台式相机拍摄的标准图像集和手持眼底相机拍摄的图像的准确性[38]。尽管这款名为 Pegasus 的软件在台式相机的数据集上表现得格外出色,具有 93.4% 和 94.2% 的高敏感性和特异性,但在手持眼底相机上并未表现出同等出色的检测率,其准确性在统计学上显著下降。手持摄像机数据集敏感性为 81.6%,特异性为 81.7%——每个参数下降超过 10%[38]。运用移动筛查装置和便携式照相机是实施筛查非常有吸引力的方法。然而,在精选的高质量数据集上进行测试会高估真实世界的测试精度。软件测试应该在一个尽可能接近预期实现的场景中进行,以实现与现实筛查真实相符的准确性指标。

视网膜成像和 DR 筛查的新技术

虽然大多数 DR 筛查工作都是对眼底图像进行分析,但在 OCT 分析中应用 AI 已经取得了重大进展。OCT 通常用于评估和监测单个患者的 DR 和 DME。一些指标如中央黄斑厚度可帮助我们建立一些客观的参数,但类似于眼底图像评估,OCT 的评估仍然是主观的、依赖于用户的。OCT 血管成像术(OCTA)的进一步发展,允许对视网膜和脉络膜血管系统进行无创追踪。OCTA 在眼科实践中的作用还没有被明确的定义,而且几乎没有客观的定量方法。目前,采用 OCTA 数据进行机器学习对 DR 患者自动分析的首次尝试已经完成。算法使用了 106 例 Ⅱ 型糖尿病患者[无 DR(n=23)或轻度非增殖性 DR(n=83)]的 OCTA 数据进行训练，从浅层和深层视网膜血流图中检测 DR 特征[39]。通过对两个图层结合分析的方法，系统显示总体准确性为 94.3%，敏感性为 97.9%，特异性为 87.0%，曲线下面积(AUC)为 92.4%[39]。虽然相对较高的可靠性使得 OCTA 测量是有前景的，但值得注意的是，验证是在训练子集上完成的。不过研究表明 OCTA 是可以接受 DL 和自动化分析的，我们很可能在未来看到更多这样的举措。最近的一项研究分析了 OCTA 的不同神经网络方法及其结果，并进一步探讨了 OCTA 检测 DR 的算法。性能最好的算法精确度为 0.90~0.92[40]。

指导全科医生用移动眼底相机拍照并对照片进行分级，这可能是一种不使用 AI 或自动化系统而扩大 DR 筛查范围的替代方法。最近的一项研究调查了训练斯里兰卡的全科医生用移动相机(Zeiss–Visuscout100®)拍摄眼底照片并进行评级。全科医生接受了由两名视网膜医生提供的培训项目，然而在接受培训的 9 名医生中只有两名测试评分结果最好的医生被选为研究对象。全科医生拍摄并分级小瞳下和随后的散瞳眼底图像，同时再使用裂隙灯生物显微镜和间接检眼镜进行散瞳眼底检查后对其进行分级。假设不能评级的受试者为需要转诊的，两名全科医生检测未散瞳需要转诊的 DR 的敏感性分别为 85%、87%、特异性为 72%、77%，散瞳后灵敏性上升到 89%、93%，特异性上升到 95%、96%。尽管这表明训练全科医生筛查需要转诊 DR 在理论上是可行的，并且可以达到良好的诊断准确性，但全科医生的可

用性和他们承担额外工作的能力都是有限的。此外在上述的研究中，只有两位表现最好的全科医生(根据在测试数据集中与视网膜专家一致性来衡量)被包括在内，因此准确性可能会在不同的全科医生评级者之间有所不同[41]。

冰岛开发的软件 RetinaRisk 从另一个方向处理 DR 筛查的相关问题。RetinaRisk 旨在通过安全延长部分 DR 人群的筛查间隔时间，减少每年 DR 筛查的总体负担。虽然不能确定是否源自机器学习，但它的确是基于对大量数据集的分析。该算法包含了患者的性别、年龄、糖化血红蛋白水平、DR 状态、糖尿病类型和持续时间，以及血压水平之类的参数，因此，该算法给出了到下一次筛查间隔的推荐时间，这可能比常规的每年复查间隔时间长，但对一部分 DR 并发症高风险患者来说也可能更短。在最近一项基于 2014—2019 年挪威眼科实践的研究中，平均筛查间隔延长至 23 个月，而具有固定筛查间隔的对照组的平均筛查间隔为 14 个月[42]。

结论

DL DR 诊断软件是目前发展迅速的一个课题。在过去的十年中，我们看到围绕自动 DR 筛查，从少数专家设计的、具有不同准确性的算法发展到采用 DL 和其他领域的最新发展的众多不同方法。我们看到逐渐出现了更多强有力的研究，证明了诊断或决策支持算法的准确性和可靠性，有些是基于数百万张图像，有些是对其金标准进行了特别严格的设定。在过去的两年里，一些软件包已经获得世界各地监管机构的批准，并在各自的国家广泛应用。顺应全球发展趋势，重

视移动设备的使用,这被证明更加适合于资源匮乏的地区。虽然支持各种算法的证据体系相当庞大、并且不断壮大,但是我们目前在 AI 对 DR 的研究还存在很大的不足。目前几乎所有研究和测量 DR 算法的研究,都是由各自的算法公司赞助的,独立的研究非常少。很长一段时间以来,唯一一个独立且可靠的比较研究是由 Tufail 和他的同事在 2016 年发布的, 比较了 2013 年测试的算法。从那时起,DL 和相关的概念迅速发展,甚至超出了人们的认知,许多算法都在不断更新。直到最近,随着一项以匿名方式发表的对多种 AI DR 检测算法进行比较的研究,这种情况才发生了变化。这项研究清楚地表明这些算法的准确性可能会有很大的差异,但遗憾的是并没有让读者对任何给定算法的性能有任何了解[43]。我们最近也发表了一项小规模研究的结果,在一个本地数据集上比较了两种算法[44]。然而缺乏独立的研究,特别是缺乏通过建立客观标准,从而可以对各自的算法进行比较的研究, 使得机构、终端用户或消费者在选择算法来筛查当地人口时陷入了相当大的困境。

（陈忠平 译）

参考文献

1. Klein BEK. Overview of epidemiologic studies of diabetic retinopathy. Ophthalmic Epidemiol. 2007;14(4):179–83.
2. Guariguata L, Whiting DR, Hambleton I, Beagley J, Linnenkamp U, Shaw JE. Global estimates of diabetes prevalence for 2013 and projections for 2035. Diabetes Res Clin Pract. 2014;103(2):137–49.
3. Lee R, Wong TY, Sabanayagam C. Epidemiology of diabetic retinopathy, diabetic macular edema and related vision loss. Eye Vis [Internet]. 2015 Sep 30 [cited 2020 Feb 7];2. Available from: https://www.ncbi.nlm.nih.gov/pmc/articles/PMC4657234/
4. Romero-Aroca P, de la Riva-Fernandez S, Valls-Mateu A, Sagarra-Alamo R, Moreno-Ribas A, Soler N. Changes observed in diabetic retinopathy: eight-year follow-up of a Spanish population. Br J Ophthalmol. 2016;100(10):1366–71.
5. Scanlon PH. The English National Screening Programme for diabetic retinopathy 2003–2016. Acta Diabetol. 2017;54(6):515–25.
6. Pandey R, Morgan MM, Murphy C, Kavanagh H, Acheson R, Cahill M, et al. Irish National Diabetic RetinaScreen Programme: report on five rounds of retinopathy screening and screen-positive referrals. (INDEAR study report no. 1). Br J Ophthalmol. 2020;Published Online First: 17 December 2020.
7. Nguyen HV, GSW T, Tapp RJ, Mital S, DSW T, Wong HT, et al. Cost-effectiveness of a national tele-medicine diabetic retinopathy screening program in Singapore. Ophthalmology. 2016;123(12):2571–80.
8. Gardner GG, Keating D, Williamson TH, Elliott AT. Automatic detection of diabetic retinopathy using an artificial neural network: a screening tool. Br J Ophthalmol. 1996;80(11):940–4.
9. Hipwell JH, Strachan F, Olson JA, KC MH, Sharp PF, Forrester JV. Automated detection of microaneurysms in digital red-free photographs: a diabetic retinopathy screening tool. Diabet Med. 2000;17(8):588–94.
10. Hansen AB, Hartvig NV, Jensen MS, Borch-Johnsen K, Lund-Andersen H, Larsen M. Diabetic retinopathy screening using digital non-mydriatic fundus photography and automated image analysis. Acta Ophthalmol Scand. 2004;82(6):666–72.
11. Larsen M, Godt J, Larsen N, Lund-Andersen H, Sjølie AK, Agardh E, et al. Automated detection of fundus photographic red lesions in diabetic retinopathy. Invest Ophthalmol Vis Sci. 2003;44(2):761–6.
12. Abràmoff MD, Lou Y, Erginay A, Clarida W, Amelon R, Folk JC, et al. Improved automated detection of diabetic retinopathy on a publicly available dataset through integration of deep learning. Invest Ophthalmol Vis Sci. 2016;57(13):5200–6.
13. Xie Y, Gunasekeran DV, Balaskas K, Keane PA, Sim DA, Bachmann LM, et al. Health economic and safety considerations for artificial intelligence applications in diabetic retinopathy screening. Transl Vis Sci Technol. 2020;9(2):22.
14. Abràmoff MD, Lavin PT, Birch M, Shah N, Folk JC. Pivotal trial of an autonomous AI-based diagnostic system for detection of diabetic retinopathy in primary care offices. NPJ Digit Med. 2018;1(1):1–8.
15. Van Der Heijden AA, Abramoff MD, Verbraak F, van Hecke MV, Liem A, Nijpels G. Validation of automated screening for referable diabetic retinopathy with the IDx-DR device in the Hoorn Diabetes Care System. Acta Ophthalmol (Copenh). 2018;96(1):63–8.
16. Haritoglou C, Kernt M, Neubauer A, Gerss J, Oliveira CM, Kampik A, et al. Microaneurysm formation rate as a predictive marker for progression to clinically significant macular edema in nonproliferative diabetic retinopathy. Retina. 2014;34(1):157–64.
17. Nunes S, Pires I, Rosa A, Duarte L, Bernardes R, Cunha-Vaz J. Microaneurysm turnover is a biomarker

for diabetic retinopathy progression to clinically significant macular edema: findings for type 2 diabetics with nonproliferative retinopathy. Ophthalmologica. 2009;223(5):292–7.

18. Pappuru RK, Ribeiro L, Lobo C, Alves D, Cunha-Vaz J. Microaneurysm turnover is a predictor of diabetic retinopathy progression. Br J Ophthalmol. 2019;103(2):222–6.

19. Tufail A, Kapetanakis VV, Salas-Vega S, Egan C, Rudisill C, Owen CG, et al. An observational study to assess if automated diabetic retinopathy image assessment software can replace one or more steps of manual imaging grading and to determine their cost-effectiveness. Health Technol Assess. 2016;20(92):1–72.

20. Bhaskaranand M, Ramachandra C, Bhat S, Cuadros J, Nittala MG, Sadda SR, et al. The value of automated diabetic retinopathy screening with the EyeArt system: a study of more than 100,000 consecutive encounters from people with diabetes. Diabetes Technol Ther. 2019;21(11):635–43.

21. Solanki K, Bhaskaranand M, Bhat S, Ramachandra C, Cuadros J, Nittala MG, et al. Automated diabetic retinopathy screening: large-scale study on consecutive patient visits in a primary care setting. In: Diabetologia. Springer 233 SPRING ST, New York; 2016. p. S64.

22. Ipp E, Shah VN, Bode BW, Sadda SR. 599-P: diabetic retinopathy (DR) screening performance of general ophthalmologists, retina specialists, and artificial intelligence (AI): analysis from a pivotal multicenter prospective clinical trial. Diabetes [Internet]. 2019 [cited 2020 Feb 26];68(Supplement 1). Available from: https://diabetes.diabetesjournals.org/content/68/Supplement_1/599-P

23. Heydon P, Egan C, Bolter L, Chambers R, Anderson J, Aldington S, et al. Prospective evaluation of an artificial intelligence-enabled algorithm for automated diabetic retinopathy screening of 30 000 patients. Br J Ophthalmol. 2020;bjophthalmol-2020-316594.

24. Gulshan V, Peng L, Coram M, Stumpe MC, Wu D, Narayanaswamy A, et al. Development and validation of a deep learning algorithm for detection of diabetic retinopathy in retinal fundus photographs. JAMA. 2016;316(22):2402–10.

25. Krause J, Gulshan V, Rahimy E, Karth P, Widner K, Corrado GS, et al. Grader variability and the importance of reference standards for evaluating machine learning models for diabetic retinopathy. Ophthalmology. 2018;125(8):1264–72.

26. Gulshan V, Rajan RP, Widner K, Wu D, Wubbels P, Rhodes T, et al. Performance of a deep-learning algorithm vs manual grading for detecting diabetic retinopathy in India. JAMA Ophthalmol. 2019;137(9):987–93.

27. Hsieh Y-T, Chuang L-M, Jiang Y-D, Chang T-J, Yang C-M, Yang C-H, et al. Application of deep learning image assessment software VeriSee™ for diabetic retinopathy screening. J Formos Med Assoc. 2021;120(1, Part 1):165–71.

28. González-Gonzalo C, Sánchez-Gutiérrez V, Hernández-Martínez P, Contreras I, Lechanteur YT, Domanian A, et al. Evaluation of a deep learning system for the joint automated detection of diabetic retinopathy and age-related macular degeneration. Acta Ophthalmol (Copenh). 2020;98(4):368–77.

29. DSW T, Cheung CY-L, Lim G, GSW T, Quang ND, Gan A, et al. Development and validation of a deep learning system for diabetic retinopathy and related eye diseases using retinal images from multiethnic populations with diabetes. JAMA. 2017;318(22):2211–23.

30. Quellec G, et al. Instant automatic diagnosis of diabetic retinopathy. arXiv e-prints: arXiv-1906. 2019. https://arxiv.org/abs/1906.11875.

31. Quellec G, et al. Automatic detection of rare pathologies in fundus photographs using few-shot learning. Med Image Anal. 2020;61:101660. https://doi.org/10.1016/j.media.2020.101660. https://arxiv.org/abs/1907.09449.

32. Rajalakshmi R, Subashini R, Anjana RM, Mohan V. Automated diabetic retinopathy detection in smartphone-based fundus photography using artificial intelligence. Eye. 2018;32(6):1138–44.

33. Natarajan S, Jain A, Krishnan R, Rogye A, Sivaprasad S. Diagnostic accuracy of community-based diabetic retinopathy screening with an offline artificial intelligence system on a smartphone. JAMA Ophthalmol. 2019;137(10):1182–8.

34. Sosale B, Sosale AR, Murthy H, Sengupta S, Naveenam M. Medios–An offline, smartphone-based artificial intelligence algorithm for the diagnosis of diabetic retinopathy. Indian J Ophthalmol. 2020;68(2):391–5.

35. Sosale B, Aravind SR, Murthy H, Narayana S, Sharma U, SGV G, et al. Simple, mobile-based artificial intelligence algorithm in the detection of diabetic retinopathy (SMART) study. BMJ Open Diabetes Res Amp Care. 2020;8(1):e000892.

36. MWM W, Mishra DK, Hartmann L, Shah P, Konana VK, Sagar P, et al. Diabetic retinopathy screening using smartphone-based fundus imaging in India. Ophthalmology. 2020;127(11):1529–38.

37. Bawankar P, Shanbhag N, SS K, Dhawan B, Palsule A, Kumar D, et al. Sensitivity and specificity of automated analysis of single-field non-mydriatic fundus photographs by Bosch DR Algorithm—comparison with mydriatic fundus photography (ETDRS) for screening in undiagnosed diabetic retinopathy. PLoS One. 2017;12(12):e0189854.

38. Rogers TW, Gonzalez-Bueno J, Franco RG, Star EL, Marín DM, Vassallo J, et al. Evaluation of an AI system for the detection of diabetic retinopathy from images captured with a handheld portable fundus camera: the MAILOR AI study. Eye. 2020:1–7.

39. Sandhu HS, Eladawi N, Elmogy M, Keynton R, Helmy O, Schaal S, et al. Automated diabetic retinopathy detection using optical coherence tomography angiography: a pilot study. Br J Ophthalmol. 2018;102(11):1564–9.

40. Heisler M, Karst S, Lo J, Mammo Z, Yu T, Warner S, et al. Ensemble deep learning for diabetic retinopathy detection using optical coherence tomography angiography. Transl Vis Sci Technol. 2020;9(2):20.

41. Piyasena MMPN, Yip JL, MacLeod D, Kim M, Gudlavalleti VSM. Diagnostic test accuracy of diabetic retinopathy screening by physician graders using a hand-held non-mydriatic retinal camera at a tertiary level medical clinic. BMC Ophthalmol. 2019;19(1):89.

42. Estil S, Steinarsson ÆÞ, Einarsson S, Aspelund T, Stefánsson E. Diabetic eye screening with variable screening intervals based on individual risk factors is safe and effective in ophthalmic practice. Acta Ophthalmol (Copenh). 2020;98(4):343–6.

43. Lee, A. Y., Yanagihara, R. T., Lee, C. S., Blazes, M., Jung, H. C., Chee, Y. E., ... & Boyko, E. J. (2021). Multicenter, head-to-head, real-world validation study of seven automated artificial intelligence diabetic retinopathy screening systems. Diabetes care. 2021;44(5), 1168–1175.

44. Grzybowski, A., & Brona, P. (2021). Analysis and Comparison of Two Artificial Intelligence Diabetic Retinopathy Screening Algorithms in a Pilot Study: IDx-DR and Retinalyze. J Clin Med. 2021;10(11), 2352.

第 12 章

谷歌与DeepMind：眼科学领域的深度学习系统

Xinle Liu，Akinori Mitani，Terry Spitz，Derek J. Wu，Joseph R. Ledsam

引言

在过去的一个多世纪,受益于科技的发展,眼科学领域取得了巨大的进步。数字检眼镜的引入改变了整个领域的工作流程,使得糖尿病视网膜病变的大规模筛查计划成为可能[1]。光学相干断层扫描(OCT)使眼科从业者能够在三维(3D)空间角度中直观化眼组织的结构,并对于诸如年龄相关性黄斑变性、青光眼和视网膜血管等疾病提供更深入的了解[2]。在众多最近的创新中,AI(框12.1)将对本领域产生重大的影响,有望增加筛查程序[3]及自动虚拟分诊[4]的可行性。

大量的且越来越多的研究工作证实了将 AI 方法应用于眼科学领域所产生的影响。广泛的眼科亚专业均被涵盖,包括眼底内科[4,5]尤其是糖尿病视网膜病变[3,6]、青光眼的检测[7,8]和白内障的管理[9]。第一个被 FDA 批准的自动 AI 系统是糖尿病视网膜病变(DR)检测系统[10]。尽管 AI 前景光明,但挑战依然存在。2020 年美国糖尿病学会指南指出:尽管 AI 筛查可作为"一种替代传统 DR

筛查的方法",但仍应谨慎 "这种筛查的好处,以及最佳的利用方式仍未最终完全确定"[11]。截至 2020 年第一季度,除了 DR 尚未有其他的眼科 AI 系统被 FDA 批准,部分原因在于 AI 系统在应用于临床实践的过程中,仍有重大的挑战需要克服,每一步都有细微差别,而且都有改进的空间和探索的潜力。

为了克服这些挑战,必须建立一个能充

> **框 12.1 术语**
> - 人工智能(AI)
>   - AI 是开发智能研究领域系统的总称。
> - 机器学习(ML)
>   - 在 AI 领域中,ML 是指一种通过学习示例而获得智慧,从而能完成任务的算法。
> - 深度学习(DL)
>   - DL 是宽泛的 ML 中的一种特殊形式,可以被生物神经网络算法通过自适应人工计算单元处理信息("神经单元")所启发。

分考虑到患者路径、临床工作流程，以及医疗保健专业人员与模型互动的全面方法（图12.1）。这种方法有助于确保 AI 模型的开发符合或超出监管机构的要求[如 FDA，欧洲合格评定（CE）]，并以安全有效的方式满足临床的需求。此外，通过这种方法，AI 可能会改变患者与社区、患者与临床眼科保健医生间的互动模式，使患者能在全球范围内获得临床专业知识。这种以患者为中心的方法是谷歌和 DeepMind 将 AI 应用于眼科领域发展的基石。

本章旨在概述谷歌和 Deep Mind 公司的工作。我们首先介绍应用于眼底内科、青光眼和其他眼科亚专科的检查实例，然后是临床转化研究部分，最后讨论 AI 在眼科疾病之外的应用。

深度学习研究在眼科疾病的应用

彩色眼底照相（CFP）

AI 应用于眼科，最初应用于眼底内科领域，在此领域中 CFP 被广泛应用于多种已建立分级系统的眼病的诊断和筛查（图12.2）。谷歌的第一个应用于视网膜的 DL 是 DR 筛查[3]。DR 是劳动年龄人口可预防视力丧失的首要原因[12]，目前仍然是全球性的健康负担[13]。早期发现和及时治疗后的正规随访是阻止 DR 不可逆性视力丧失的关键[14]。这需要建立可扩展的筛查项目以覆盖全球不断增长的糖尿病患者[15]，并能自动分级以提高此类筛查项目的可用性和效率。为达到这个目的我们使用了被证实能有效进行非医学图像（例如，猫和狗）分类的叫做 Inception-v3 的神经网络系统来应用深度学习[3]。在这项研究中，使用 Inception-v3 来检测 DR，采用 5 级国际糖尿病视网膜病变分期量表[16]：无、轻度、中度、重度和增殖性病变（图12.3）。与我们的合作伙伴一起，我们确定最具临床相关性的模型是可以发现与 DR 有关的中度及以上的病变，这通常也是眼科专家要求的随访门槛。其第一项工作显示 DR 检测系统的性能相当于普通的眼科医生，受试者工作特性下的区域曲线（AUC）达到了0.99，这种评估是根据大多数拥有美国职业眼科医生认证的分级者中意见所确定的参考标准而进行的[3]。

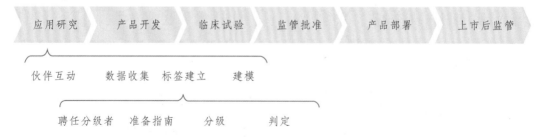

图 12.1　开发生命周期显示了从应用 AI 研究到部署等各个阶段。应用研究和标签内的任务得到了更详细地扩展。应用研究涵盖了典型的 AI 模型开发任务，包括数据和标签获取及建模（训练、评估和测试）。医学分级的过程可能很耗时，并直接影响最终模型的质量。分级需要明确的指南，这通常是医学专家多次讨论迭代的结果。数据既可以由几个分级者独立分级，甚至可能在分级者之间进行讨论判定，直到达成共识。

应用研究	产品开发	临床试验	产品部署及上市后监管
Gulshan 等，2016 "用于检测视网膜眼底照片中糖尿病视网膜病变的 DL 算法的开发和验证"	Smith-Morris 等，2018 "糖尿病视网膜病变和视力丧失的级联反应"	Gulshan 等，2018 "在印度检测糖尿病视网膜病变的 DL 算法与手动分级的性能对比"	Beede 等，2018 "用于检测糖尿病视网膜病变的以人为中心的 DL 系统的临床评估"
Krause 等，2016 "用于评估糖尿病视网膜病变的 ML 模型分级机的可变性和参考标准的重要性"	Bouskil 等，2018 "远程医疗中的盲点：对解决糖尿病管理差距的工作人员变通办法的定性研究"	Ruamviboonusuk 等，2019 "DL 与人类分级员在全国筛查计划中对糖尿病视网膜病变严重程度进行分类"	Verity Blog，2010 "印度推出强大的糖尿病眼病筛查工具"
Huston 等，2019 "众包医疗标签的质量控制挑战"	Sayres 等，2018 "使用 DL 算法和集成梯度对糖尿病视网膜病变进行辅助分级"		Google The Keyword，2018 "AI 在亚太地区的社会公益"
Schaekermann 等，2019 "基于远程工具的糖尿病视网膜病变分级判定"	Schaekermann 等，2018 "专家讨论提高对医学影像评估疑难病例的理解"		

图 12.2　来自谷歌的代表性出版物或公告关于糖尿病视网膜病变筛查的发展生命周期。

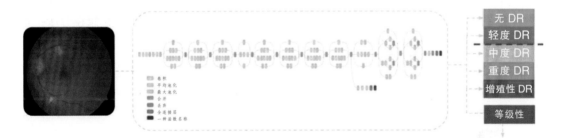

图 12.3　一个从 CFP 中检测 DR 的 DL 系统。一张 CFP 用作 Inception-v3 的输入。该模型是一个由模块组成的深度神经网络，包括卷积、平均池化、最大池化、数组合并、丢弃和全连接层。输出是输入图像是 DR 的 5 个等级中的每一个的相对可能性，以及是否图像本身就可以为 DR 分级。然后，将此处的 5 级输出通过虚线分隔以确定可参考性结果。

接下来，我们观察到分级者间的差异性仍然存在（参考下面评分部分），有时多数人的意见与分级小组经过讨论所达成的意见不一致。这是因为多数人的意见可能会忽略能反映真实病理状况的"少数情况"。例如，当一个分级者指出了一个微小异常的存在时，其他分级者经过讨论可能更改他自己最初的分级，因为开始可能会忽略了这种异

常。基于这种可调整分级的更可靠的模型，算法进一步达到了与视网膜专家水平相当的性能（图 12.4）[17]。

为了评估模型在实际临床环境中的应用，模型的性能需要经过验证以确保至少能够基本涵盖新的数据和族群。迄今为止，我们进行了 2 项验证研究，一项是在印度的前瞻性研究，另外一项是在泰国的回顾性研

究。在这两项研究中,模型的表现与手工的分级基本相当[18,19],目前另外一项在泰国的前瞻性研究正在进行[20]。

除了糖尿病视网膜病变,糖尿病筛查项目还必须找出可能共存于糖尿病患者群的许多不同的常见眼病,包括年龄相关性黄斑变性（AMD）、青光眼和视网膜静脉阻塞（RVO）。与 DR 中的硬渗类似,AMD 呈现出被称为玻璃膜疣的病损,而 RVO 有明显的阻塞表现。青光眼是世界范围内致盲的第二大病因[21]和不可逆性致盲[22]的首要病因,由于模棱两可及主观性,对于诊断更具挑战性,通常需要一些其他的诸如视野之类的临床数据。幸运的是,与青光眼相关的视神经病变(如大杯盘比、神经视网膜边缘切迹和神经纤维层缺损)都能从眼底照片中看到。在青光眼模型训练中,除了参考青光眼性视

神经病变的分级特征外,我们还收集了青光眼特征性的分级体征（如垂直拉长的视杯、视乳头旁萎缩和视盘出血）。我们展示了 DL 的可疑青光眼预测模型在青光眼性视神经病变和实际青光眼诊断间具有密切的相关性[23]。

分级

ML 模型需要为开发和验证标记数据。在眼科领域中,这些数据通常是通过眼科学家对疾病分级得来的。模型的训练和绩效的评估均依赖于所提供的分级质量。然而,对于糖尿病视网膜病变分级来说,分级者间存在着明显的变异性(图 12.5)。

减少分级可变性的一个核心原则是建立一个对于特定疾病可进行统一且可重复的分级指南。这包括让专家们根据分级指南

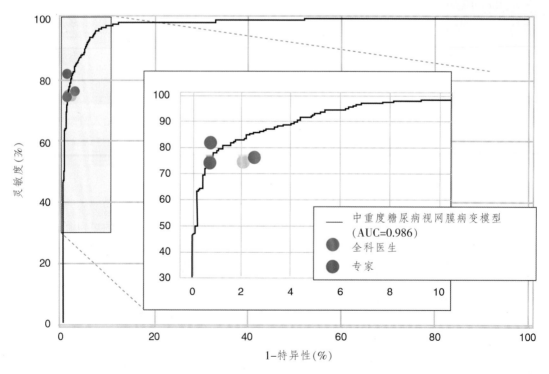

图 12.4 检测 DR 模型性能。在 Krause 等发表的文章中[17],我们 DR 模型的 ROC 曲线表明其表现与视网膜专家相当。同时显示的是我们在 2016 年之前发表的文章中进行评估的全科医生的表现[3]。

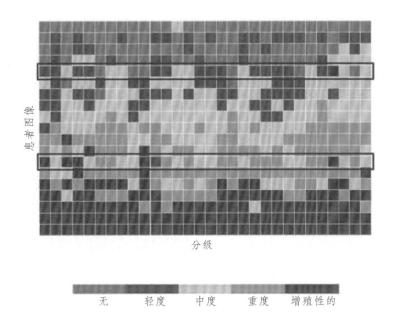

图 12.5　分级者间的变异性。在 19 个案例(行)中显示了个体评分者之间的差异(列)。所有的分级者都是经过专业认证的眼科医生。每个单元显示来自单个分级者的 DR 评分。通过观察整行，如两个黑色矩形突出显示的那些，我们可以看到个体之间存在显著差异的情况。

对一小部分案例进行分级，定量评估分级者之间的一致性，使专家们一起来讨论和解决分歧，并最终修改和完善指南，使其更明确和统一。这个过程不断重复，直至一致性指标(如 Krippendorf α 或 Cohen κ)达到稳定水平。

我们的经验进一步表明，虽然在模型训练的过程中，通常可以耐受训练集中的变异或"噪声"，但高度可靠的分级对于验证集更重要，可以确保精确的测量模型性能。如果多个分级者间通过讨论达成共识，该分级通常比简单的采信最常见的初始分级更可靠。然而，在日常的标签数据设置过程中，进行面对面的讨论或即使是线上会议都是很困难的。通过我们的定制分级平台，将有需要的案例可以由分级者们通过非同时讨论来决定意见，以达成共识[24]。

OCT

尽管比 CFP 更贵，OCT 在社区眼保健机构的使用正不断增长[25]，因为它能使黄斑疾病的诊断更精确，并能识别出早期的病理异常。同样的，社区机构应用 OCT 能够更好地管理患者。通过虚拟诊所进行定期的远程随访也正迅速成为一种标准的健康管理模式[26,27]。然而，这种向远程评估转换的模式可能也会付出一定代价。缺乏足够的本地临床专家导致高转诊率和假阳性率，增加的工作量和转诊量会给三级医疗机构增加负担。这一问题随着疾病的发病率的增加而加剧，而 OCT 是初步评估这类疾病的金标准[28]。

AI 可以通过识别异常结果，并将扫描结果分诊到恰当的虚拟诊所，为这类问题提供了潜在的解决办法。为了评估 AI 在这项工作中的潜能,我们应用 DL 进行黄斑 OCT 的分诊[4]。在这项研究中,作者提出了由 3D DL 模型组成的、包含了两个阶段的网络系统(图 12.6)。第一阶段是 OCT 的自动分割,可创建多达 15 个类别,包含解剖和病理结构(包括视网膜神经上皮层、视网膜色素上皮层、视网膜内和视网膜下液、高反射物质等)的 3D 组织分割图,以及 3 个人工类别。然后这个组织图被传递到第二阶段,一个可以提供与英国临床路径一致的转诊建议,以及一个或多个确定诊断。

两步法产生了一个中间性的代表产物:3D 组织分割。De Fauw 等的研究显示,这种方法具有很多优势(框 12.2),包括使用相对较少的扫描次数重新训练分割网络,更容易推广到新的 OCT 制造商。

该模型为超过 50 种的、可能具有临床意义的不同视网膜病变提供转诊建议。为了将模型效能与人类专家进行比较,视网膜专家和验光师们应用 OCT 和能够在日常临床实践中得到的临床信息(CFP 和病史等)确定参考标准。

该模型的表现与视网膜专家相当,在分为 4 个不同的转诊类别时,总体准确性达到了 94.5%。令人鼓舞的是没有一个伴有威胁视力的病理变化的病例被模型归类为正常,表明所有此类病例都会按照预期转诊给专家。

糖尿病黄斑水肿(DME)

OCT 一直是糖尿病黄斑水肿的主要诊断方式,其特征是存在视网膜增厚、视网膜内液(IRF)、视网膜下液(SRF)的病理变化。DME 一直是糖尿病患者群的首要致盲因素[30,31],尤其是当病变影响到黄斑中央凹 500μm 的范围时(累及中央凹的 DME)。因而,早期发现和治疗 ci-DME 对于阻止视

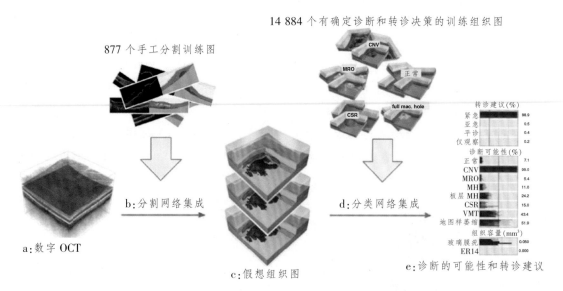

图 12.6 来自 OCT 文件的网络架构。(a)视网膜 OCT 原图(黄斑中心 6mm×6mm×2.3mm)。(b)使用 OCT 手动分割训练的深层分割网络。(c)生成的组织分割图。(d)使用确定诊断和最佳转诊决策组织图训练的深层分类网络。(e)每种病理和转诊建议的预测诊断率。

框 12.2 使用分割作为中间代表的优势

- 普遍性
  - 在理想情况下，中间代表是独立于设备的，而分割为实现这一点提供了一种方法。当真正独立时，将模型推广到新设备时只有分割模型需要重新训练，因此所需的训练案例数将大大减少。而分割模型通常可以用较少的案例进行训练，并且它们对分类失衡更加稳定。

- 可解释性
  - 通过突出重要的解剖和病理组织类型，分割在前后背景模型决策中提供了有用的信息。分割失败或在一个集成（一组经过训练以执行相同任务的模型）中使用不同的分割方法造成高差异性，表明该案例可能需要手动审查。相反，分割中任何预定义病理的存在都可以支持模型决策。

- 量化病理结果
  - 很容易从分割结果中获得临床重要的测量数据，如中央凹厚度，中央区域厚度，视网膜内和视网膜下液的存在和体积，玻璃膜疣和其他病理变化。

- 教育和辅助阅读
  - 分割不仅可以帮助解释模型的决策，而且对于指出图像中与某些特定诊断相关的关键区域也很有价值。这个功能可以用于医学教育，特别是考虑到 OCT 的大规模应用。此外，AI 可以对 CFP 进行分级这一事实[29]也表明了，辅助 OCT 判读可能获得更大的价值，因为 OCT 方面的专家更少。

- 亚组分类
  - 大量分割的组织或病理分隔可以简化将患者分类为亚组的能力。这对于确定患者是否适合临床试验或作为研究亚组分析的一部分可能特别有用。

力丧失至关重要。然而由于成本问题，大部分的筛查中心只配备 CFP 而没有 OCT。在 CFP 上出现的硬性渗出被当作了水肿的表现，导致很高的假阳性率和不必要的专家转诊[32,33]。

Varadarajan 等通过训练 DL 模型，以 CFP 作为输入来源以预测 OCT 衍生的 DME 标签来解决这个问题。DME 的标签包括所有的客观病理改变（如视网膜厚度值、视网膜内液和视网膜下液的存在）和临床使用的诊断（如累及或未累及中央凹的 DME）。经过训练的 DL 模型比寻找硬性渗出的医生（与当前的实践一致）产生更少的假阳性率[34]。就其检测视网膜内液和视网膜下液存在的能力来说，模型的 AUC 分别达到了 0.81（95%CI:0.85~0.86）和 0.88（95%CI:0.85~0.91）（图 12.7）。

这项研究证实了应用 DL 来检测普通图像模式（如 CFP）中细微病变的可能性，虽然目前的诊断标准包含了更专业性的、侵入性的且耗时的检查方式，如血流 OCT、荧光眼底血管造影、验光、眼压、眼球长度、视力、视野、超广角眼底照像和眼底立体像等，但有必要进行进一步的研究，以判定是否可以通过将 DL 应用于普通模式来减少这种特殊检查的需求。

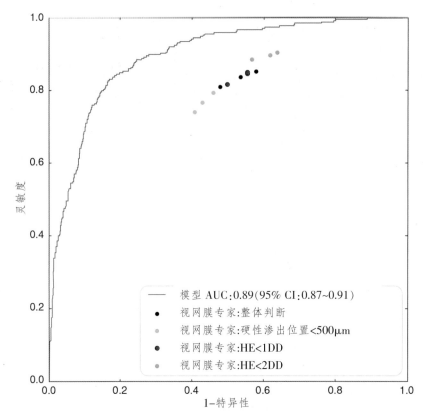

图 12.7 将 CFP 作为输入源来检测 ci-DME 的 DL 模型的 ROC 曲线。使用基于 OCT 的 ci-DME 进行评估时，AUC 为 0.89（95% CI：0.87~0.91）。模型的 ROC 曲线明显高于视网膜专家对 CFP 的分级，与硬性渗出的位置及它们与中央凹的距离无关[34]。DD，视盘直径。

用于科学发现的人工智能

迄今为止，AI 已经发展到可复制眼科医生所做的基本工作，即发现眼病病变。接下来我们将讨论一些超越经典眼科工作的事情：预测眼病的进展和检测系统性疾病的征象。

疾病进展

总的来说，疾病的诊断是一个分类的问题：如"这张图能看到什么？"然而，使用 AI 和传统的基于风险因素[35,36]的方法还可以预测疾病的发病率或进展。预测患者不良事件风险可以使患者能够更好地配合治疗，这一过程称为风险分层。

年龄相关性黄斑变性进展

年龄相关性黄斑变性是工业化国家 50 岁及以上人群不可逆性失明的首要因素[37]。有许多证据支持 AMD 的风险分层。首先，早期干预能改善 AMD 预后[38]。缺乏定期评估所有患者病情发展的方法表明需要优先考虑这个问题，甚至希望可以采用预防性的方法治疗一些易发展成新生血管性 AMD（最严重形式的 AMD）的高风险患者。目前，多项实验正在积极研究这一问题[40,41]（图 12.8）。接下来我们将讨论两种 DL 应用于 AMD 风险分层的研究：第一种是基于单眼的配对立体

CFP；第二种是基于 OCT。

基于立体配对眼底彩色照相的 AMD 进展

　　Babenko 等开发了基于单眼立体配对 CFP 的 DL 模型来预测一年内进展为新生血管性 AMD 的可能性，包括了对患者视力完全无影响的患眼和对侧眼。为了综合来自两幅图像的信息，采用了一种后期融合的方法，左、右两张 CFP 图片被神经网络系统以同样权重处理，并对两张图像的预测也做了平权处理。该模型的灵敏度比在多个初始条件下使用 4 类或 9 级量表手动分级病变的严重程度高很多[42]。

基于 OCT 的 AMD 进展

　　在具备 OCT 的情况下，OCT 是诊断和监测 AMD 进展的标准检查方式。因为一只眼已经发展成新生血管性 AMD 的患者在日常生活中只能依赖对侧眼，而对侧眼失明的风险也很高，因此患者要规律监测对侧眼以防转变。我们整理了一只眼患新生血管性 AMD，并接受治疗的患者对侧眼的 OCT 数据集，使用该数据集训练 DL 模型来预测对侧眼 AMD 的进展[43]。在使用转换数据的基本事实下，模型实现了在特异性 55% 的情况下每体积扫描灵敏度为 80%，而在特异性 90% 的情况下灵敏度为 34%。该模型的表现优于仅基于玻璃膜疣和视网膜内高反射物质的预测基线，也好于专业视网膜专家和验光师的预测。

糖尿病视网膜病变的发病率

　　因为大部分糖尿病患者在患病 20 年后

渗出性 AMD 患者患眼的常规注射

对侧眼随访观察

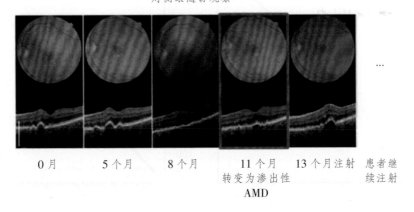

| 0 月 | 5 个月 | 8 个月 | 11 个月转变为渗出性 AMD | 13 个月注射 | 患者继续注射 |

图 12.8　从早期进展为渗出性 AMD。这些图片描述了因其一眼渗出性 AMD 而接受注射的患者，其对侧眼 AMD 随时间进展的情况。在本例中，患者一眼在 0 个月时被诊断为渗出性 AMD，开始接受玻璃体注射治疗，并定期随访治疗。每次随访的时间取决于患眼的治疗方案，以及患者自身和临床因素。每次就诊时，均进行双眼 CFP 和 OCT 检查。对侧眼在 11 个月时转变为渗出性 AMD，由红色框突出显示。

会发展成糖尿病视网膜病变[14],世界范围内的数百万糖尿病患者被国际眼科理事会(ICO)[44]、美国眼科学会(AAO)[45]和美国糖尿病学会(ADA)[46]等组织推荐定期(每年或每两年)做糖尿病视网膜病变筛查。这些筛选程序可以提供纵向的随访数据,使预测糖尿病视网膜病变发病率和进展的研究成为可能。对糖尿病患者发展成糖尿病视网膜病变进行风险分层,可能会带来患者个性化的药物治疗和生活方式的指导,以及早期诊断和早期治疗以避免视力丧失[13,47]。在撰写本文时,识别发展成糖尿病视网膜病变的高风险患者的初步研究结果已准备发表[48]。

预测存在的全身系统性疾病

除了眼科的临床应用外,最近的工作也显示出检测全身系统性疾病迹象的潜力。许多全身系统性疾病可以在眼部有所表现,最突出的例子就是糖尿病。更令人感兴趣的是,视网膜是唯一能用肉眼观察,并可以使用非侵入性成像技术显示微血管的器官。下面我们将介绍对系统性疾病的研究工作。

心血管疾病风险因素

识别心血管事件高危患者对预防全球首要死亡原因[50]的心血管疾病至关重要[49]。心血管疾病风险因素可以在眼部显现,例如,严重高血压导致的高血压性视网膜病变[51]。Poplin 等展示了这些在 CFP 基础上发展起来的模型可以精确预测血压、年龄、性别,以及其他心血管风险因素(图 12.9)[53],这些发现在外部验证集上得到了其他研究人员的证实[54]。这表明了其在眼科临床实践和系统疾病管理之间进一步积极互动的潜力。

其中两个发现特别出人意料。一个是虽然已知年龄会影响血管的形态,但将年龄量化在几年的误差范围内尚不可能;另一个是之前人们并不知道在 CFP 中会出现与性别相关的视网膜差异。为了更好地理解这些模型是如何计算这些预测的,我们应用软性注

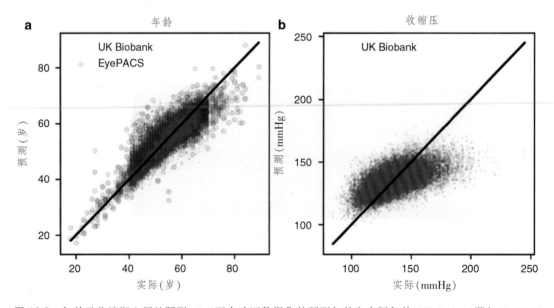

图 12.9　年龄及收缩期血压的预测。(a)两个验证数据集的预测年龄和实际年龄,UK Biobank[52]和 EyePACS (http://www.eyepacs.com)。(b)两个验证数据集的预测和实际收缩期血压[52]。对角线表示预测值和实际值之间完全相关。(Plot was recreated using data from[53])

意力机制[55]来生成聚焦在不同图像模型的热图。研究结果表明，模型在每个任务中使用不同的图像部分(图 12.10)，例如，与年龄相关的特征分布在整个眼睛上，与吸烟状况相关的特征沿血管分布，与性别相关的特征分布在黄斑附近。

贫血

贫血是另一个引起全球公共卫生问题的系统性疾病[56]。Mitani 等延伸了之前预测心血管风险的工作，结果表明 DL 模型可以预测血红蛋白水平，并能从 CFP 中发现贫血[57](图 12.11)。在这项研究中，应用多种模型解释方法表明，模型的大部分来源于视盘及其附近的血管。另外，他们使用遮挡的方法来分析删除图像的某些部分将如何影响性能。这一分析证实视盘周围区域是预测血红蛋白和贫血的最关键区域。

将人工智能转化为临床实践的挑战

我们设想了许多可能会改善患者医疗保健的策略。为了实现这些策略，必须将开发研究与用户研究相结合，以确保模型满足实际的临床需求。临床医生需要适当地参与模型决策，并以积极主动的方式参与。虽然这仍是一个活跃的研究领域，但一些具体的例子将有助于证明所需要的工作。我们调查了糖尿病视网膜病变的 DL 模型作为 AI 辅助工具对分级者的影响，结果发现若以牺牲时间为代价的话，可以提高准确性和信心[29]。我们进一步进行了一项以人为中心的观察性研究[62]，以确定在真实世界临床实践中影响模型性能的社会环境因素。这项研究的结果最终将为临床试验提供依据。有效的前瞻性证据[18]，以及关于额外研究如经济成本和

患者预后对临床的影响，对于理解临床适应证也非常重要。正如这些研究所表明的那样，不仅要展示 AI 在回顾性数据集上的准确性，而且要演示如何使每个人在实践中均受益的方式来实施这些技术，这一点至关重要[64]。监管机构必须平衡安全和创新，而这项新技术的标准尚未完善。对于每个应用程序，评估必须具有临床意义。应该建立算法之间的比较方法，包括如何选择一个有代表性的测试集，以便用户可以优化目标案例的选择，并监控任何潜在的性能变化，即使已经做出了最初的决定。此外，还需要进一步研究以了解基于 AI 的系统如何以及何时引入偏见甚至失败，以便我们可以监控和减轻潜在的危害。例如，系统可以进一步强化学习现有偏见的干扰因素，或者可以学习仅对特定人群有用的特征。但如果其学习到仅存在于原始集合中的假相关性，则系统在应用于其他地方时，可能会表现不佳。提高模型的可解释性和亚组分析将有助于识别这些问题，并有助于建立为全球人口服务更加透明和可信赖的系统。

结论

在本章中，我们简要概述了谷歌和 DeepMind 对眼科 AI 领域的贡献。我们讨论了几个不同的阶段，从早期研究和开发(另见框 12.3)到临床试验，每个阶段都有示例。最后，我们展示了 AI 在科学发现方面的潜力。大量的关于偏见、不确定性、安全性、可解释性和普遍性等基本问题的工作仍需要去做。随着这些障碍和挑战的攻克，我们相信 AI 将改变患者的眼健康。

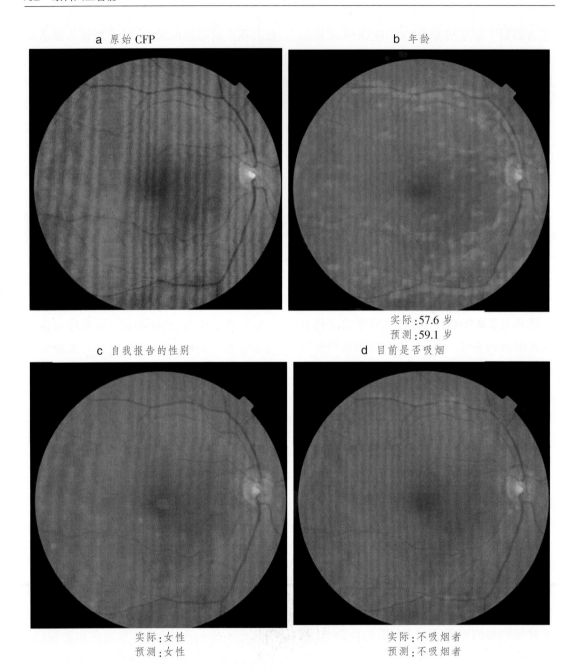

a　原始 CFP　　　　　　　　　　　　b　年龄

实际:57.6 岁
预测:59.1 岁

c　自我报告的性别　　　　　　　　d　目前是否吸烟

实际:女性　　　　　　　　　　　　实际:不吸烟者
预测:女性　　　　　　　　　　　　预测:不吸烟者

图 12.10　Attention 图。(a)左上图来自 UK Biobank 数据集的 CFP。(b~d)其余的图像以黑色和白色显示相同的视网膜图像,绿色显示软性注意力机制热图,表示 DL 模型用于对图像进行预测的区域。(Plot was recreated using data from[53])

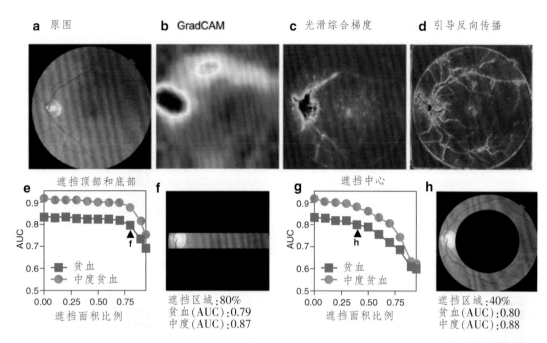

图 12.11 显著图和遮挡部分来自 CFP 图片对预测贫血的影响。(a)来自 UK Biobank 的 CFP 图片。(b)应用 GradCAM 预测贫血的显著图[58]。(c)光滑梯度综合[59,60]。(d)引导反向传播[61]。(e)遮挡图片顶部和底部对于预测贫血(橘色)和轻度贫血(蓝色)的影响。(f)为(e)遮挡后的 CFP 图片。(g)遮挡图片中央区带来的影响。(h)为(g)遮挡后的 CFP 图片。f 和 h 的遮挡区域比例选择为具有接近 0.80 的 AUC 来预测贫血，以说明需要遮挡导致类似性能下降的比例，强调视盘在从 CFP 图中检测贫血的重要性。(Plot was recreated using data from[57])

框 12.3　人工智能的开源软件

- 谷歌和 DeepMind 为社区贡献的开源工具和模型：
  - 模型开发和服务的 TensorFlow 框架 (www.tensorflow.org)[65]。
  - 数据分析和准备的谷歌合作实验室 (colab.research.google.com)[66]。
  - 使用 DL 用于预测转化为湿性年龄相关性黄斑变性的模型架构[43,67]。
- 我们也应用了一些常见的开源性软件和模型：
  - 应用于眼底模型的 Inception-v3 网络架构([68]，在 Inception-v3 的 Tensorflow[69]中可用)。
  - 应用于 OCT 分割的 UNet 架构[70]。
  - Numpy[71]。
  - Pandas。
  - Matplotlib。
  - Seaborn。
  - Scipy。
  - Sklearn。
- 专有定制软件用于其他特定于我们的计算基础设施的任务，例如，医疗数据预处理和管理、可扩展的图像分级、DL 模型的分布式训练、运行时推理和模型服务——其中大部分都可以在类似的第三方产品中获得。

致谢：感谢 Y. Liu、D. Webster、O.Ron-neberger 和 P. Kohli 的指导和反馈。

(禹海 译)

参考文献

1. Bernardes R, et al. Digital ocular fundus imaging: a review. Ophthalmologica. 2011;226(4):161–81. https://www.karger.com/Article/Abstract/329597

2. Drexler W, Fujimoto JG. State-of-the-art retinal optical coherence tomography. Prog Retin Eye Res. 2008;27(1):45–88. https://www.sciencedirect.com/science/article/pii/S1350946207000444

3. Gulshan V, et al. Development and validation of a deep learning algorithm for detection of diabetic retinopathy in retinal fundus photographs. JAMA. 2016;316(22):2402–10. jamanetwork, https://jama-network.com/journals/jama/fullarticle/2588763

4. De Fauw J, et al. Clinically applicable deep learning for diagnosis and referral in retinal disease. Nat Med. 2018;24(9):1342–50. https://www.nature.com/articles/s41591-018-0107-6

5. Lee CS, et al. Deep learning is effective for classifying normal versus age-related macular degeneration OCT images. Ophthalmol Retina. 2017;1(4):322–7. https://www.sciencedirect.com/science/article/pii/S2468653016301749

6. Ting DSW, et al. Artificial intelligence and deep learning in ophthalmology. Br J Ophthalmol. 2019;103:167–75. https://bjo.bmj.com/content/103/2/167.abstract

7. Chen X, et al. Automatic feature learning for glaucoma detection based on deep learning. In: International conference on medical image computing and computer-assisted intervention, 2015a. p. 669–77. https://link.springer.com/chapter/10.1007%2F978-3-319-24574-4_80

8. Chen X, et al. Glaucoma detection based on deep convolutional neural network. In: 2015 37th annual international conference of the IEEE engineering in medicine and biology society (EMBC), 2015b, p. 715–8. https://ieeexplore.ieee.org/document/7318462

9. Long E, et al. An artificial intelligence platform for the multihospital collaborative management of congenital cataracts. Nat Biomed Eng. 2017;1(2):1–8. https://www.nature.com/articles/s41551-016-0024

10. Abràmoff MD, et al. Pivotal trial of an autonomous AI-based diagnostic system for detection of diabetic retinopathy in primary care offices. Npj Digital Med. 2018;1:39. https://www.nature.com/articles/s41746-018-0040-6

11. 11. Microvascular Complications and Foot Care: Standards of Medical Care in Diabetes. Diabetes Care, edited by American Diabetes Association, vol. 43, no. 5, 2020. p. S135–51. https://care.diabetesjournals.org/content/43/Supplement_1/S135

12. Cheung N, et al. Diabetic retinopathy. Lancet. 2010;376(9735):124–36. https://www.thelancet.com/journals/lancet/article/PIIS0140-6736(09)62124-3

13. Ting DSW, et al. Diabetic retinopathy: global prevalence, major risk factors, screening practices and public health challenges: a review. Clin Exp Ophthalmol. 2016;44:260–77. https://doi.org/10.1111/ceo.12696

14. Fong DS, et al. Retinopathy in diabetes. Diabetes Care. 2004;27(Suppl 1):S84–7. https://care.diabetesjournals.org/content/27/suppl_1/s84

15. Guariguata L, et al. Global estimates of diabetes prevalence for 2013 and projections for 2035. Diabetes Res Clin Pract. 2014;103(2):137–49. https://www.sciencedirect.com/science/article/pii/S0168822713003859

16. Wilkinson CP, et al. Proposed international clinical diabetic retinopathy and diabetic macular edema disease severity scales. Ophthalmology. 2003;110(9):1677–82. https://www.ncbi.nlm.nih.gov/pubmed/13129861

17. Krause J, et al. Grader variability and the importance of reference standards for evaluating machine learning models for diabetic retinopathy. Ophthalmology. 2018;125(8):1264–72. https://www.aaojournal.org/article/S0161-6420(17)32698-2/abstract

18. Gulshan V, et al. Performance of a deep-learning algorithm vs manual grading for detecting diabetic retinopathy in India. JAMA Ophthalmol. 2019;137(9):987–93. https://jamanetwork.com/journals/jamaophthalmology/fullarticle/2734990. Accessed Apr 2020.

19. Ruamviboonsuk P, et al. Deep learning versus human graders for classifying diabetic retinopathy severity in a nationwide screening program. npj Digital Med. 2019;2. https://www.nature.com/articles/s41746-019-0099-8

20. Detecting Center-Involved Diabetic Macular Edema from Analysis of Retina Images Using Deep Learning. 2018. http://www.clinicaltrials.in.th/index.php?tp=regtrials&menu=trialsearch&smenu=fulltext&task=search&task2=view1&id=3819

21. Quigley HA, Broman AT. The number of people with glaucoma worldwide in 2010 and 2020. Br J Ophthalmol. 2006;90:262–7. https://bjo.bmj.com/content/90/3/262

22. Tham Y-C, et al. Global prevalence of glaucoma and projections of glaucoma burden through 2040: a systematic review and meta-analysis. Ophthalmology. 2014;121(11):2081–90. https://www.sciencedirect.com/science/article/abs/pii/S0161642014004333

23. Phene S, et al. Deep learning and glaucoma specialists: the relative importance of optic disc features to predict glaucoma referral in fundus photographs. Ophthalmology. 2019;126.12:1627–1639. https://www.sciencedirect.com/science/article/pii/S0161642019318755

24. Schaekermann M, et al. Remote tool-based adjudication for grading diabetic retinopathy. Transl Vis Sci Technol. 2019;8(40). http://tvst.arvojournals.org/article.aspx?articleid=2757836

25. Fidalgo BR, et al. Role of advanced technology in the detection of sight-threatening eye disease in a UK community setting. BMJ Open Ophthalmol. 2019;4(1). https://bmjophth.bmj.com/content/4/1/e000347

26. Buchan JC, et al. How to defuse a demographic time bomb: the way forward? Eye. 2017;31:1519–22. https://www.nature.com/articles/eye2017114

27. Whited JD, et al. A modeled economic analysis of a digital teleophthalmology system as used by three federal healthcare agencies for detecting proliferative diabetic retinopathy. Telemed e-Health. 2005;11:641–51. https://doi.org/10.1089/tmj.2005.11.641

28. Bourne RRA, et al. Magnitude, temporal trends, and projections of the global prevalence of blindness and distance and near vision impairment: a systematic review and meta-analysis. Lancet Global Health. 2017;5:e888–97. https://www.thelancet.com/journals/langlo/article/PIIS2214-109X(17)30293-0/fulltext

29. Sayres R, et al. Using a deep learning algorithm and integrated gradients explanation to assist grading for diabetic retinopathy. Ophthalmology. 2019;126(4):552–64. https://www.aaojournal.org/article/S0161-6420(18)31575-6/fulltext

30. Mitchell P, et al. Cost-effectiveness of ranibizumab in treatment of diabetic macular oedema (DME) causing visual impairment: evidence from the RESTORE trial. Br J Ophthalmol. 2012;96:688–93. https://bjo.bmj.com/content/96/5/688

31. Romero-Aroca P. Managing diabetic macular edema: the leading cause of diabetes blindness. World J Diabetes. 2011;2(6):98–104. https://www.ncbi.nlm.nih.gov/pubmed/21860693

32. Mackenzie S, et al. SDOCT imaging to identify macular pathology in patients diagnosed with diabetic maculopathy by a digital photographic retinal screening programme. PLoS One. 2011;6(5):e14811. https://doi.org/10.1371/journal.pone.0014811

33. Wong RL, et al. Are we making good use of our public resources? The false-positive rate of screening by fundus photography for diabetic macular oedema. Hong Kong Med J. 2017;23(4):356–64. https://pubmed.ncbi.nlm.nih.gov/28684650/

34. Varadarajan AV, et al. Predicting optical coherence tomography-derived diabetic macular edema grades from fundus photographs using deep learning. Nat Commun. 2020;11(130). https://www.nature.com/articles/s41467-019-13922-8

35. D'Agostino RB, et al. General cardiovascular risk profile for use in primary care: the Framingham heart study. Circulation. 2008;117(6):743–53. https://www.ncbi.nlm.nih.gov/pubmed/18212285

36. Tomašev N, et al. A clinically applicable approach to continuous prediction of future acute kidney injury. Nature. 2019;572:116–9. https://www.nature.com/articles/s41586-019-1390-1

37. Wong WL, et al. Global prevalence of age-related macular degeneration and disease burden projection for 2020 and 2040: a systematic review and meta-analysis. Lancet Glob Health. 2014;2(2):e106–16.

38. Lim JH, et al. Delay to treatment and visual outcomes in patients treated with anti-vascular endothelial growth factor for age-related macular degeneration. Am J Ophthalmol. 2012;153(4):678–86. https://www.ajo.com/article/S0002-9394(11)00721-5

39. Action on AMD. Optimising patient management: act now to ensure current and continual delivery of best possible patient care. Eye. 2020;26(S1). https://www.nature.com/articles/eye2011342

40. Heier JS. IAI versus Sham as prophylaxis against conversion to neovascular AMD (PRO-CON). clinicaltrials.gov. https://clinicaltrials.gov/ct2/show/NCT02462889

41. Southern California Desert Retina Consultants, MC. Prophylactic Ranibizumab for Exudative Age-related Macular Degeneration (PREVENT). clinicaltrials.gov. https://clinicaltrials.gov/ct2/show/NCT02140151

42. Babenko B, et al. Predicting progression of age-related macular degeneration from fundus images using deep learning. arXiv, Apr 2019. https://arxiv.org/pdf/1904.05478.pdf

43. Yim J, et al. Predicting conversion to wet age related macular degeneration using deep learning. Nat Med. 2020. https://www.nature.com/articles/s41591-020-0867-7

44. International Council of Ophthalmology. ICO Guidelines for Diabetic Eye Care. 2017. http://www.icoph.org/downloads/ICOGuidelinesforDiabeticEyeCare.pdf

45. AAO PPP Retina/Vitreous Committee, Hoskins Center for Quality Eye Care. Diabetic Retinopathy PPP 2019. 2019. https://www.aao.org/preferred-practice-pattern/diabetic-retinopathy-ppp

46. Solomon SD. Diabetic retinopathy: a position statement by the American Diabetes Association. Diabetes Care. 2017;40(3):412–8. https://care.diabetesjournals.org/content/40/3/412

47. Dornhorst A, Merrin PK. Primary, secondary and tertiary prevention of non-insulin-dependent diabetes. Postgrad Med J. 1994;70(826):529–35. https://www.ncbi.nlm.nih.gov/pmc/articles/PMC2397691

48. Bora A, et al. Deep learning for predicting the progression of diabetic retinopathy using fundus images. ARVO Abstract, 2020.

49. Goff DC, et al. ACC/AHA guideline on the assessment of cardiovascular risk: a report of the American College of Cardiology/American Heart Association Task Force on Practice Guidelines. Circulation. 2014;129:S49–73.

50. WHO The Top 10 Causes of Death. 2017. 2018. https://www.who.int/news-room/fact-sheets/detail/the-top-10-causes-of-death

51. Wong TY, Mitchell P. Hypertensive retinopathy. N Engl J Med. 2004;22(351):2310–7.

52. Sudlow C, et al. UK Biobank: an open access resource for identifying the causes of a wide range of complex diseases of middle and old age. PLoS Med. 2015;12(3):e1001779.

53. Poplin R, et al. Prediction of cardiovascular risk factors from retinal fundus photographs via deep learning. Nat Biomed Eng. 2018;2:158–64. https://www.nature.com/articles/s41551-018-0195-0

54. Ting DSW, Wong TY. Eyeing cardiovascular risk factors. Nat Biomed Eng. 2018;2:140–1. https://www.nature.com/articles/s41551-018-0210-5

55. Xu K, et al. Show, attend and tell: neural image caption generation with visual attention. 2015. https://arxiv.org/abs/1502.03044

56. McLean E, et al. Worldwide prevalence of anaemia, WHO vitamin and mineral nutrition information system, 1993–2005. Public Health Nutr. 2009;12(4):444–54. https://pubmed.ncbi.nlm.nih.gov/18498676/

57. Mitani A, et al. Detection of anaemia from retinal fundus images via deep learning. Nat Biomed Eng. 2020;4:18–27. https://www.nature.com/articles/s41551-019-0487-z.

58. Selvaraju RR, et al. Grad-CAM: visual explanations from deep networks via gradient-based localization. Int J Comput Vis. 2019;128:336–59.

59. Smilkov D, et al. SmoothGrad: removing noise by adding noise. 2017. https://arxiv.org/abs/1706.03825

60. Sundararajan M., et al. Axiomatic attribution for deep networks. In: Proceedings of the 34th international conference on machine learning, 2017, p. 3319–28.

61. Springenberg TJ, et al. Striving for simplicity: the all convolutional net. 2014. https://arxiv.org/abs/1412.6806.

62. Jaimes A, et al. Human-centered computing: toward a human revolution. Computer. 2007;40(5):30–4.

63. Beede E, et al. A human-centered evaluation of a deep learning system deployed in clinics for the detection of diabetic retinopathy. In: Proceedings of the 2020 CHI conference on human factors in computing systems, 2020, p. 1–12. https://doi.org/10.1145/3313831.3376718

64. Kelly CJ, et al. Key challenges for delivering clinical impact with artificial intelligence. BMC Med. 2019;17:195. https://doi.org/10.1186/s12916-019-1426-2

65. Abadi M, et al. TensorFlow: a system for large-scale machine learning. In: OSDI'16: Proceedings of the 12th USENIX conference on operating systems design and implementation, 2016. p. 265–83. https://doi.org/10.5555/3026877.3026899

66. Carneiro T, et al. Performance analysis of Google Colaboratory as a tool for accelerating deep learning applications. IEEE Access. 2018;6:61677–85. https://ieeexplore.ieee.org/abstract/document/8485684

67. Google Health. Model architecture for predicting conversion to wet age related macular degeneration using deep learning. https://github.com/google-health/imaging-research/wet-amd-prediction

68. Szegedy C, et al. Rethinking the inception architecture for computer vision. Comput Vis Pattern Recognit. 2016. https://www.researchgate.net/publication/306281834_Rethinking_the_Inception_Architecture_for_Computer_Vision

69. InceptionV3. https://www.tensorflow.org/api_docs/python/tf/keras/applications/InceptionV3

70. Ronneberger O, et al. U-Net: convolutional networks for biomedical image segmentation. In: International conference on medical image computing and computer-assisted intervention, 2015, p. 234–41. https://doi.org/10.1007/978-3-319-24574-4_28

71. van der Walt S, et al. The NumPy array: a structure for efficient numerical computation. Comput Sci Eng. 2011;13(2):22–30. https://www.researchgate.net/publication/224223550_The_NumPy_Array_A_Structure_for_Efficient_Numerical_Computation

72. Bouskill KE, et al. Blind spots in telemedicine: a qualitative study of staff workarounds to resolving gaps in chronic disease care. BMC Health Services Res. 2018;18:617. https://research.google/pubs/pub47345/

73. Google. AI for social good in Asia Pacific. The Keyword, Dec 2018. https://www.blog.google/around-the-globe/google-asia/ai-social-good-asia-pacific

74. Google Research. TensorFlow: large-scale machine learning on heterogeneous distributed systems. 2015. https://www.tensorflow.org/about/bib

75. Hutson M, et al. Quality control challenges in crowdsourcing medical labeling. 2019. https://research.google/pubs/pub48327/

76. Schaekermann M, et al. Expert discussions improve comprehension of difficult cases in medical image assessment. CHI Conference on Human Factors in Computing Systems (CHI '20), April 25–30, 2020, Honolulu, HI. ACM, New York, 2020. https://doi.org/10.1145/3313831.3376290.

77. Shlens J. Train your own image classifier with Inception in TensorFlow. https://ai.googleblog.com/, Google, 9 3 2016, https://ai.googleblog.com/2016/03/train-your-own-image-classifier-with.html. Accessed 6.5.2020

78. Smith-Morris C, et al. Diabetic retinopathy and the cascade into vision loss. Med Anthropol. 2020;39(2):109–22. https://pubmed.ncbi.nlm.nih.gov/29338335/

79. Verily. Launching a powerful new screening tool for diabetic eye disease in India. Verily Blog; 2019. https://blog.verily.com/2019/02/launching-powerful-new-screening-tool.html. Accessed Apr 2020.

第 13 章

新加坡眼病分析仪(SELENA)：视网膜疾病深度学习系统

David Chuen Soong Wong, Grace Kiew, Sohee Jeon, Daniel Ting
D. C. S. Wong

引言

机器学习(ML)描述了识别数据中的模式和根据学习到的模式预测关系的过程。由于这部分模拟了 AI，因此 ML 被认为是"AI"的一种形式，于 1956 年由 McCarthy 创造了这一术语[1]。DL 是 ML 算法的一个类别，使用人工神经网络处理图像等数据，并将其传递给多层互连的数学节点。这些"神经元"逐步检测特征以最终提供输出，通常是分类(如患病或无病)[2]。由于并行计算的创新，DL 已成为一种可行的、有用的和流行的 AI 形式，因为其在许多应用中的性能超过了传统的 ML 技术[2-5]。

正如我们所知，AI 应用已经以多种方式和多个层面改变着医疗[6]。在卫生系统层面，AI 可以辅助在资源分配、监测不适和患者健康这三方面做决策，来提高医院和社区护理的效率。在患者层面，AI 和其他技术的进步预示着远程医疗的新时代，促进了家庭健康监测和整体、个性化的医疗保健。对于临床医生来说，AI 有可能通过病变的自动检测彻底改变眼科和许多其他专业的临床活动[6]。

眼科在医疗领域中处于应用的最前沿[7-9]。DL 系统已被用于从数字眼底照片中诊断一系列导致失明的主要原因，例如糖尿病视网膜病变(DR)[7,10-12]、年龄相关性黄斑变性(AMD)[13-15]、青光眼[15,16]、早产儿视网膜病变[17]，以及预测心血管疾病的危险因素[18]。DL 还被用于使用 OCT 进行疾病诊断，以监测进展和治疗反应[19-21]。

为了使用这些 DL 系统，必须进行多个阶段的测试以确认方法的有效性，并确保患者安全。新加坡眼部病变分析仪(SELENA)于 2017[15]年在新加坡眼科研究所(SERI)开发和测试，根据糖尿病视网膜病变(DR)常规筛查期间拍摄的眼底照片辅助三级护理转诊决策。该系统的概念更广泛地展示了 DL 在眼科和医疗领域的一些显著能力。本章我们将讨论 SELENA 在新加坡的初步发展、对非洲人群的测试，以及心血管危险因素的检测。

SELENA：开发、验证和测试

糖尿病是一项重大且日益严重的全球健康挑战，预计到 2040 年将有 6 亿人患有糖尿病，大约 1/3 将患有 DR[22]。DR 是全球导致不可逆失明的最常见原因之一[23,24]，在糖尿病患者数量持续增加期间，亚太地区 DR 患者的数量将增加最多[23,25]。筛查、及时转诊和治疗是预防 DR 的常用策略，并且可以由许多健康从业者来做，包括但不限于眼科医生、验光师和全科医生。然而，此类筛查项目面临着越来越大的患者负担、人工评估员的可用性，以及财务的可持续性差[26]。SERI 的一个多学科研究小组通过利用本章介绍的 AI 技术的最新发展来解决这个问题。总体目标是开发一个通过提高多人群 DR 筛查效率来改善患者预后的系统。

SELENA 提供了需要转诊至三级眼科护理的建议，以及 DR 的严重程度分级。除了 DR 的分级外，SELENA 还能够在全球范围内检测出导致失明的其他主要原因：可疑的青光眼和 AMD。该项目的第一个目标是通过分析从新加坡社区 DR 患者筛查中，获得的视网膜眼底图像来训练和验证该系统。使用来自不同国家的不同社区和医院的 10 多个民族糖尿病患者群的可转诊的 DR 数据集进行进一步的外部验证。该项目的另一个目标是确定 SELENA 如何在两种不同的 DR 筛查模式中发挥作用：全自动（在没有国家筛查计划的国家）或辅助（SELENA 半自动检测到的可参考病例由人工评估）。

设计

SELENA 的一个关键优势是患者的多种族性质有助于培训和验证期间使用的所有数据集。例如，可参考 DR 的训练集包含 76 730 张图像，这些图像在 2010—2013 年新加坡国家 DR 筛查计划中收集，包括 13 099 名华裔、马来裔和印度裔的患者。验证集的图像来自 2014—2015 年同样的筛查计划。外部验证非常详细，使用了 10 个数据集包括来自中国人、马来西亚人、印度人、白人、西班牙裔和非裔美国人的 15 157 例患者的 112 648 张图像。这是在算法开发过程中减少种族偏见，并确保其性能具有普遍性的一项有力创举。图像由一系列相机类型采集，并由视网膜或青光眼的亚专科医生（用于青光眼数据集），以及经验丰富的专业分级师组成的评估员标记。

SELENA 由称为 VGG-19 的 CNN 的 8 个修改版本组成（图 13.1）。两个网络对 DR 的严重程度进行了分类，两个网络确定了可能的可转诊青光眼，两个网络确定了可转诊 AMD，一个网络评估了图像质量，一个网络拒绝了无效的非视网膜图像。每个 CNN 通过逐步暴露于从训练集中随机选择的图像，以及由人工评估员确定的基本事实进行训练，从而逐渐学习适当的特征（即修改权重值）以通过梯度下降进行分类。

结果

在主要验证数据集中，包括 14 880 例患者的 71 896 张图像，平均年龄为 60.2（SD 2.2），54.6% 为男性。在这个队列中，可转诊 DR 的发病率为 3%，威胁视力的 DR 为 0.6%，可疑青光眼为 0.1%，AMD 为 2.5%。使用标准性能测量表明，对于可转诊的 DR，SELENA 的 AUC 为 0.936（95% CI：0.925~0.943），敏感性为 90.5%（95% CI：87.3%~93.0%），特

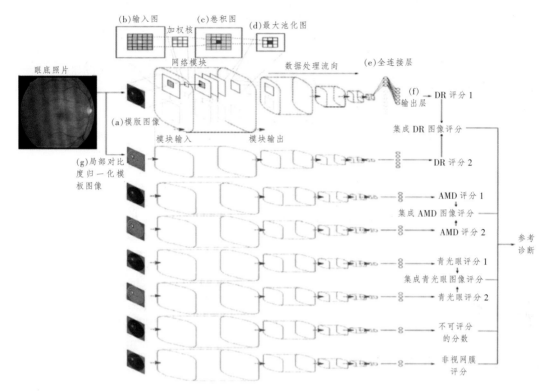

图 13.1　SELENA 的 CNN 架构。该算法由 VGG-19 CNN 的 8 个修改过的版本组成。[Figure reproduced with permission from Ting et al. 2017 (JAMA) [15]. Please see this original paper for full details. Briefly, steps a) to f) consist of template image (a) processing by a deep CNN consisting of a succession of network modules, each continuing a series of convolutional maps. This results in a final output node　(f) for each class trained for. For the classification of severity, a second deep CNN was provided locally contrast-normalized images　(g) as input; the final disease severity score is then the mean of the outputs. This was repeated for DR, AMD and glaucoma. Additional CNN were trained to reject images for insufficient image quality, as well as for being invalid input (i.e. not being a retinal image)]

异性为 91.6%(95% CI:91.0%~92.2%)。对于威胁视力的 DR,统计数据显示 AUC 和敏感性更高,特异性略低:AUC 为 0.958(95% CI:0.956~0.961),敏感性为 100%(95% CI:94.1%~100.0%),特异性为 91.1%(95% CI:90.7%~91.4%)。关键统计数据如表 13.1 所示。由于来自 10 个外部验证集的 AUC 为 0.889~0.983,这种性能是可推广的。

由于用于训练和验证的数据集不同,参考文献也不同,因此很难比较 ML 系统之间的典型性能统计测量适用标准[9]。因此,性能的统计测量必须补充额外的信息,以便不仅能衡量算法的临床表现和相关性,也能衡量其在现实中实施技术的影响。例如,已经开发了许多检测 DR 的算法,并且在统计上都取得了良好的性能,但它们的架构和数据集特征差异很大[9]。SELENA 系统使用预先确定的操作阈值和所有测试集进行了测试,包括 10 个外部验证集, 其中包含上述所有种族群体。SELENA 在这些严格的测试条件下仍然表现良好,这表明其架构稳健且具有通用性,因此适用于下一阶段的测试。

表 13.1　SELENA 在主要验证数据集上的性能,显示接收器操作曲线下面积(AUC)、敏感性和特异性

疾病分类	AUC(95% CI)	敏感性(95% CI)	特异性(95% CI)
可参考的 DR	0.936(0.925~0.943)	90.5(87.3~93.0)	91.6(91.0~92.2)
VTDR	0.958(0.956~0.961)	100(94.1~100.0)	91.1(90.7~91.4)
疑似青光眼	0.942(0.929~0.954)	96.4(81.7~99.9)	87.2(86.8~87.5)
AMD	0.931(0.928~0.935)	93.2(91.1~99.8)	88.7(88.3~89.0)

DR,糖尿病视网膜病变;VTDR,威胁视力的糖尿病视网膜病变;AMD,年龄相关性黄斑变性;CI,可信区间。

SELENA 对非洲人口的额外测试

所有 AI 系统都需要经过验证,以证明真实世界的可行性。虽然 AI 系统可能在其训练的临床试验数据集上表现良好,但在大多数现实环境中的筛查计划的初筛人群中并不总是有类似表现。

Bellemo 等[27]描述了一个针对 DR 的 ML 系统,该系统使用来自新加坡综合 DR 项目的 13 099 例糖尿病患者的 76 370 张视网膜眼底图像进行训练。AI 系统使用 VGGnet 和 ResNet 架构的集合进行训练(图 13.2)。然后在赞比亚 Copperbelt 省 5 个城市中心的移动筛查单元的完全不同的患者群体中进行验证。验证数据集包含来自被邀请参加由 Kitwe 中央医院眼科中心与 Konkola Cooper Mines 和 Frimley Park 医院眼科(英国 Frimley)合作开展的视网膜病变筛查项目中的 1574 例糖尿病患者的 4504 张眼底图像。

在比较训练和验证数据集时,显著的差异包括数据集人口的种族构成(来自新加坡的训练数据集是中国人、马来西亚人、印度人和其他人的混合体,而来自赞比亚的验证数据集中是 100% 非洲人)。用于收集眼底图像的视网膜相机、图像分辨率和视野宽度在两个数据集之间是不同的。

使用该前瞻性外部数据集进行的验证显示,AI 系统对可参考 DR 的 AUC 为 0.973(95% CI:0.969~0.978),敏感性为 92.25%(95% CI:90.10~94.12),特异性为 89.04(95% CI:87.85~90.28)。该系统对威胁视力的 DR 的敏感性还达到了 99.42%(95% CI:99.15~99.68),对糖尿病黄斑水肿的敏感性为 97.19%(95% CI:96.61~97.77)。如本章前面所述,SELENA 先前已证明在非裔美国人眼病研究数据集中具有良好的性能[15],为该 AI 系统在检测眼底可转诊的 DR 方面的可靠性提供了进一步的证据。

更进一步,新加坡团队试图从研究期间获得的信息中找到可转诊 DR 的风险因素。进行多变量分析以查看 AI 模型和人工评分者可转诊 DR 的系统风险因素;两者都确定了糖尿病病程较长、糖化血红蛋白水平较高和收缩压升高与可转诊的 DR 相关的相同风险因素。AI 模型[0.723(95% CI:0.691~0.754]和人工评分者[0.741(95% CI:0.710~0.771)]的系统性危险因素的 AUC 具有可比性(P =0.432)。

这项研究为 AI 在人群筛查项目中应用的临床可行性提供了进一步的证据,AI 系统接受过针对不同种族构成的不同人群的培训,即使在资源贫乏国家预期的招募人群中,其临床标准可与人工分级员相媲美。这一点尤其重要,因为对 AI 应用程序的最大

需求是在医疗资源贫乏、医疗专业人员短缺和患者难以获得医疗专业知识的第三世界国家。资源匮乏的国家将从 AI 系统应用于医疗健康筛查计划中获得最大收益,这项研究代表了一种潜在的发展方向,AI 模型在识别需要转诊以进行进一步评估和治疗的患者时能取代人工分级员。其影响是深远的,因为 AI 系统可在以前所需时间的一小部分时间内和在最少的人力资源消耗下完成与人工分级员相当的筛选工作,从而能在赞比亚等因缺乏人力和资源而受限制的国家开展筛查项目。而这些领域的眼科医生可以将他们的资源和时间集中在治疗威胁视力的 DR 患者上。

然而,赞比亚等缺乏资源的国家由于电信基础设施薄弱也可能对基于 AI 的筛查项目的开发带来其他的挑战。对计算能力和电信网络的需求需要制订一个可行的策略,通过将 AI 系统用作独立系统或将其与要使用的视网膜摄像头集成,为要实施的 AI 系统提供必要的元素。此外,筛查计划本身并不能改善人群的健康,还需要为在筛查计划中确诊的患者制订强有力的治疗策略,导致对普通人群的健康产生重大影响。

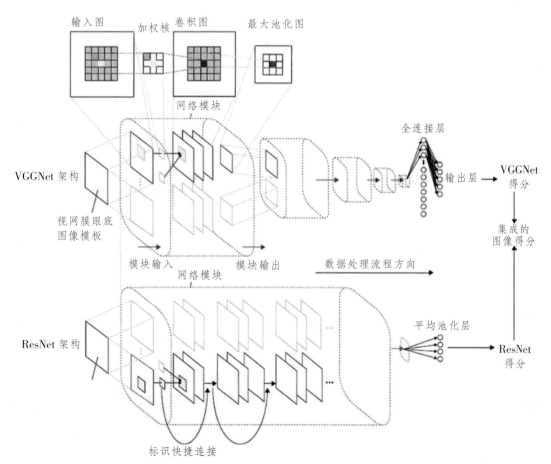

图 13.2　修改 SELENA 网络架构。该算法被修改为包含一个 ResNet 模型,以支持更多的图层,从而分析更多的图像特征。(From Sahani DV, Samir AE. Abdominal Imaging, ed 2. Philadelphia: Elsevier; 2017.)

全身性血管危险因素相关

DL 系统在研究环境中也非常有用,尤其是 DL 系统有益于流行病学的研究,因为可以有效地分析大量数据。为了探索在该领域的潜在作用,将 SELENA 的性能与人工评估者在审查视网膜图像,以了解 DR 发病率和风险因素方面的表现进行了比较[28]。

从新加坡综合糖尿病视网膜病变筛查计划(SiDRP)、新加坡马来眼科研究(SiMES)、新加坡印度眼科研究(SINDI)、新加坡华人眼科研究(SCES)[29]、北京眼科研究(BES)[30]、非裔美国人眼科研究(AFEDS)[31]、香港中文大学[32]和墨尔本糖尿病管理项目(DMP Melb)[33]中收集了来自多个种族的 18 912 例患者总共 93 293 张视网膜图像。SiDRP、AFEDS 和 DMP 图像在新加坡眼科研究所进行分级,而 SiMES、SINDI 和 SCES 图像在澳大利亚蓝山眼科研究阅读中心由非眼科医生进行分级。来自北京和香港的图像分别由普通眼科医生和视网膜专家分级。人工评估者每张图像的平均时间为 2~5 分钟。

DL 系统输入的是 76 370 张以视盘和黄斑为中心的视网膜图像。输出节点是根据国际临床糖尿病视网膜病变严重程度量表(ICDRSS)进行个体 DR 严重程度分级[34]。输入图像由 88.3% 的正常视网膜,6.4% 的轻度非增殖性 DR(NPDR),3.8% 的中度 NPDR 和 1.5% 的视力威胁 DR(VTDR;重度 NPDR 和增殖性 DR)组成。DL 系统可通过随机梯度下降进行调整,以训练具有 ICDRSS 分类的 DL 系统。为了验证,DL 模型预测了每个严重性级别输出节点的原始置信度分数。对分数进行线性加权,以产生单个图像 DR 分数,并使用两个独立的模型:一个使用原始

图像训练,另一个使用竞赛均衡版本。这些被平均为眼睛水平的 DR 分数。根据先前指定的分数阈值将 DR 分数转换为 DR 分级。当两只眼睛都无法分级时,患者被归类为无法分级并被排除在分析之外。对 DL 系统不可分级的图像进行了额外的手动分级。记录了使用图形处理单元(GPU)对 8 个数据集进行预处理和分析视网膜图像所花费的时间。

以人工评估者评分作为参考,计算了 3 种检测结果的 AUC 和一致性水平。任一 DR 的 AUC 为 0.863(95% CI:0.854~0.871),可转诊 DR 的 AUC 为 0.963(95% CI:0.956~0.969),VTDR 的 AUC 为 0.950(95% CI:0.940~0.959)。人工评估者分析的任一 DR、可转诊 DR 和 VTDR 的发病率分别为 15.9%、6.5% 和 4.1%,而 DLS 分析为 16.1%、6.4% 和 3.7%(P= 0.59、0.46 和 0.07)。

患者人口统计学和系统性危险因素(如年龄、性别、种族、糖尿病病程、血红蛋白 A1c(HbA1c)、收缩压(SBP)、舒张压、体重指数、总胆固醇和甘油三酯水平)作为变量进行评估。通过随机效应多变量逻辑回归对人工评估的 DR 结果的 8 个单独数据集进行汇总分析。结果表明,对于 SELENA 和人工评估者,糖尿病持续时间、HbA1c 升高和 SBP 与任一 DR、可转诊 DR 和 VTDR 显著相关(所有评估的 P<0.001)。

通过 Meta 分析计算优势比,对与风险因素的关系进行了额外的分析。人工评估者和 DLS 都确定了年龄较年轻、糖尿病病程较长、HbA1c 升高和 SBP 作为森林图上 DR 严重程度增加的风险因素(P<0.001),这与之前发表的研究一致[35,36]。

值得注意的是,SELENA 需要 10.4 小时,而人工评估需要 1554.8 小时 [即 553.9

工作日(每天工作大约 6.5 小时)，或超过 2 年]来分析 93 293 张图像。SELENA 比人工评估快 360 倍，并达到了相似的结果。

尽管有 7391 张图像无法通过 SELENA 进行评分，需要人工进行两次手动评分(额外的 123.2 小时或 19.0 个工作日)，包括附加评分在内的总工时为 125.4 小时(21.1 个工作日)。因此，SELENA 大大减少了使用视网膜图像进行 DR 研究数据处理的时间和成本。这表明，像 SELENA 这样的 DL 系统可以成为卫生系统的宝贵工具，通过将大部分工作自动化，极大地协助公共卫生研究。

SELENA 可用于大规模基于人群的流行病学研究，具有巨大的成本和时间效益。未来的研究应侧重于验证来自不同种族和各种成像机器的真实世界眼部图像的算法。开发一种从多模态成像方法训练的算法，并结合纵向临床数据，将开启临床研究的新时代。

未来发展方向

在本章中，我们概述了 SELENA 的发展，以及其在检测不同种族的多人群中的可转诊 DR 方面的性能。SELENA 已被证明在检测可转诊的 DR，以及可疑青光眼和 AMD 方面表现非常出色，表明该 DL 系统可以成为筛查中有价值的多功能工具。在整个测试过程中，SELENA 被用于在高资源和低资源环境中，测试模型在现实世界筛查场景中的应用。重要的是，这些发现是使用前瞻性试验设计和预先确定的操作阈值，表明 SELENA 是稳定的和通用的[9]。值得注意的是，SELENA 还被证明是流行病学研究的宝贵工具，因为 DL 系统大大减少了人工评估者分析图像所需的时间[28]。

然而，要更广泛地在眼科和医疗健康中使用任何 AI 算法都将面临许多监管、伦理、社会和技术层面的挑战。需要使用 SELENA 等 AI 系统进行大型前瞻性临床试验，以评估推荐的筛查 DL 系统的安全性和有效性，特别是应考虑到不同的硬件、人群特征和本地的后勤能力。

此外，研究 SELENA 对现实世界的影响对于更广泛地确定对临床护理的影响至关重要。对卫生系统的影响可能包括增加对三级护理的随访和治疗的需求，但另一方面，与现有系统相比，更少的假阳性可能会减少需求—必须在现实世界中进行测试，以便 AL 系统可以在全球多个医疗机构中以安全的方式使用。

新加坡 AI 团队目前正致力于扩大 SELENA 的范围，例如将 OCT 用于视网膜疾病检测和分级、改进青光眼和其他前段疾病的检测，以及对近视的预测。该小组还致力于在 SELENA 算法中整合遗传、表观遗传和蛋白质组学信息，希望为患者开启个性化关怀的新时代，最终改善世界各地人们的健康状况。

(李俊萍 译)

参考文献

1. Moor J. The Dartmouth College artificial intelligence conference: the next fifty years. AI Magazine. 2006. 87–91.
2. Lecun Y, Bengio Y, Hinton G. Deep learning. Nature. 2015;521:436–44.
3. Krizhevsky A, Sutskever I, Hinton GE. ImageNet classification with deep convolutional neural networks; 2012.
4. Le QV, Ranzato MA, Monga R, Devin M, Chen K, Corrado GS, et al. Building high-level features using large scale unsupervised learning; 2012.
5. Raina R, Madhavan A, Ng AY. Large-scale deep unsupervised learning using graphics processors; 2009.
6. Topol EJ. High-performance medicine: the convergence of human and artificial intelligence. Nat Med.

2019;25:44–56.

7. Ting DSW, Lin H, Ruamviboonsuk P, Wong TY, Sim DA. Artificial intelligence, the internet of things, and virtual clinics: ophthalmology at the digital translation forefront. Lancet Digital Health. 2020;2(1):e8–9.

8. Ting DSW, Pasquale LR, Peng L, Campbell JP, Lee AY, Raman R, et al. Artificial intelligence and deep learning in ophthalmology. Br J Ophthalmol. 2019;103(2):167–75.

9. Ting DSW, Peng L, Varadarajan AV, Keane PA, Burlina PM, Chiang MF, et al. Deep learning in ophthalmology: the technical and clinical considerations. Prog Retin Eye Res. 2019;72:100759.

10. Gargeya R, Leng T. Automated identification of diabetic retinopathy using deep learning. Ophthalmology. 2017;124(7):962–9.

11. Abràmoff MD, Lou Y, Erginay A, Clarida W, Amelon R, Folk JC, et al. Improved automated detection of diabetic retinopathy on a publicly available dataset through integration of deep learning. Invest Ophthalmol Vis Sci. 2016;57(13):5200–6.

12. Gulshan V, Peng L, Coram M, Stumpe MC, Wu D, Narayanaswamy A, et al. Development and validation of a deep learning algorithm for detection of diabetic retinopathy in retinal fundus photographs. JAMA. 2016;316(22):2402–10.

13. Grassmann F, Mengelkamp J, Brandl C, Harsch S, Zimmermann ME, Linkohr B, et al. A deep learning algorithm for prediction of age-related eye disease study severity scale for age-related macular degeneration from color fundus photography. Ophthalmology. 2018;125(9):1410–20.

14. Burlina PM, Joshi N, Pekala M, Pacheco KD, Freund DE, Bressler NM. Automated grading of age-related macular degeneration from color fundus images using deep convolutional neural networks. JAMA Ophthalmol. 2017;135(11):1170–6.

15. Ting DSW, Cheung CY, Lim G, Tan GSW, Quang ND, Gan A, et al. Development and validation of a deep learning system for diabetic retinopathy and related eye diseases using retinal images from multiethnic populations with diabetes. JAMA. 2017;318(22):2211–23.

16. Li Z, He Y, Keel S, Meng W, Chang RT, He M. Efficacy of a deep learning system for detecting glaucomatous optic neuropathy based on color fundus photographs. Ophthalmology. 2018;125(8):1199–206.

17. Brown JM, Campbell JP, Beers A, Chang K, Ostmo S, Chan RP, et al. Automated diagnosis of plus disease in retinopathy of prematurity using deep convolutional neural networks. JAMA Ophthalmol. 2018;136(7):803–10.

18. Poplin R, Varadarajan AV, Blumer K, Liu Y, McConnell MV, Corrado GS, et al. Prediction of cardiovascular risk factors from retinal fundus photographs via deep learning. Nat Biomed Eng. 2018;2(3):158.

19. Lee CS, Tyring AJ, Deruyter NP, Wu Y, Rokem A, Lee AY. Deep-learning based, automated segmentation of macular edema in optical coherence tomography. Biomed Opt Express. 2017;8(7):3440–8.

20. De Fauw J, Ledsam JR, Romera-Paredes B, Nikolov S, Tomasev N, Blackwell S, et al. Clinically applicable deep learning for diagnosis and referral in retinal disease. Nat Med. 2018;24(9):1342.

21. Kermany DS, Goldbaum M, Cai W, Valentim CC, Liang H, Baxter SL, et al. Identifying medical diagnoses and treatable diseases by image-based deep learning. Cell. 2018;172(5):1122–31. e9.

22. Yau JWY, Rogers SL, Kawasaki R, Lamoureux EL, Kowalski JW, Bek T, et al. Global prevalence and major risk factors of diabetic retinopathy. Diabetes Care. 2012;35(3):556.

23. Taylor HR. Global blindness: the progress we are making and still need to make. Asia-Pac J Ophthalmol. 2019;8(6).

24. Flaxman SR, Bourne RR, Resnikoff S, Ackland P, Braithwaite T, Cicinelli MV, et al. Global causes of blindness and distance vision impairment 1990–2020: a systematic review and meta-analysis. Lancet Glob Health. 2017;5(12):e1221–e34.

25. Chua J, Lim CXY, Wong TY, Sabanayagam C. Diabetic retinopathy in the Asia-Pacific. Asia-Pac J Ophthalmol. 2018;7(1):3–16.

26. Ting DSW, Cheung GCM, Wong TY. Diabetic retinopathy: global prevalence, major risk factors, screening practices and public health challenges: a review. Clin Exp Ophthalmol. 2016;44(4):260–77.

27. Bellemo V, Lim ZW, Lim G, Nguyen QD, Xie Y, Yip MY, et al. Artificial intelligence using deep learning to screen for referable and vision-threatening diabetic retinopathy in Africa: a clinical validation study. Lancet Digital Health. 2019;1(1):e35–44.

28. Ting DSW, Cheung CY, Nguyen Q, Sabanayagam C, Lim G, Lim ZW, et al. Deep learning in estimating prevalence and systemic risk factors for diabetic retinopathy: a multi-ethnic study. npj Digital Medicine: Springer US; 2019. p. 1–8.

29. Tan GS, Gan A, Sabanayagam C, Tham YC, Neelam K, Mitchell P, et al. Ethnic differences in the prevalence and risk factors of diabetic retinopathy: The Singapore epidemiology of eye diseases study. Ophthalmology. 2018;125(4):529–36.

30. Xu J, Xu L, Wang YX, You QS, Jonas JB, Wei WB. Ten-year cumulative incidence of diabetic retinopathy. The Beijing Eye Study 2001/2011. PLoS One. 2014;9(10):e111320.

31. McKean-Cowdin R, Fairbrother-Crisp A, Torres M, Lastra C, Choudhury F, Jiang X, et al. The African American eye disease study: design and methods. Ophthalmic Epidemiol. 2018;25(4):306–14.

32. Tang FY, Ng DS, Lam A, Luk F, Wong R, Chan C, et al. Determinants of quantitative optical coherence tomography angiography metrics in patients with diabetes. Sci Rep. 2017;7(1):2575.

33. Lamoureux EL, Fenwick E, Xie J, McAuley A, Nicolaou T, Larizza M, et al. Methodology and early findings of the diabetes management project: a cohort study investigating the barriers to optimal diabetes care in diabetic patients with and without diabetic retinopathy. Clin Exp Ophthalmol. 2012;40(1):73–82.

34. Wilkinson CP, Ferris FL 3rd, Klein RE, Lee PP, Agardh CD, Davis M, et al. Proposed international clinical diabetic retinopathy and diabetic macular edema disease severity scales. Ophthalmology. 2003;110(9):1677–82.

35. Jones CD, Greenwood RH, Misra A, Bachmann MO. Incidence and progression of diabetic retinopathy during 17 years of a population-based screening program in England. Diabetes Care. 2012;35(3):592–6.

36. Thomas RL, Dunstan F, Luzio SD, Roy Chowdury S, Hale SL, North RV, et al. Incidence of diabetic retinopathy in people with type 2 diabetes mellitus attending the diabetic retinopathy screening service for wales: retrospective analysis. BMJ. 2012;344:e874.

第 14 章

自动视网膜成像和分析:年龄相关眼病研究(AREDS)中的年龄相关性黄斑变性(AMD)

Y. Alvin Liu, Neil M. Bressler

在本章节中,我们将重点关注医学院临床医生与约翰·霍普金斯大学应用物理实验室计算机科学家共同合作的一系列研究。这些研究利用 DL,重点分析了 AMD 患者的 CFP。AMD 是美国和世界各地 50[1]岁以上人群中心视力丧失的主要原因。用于训练和测试的数据集来自年龄相关眼病研究(AREDS)[2],这是一项由美国国家眼科研究所资助的纵向队列研究,共有 4500 多例受试者的大约 130 000 张 CFP,并且使用 30°视角的相机拍摄。深度学习系统(DLS)的基本原理是基于威斯康星大学眼底照片阅读中心中训练有素的评分者的批注和评分,该中心是 AREDS 指定的阅片中心。

第一项研究[3]是将迁移学习和线性支持向量机(LSVM)结合起来进行 DLS 训练。在迁移学习中,应用了 OverFeat[4]深度卷积神经网络(DCNN)算法通过预训练从全连接层中获取通用特征。该项研究仅使用了 AREDS 数据集的一个子集,即 5664 张图像。研究中进行了 3 组分类实验,分别是 4级分类(无 AMD、早期 AMD、中期 AMD 和晚期 AMD)、3 级分类(无或早期 AMD、中期 AMD 和晚期 AMD)和 2 级分类(无或早期 AMD 和中期或晚期 AMD)。研究者将 DLS 的表现与眼科医生的表现进行了比较。

为达到相同性能水平,DLS 需要更多的数据训练来进行更细的分类。本研究中因为训练数据的数量是固定的,因此随着更细的分类,DLS 的准确性及与金标准的相关性(kappa 分数)都呈下降趋势。这种下降趋势同样也出现在眼科医生中。总体而言,DLS 的表现与眼科医生相当,而且深度学习系统在 2 类分类中表现突出, 即 DLS 能够依据 CFP 检测出需要转诊治疗的 AMD。这是眼科最早的 DL 研究之一,表明 DL 在分析 AMD 患者的 CFP 方面是一种很有前景的技术。

第二项研究[5]旨在扩展第一项研究[3]的发现,并涉及更复杂的研究设计。为区分"无或早期 AMD"和"中期或晚期 AMD"的二分类问题开发了一种 DLS,使用五折交叉验证评估其性能, 其中 4 折用于训练,1 折用于

分类问题	深度学习系统(DLS)		眼科医生	
	准确性	κ	准确性	κ
4 类	79.4%	0.6962	75.8%	0.6583
3 类	81.5%	0.7226	85.0%	0.7748
2 类	93.4%	0.8482	95.2%	0.8897

测试(图像经过旋转处理)。研究者利用 AREDS 数据集的不同变化进行了不同的实验:使用整个 AREDS 数据集的一对立体图像(133 821 张照片)、每只眼睛仅使用 1 个立体对(67 401 张照片),以及去除低质量图像的每只眼睛仅使用 1 个立体对(66 943 张照片)进行对比。研究者同时对两种 DL 的方法进行了比较。一种方法是使用 AREDS 数据仅重新训练 OverFeat DCNN 的最终 LSVM 分类阶段进行再训练(如前文提及),另一种方法是使用AREDS 数据优化 AlexNet DCNN 所有层上的所有权重[6]。后一种 DL 方法在计算上更加先进和密集,并能持续地产生更加出色的结果。眼科医生还独立对 5000 张图像的子集进行分级,以便与 DLS 进行比较。当使用整个 AREDS 数据集,并在患者随访级别拆分数据时,优越的 DL 方法实现了 ROC 曲线下面积为 0.96、准确度为 91.6%±0.1%、κ 值为 0.829±0.003。当使用整个 AREDS 数据集并且数据在患者级别进行拆分时,优越的 DL 方法实现了 ROC 曲线下面积为 0.94,准确度为 88.7%±0.7%、κ 值为 0.770±0.013。相比之下,眼科医生的准确度为 90.2%,κ 值为 0.800。该研究证实,DLS 经训练后能可靠的根据 CFP 区分出需要转诊和不需要转诊的 AMD(图 14.1),其表现可与眼科医生相媲美。

第三项研究[7],探索了技术改进,可以提高 DLS 从 CFP 中筛选出需要转诊治疗

AMD 的能力,其中仅包括 AREDS 数据集中每个立体对的一幅图像(总共 67 401 张照片),并且使用了不同 DL 方法。这种不同的方法使用了迁移学习,微调了原来的 ResNet[8] DCNN 权重。该方法先进行 4 级分类[9][1 级:无或仅有小玻璃疣(<63μm)且无色素异常;2 级:多个小玻璃疣或中型玻璃疣(63~125μm)和(或)色素异常;3 级:大玻璃疣(≥125μm)或大量中型玻璃疣和色素异常;4 级:脉络膜新生血管或地理性萎缩],然后将四类融合为两类(不需要转诊和需要转诊)。该 DL 方法结果要明显优于第二项研究中使用的 AlexNet 法[5],无论在准确度(91.6%对比 88.4%)、敏感性(89.0%对比 84.5%)和特异性(93.6%对比 91.5%)方面的比较都具有显著的统计学意义。

基于纵向结果数据,AREDS 9 级严重程度量表[10,11]包含有玻璃疣面积和色素异常的详细量化,并提供进展为晚期 AMD(包括脉络膜新生血管、中央地图状萎缩,或两者均有)的 5 年风险预测。虽然这种严重程度等级为发展晚期 AMD 提供了相当精细的相对风险预测,但其分级太复杂,以至于眼科医生不太可能会实际应用这种分级量表。尽管如此,该量表被仍可能有用。例如,被评定为 1 级眼有 0.3%的进展概率,而评定为 9 级眼则有 53%的概率[10]。第四项研究[12]有两个主要贡献:使用 DL 进行细化的 9 级严重程度分类,以及直接从作为输入的 CFP 中推断

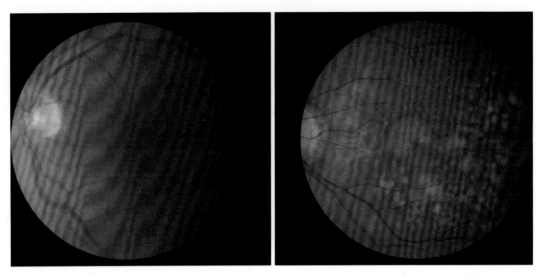

图 14.1　不需要转诊(左)和需要转诊(右)AMD 的示例。

的 5 年进展风险计算。研究中仅使用 AREDS 数据集每对立体图像中一张图像,总共有 58 370 张图像。数据集在患者级别进行拆分,训练、验证和测试子集分别包含了 88%、2% 和 10% 的图像。DLS 使用 ResNet 50[13] DCNN 进行训练。研究中使用 3 种方法进行 5 年进展风险预测:软预测、硬预测和回归预测。"软预测"首先使用 ResNet 50 的分类和 SoftMax 输出值计算九个类别中每个类别的 9 级类别概率,并计算 5 年风险预测值作为该概率下类别风险的预期值。"硬预测"首先使用 ResNet 50 的分类计算九个类别中的每一个类别的 9 级概率,并将与具有最大概率的类别的相关风险指定为 5 年风险预测。"回归预测"跳过了 9 级严重程度分级预测步骤,并通过在回归模式下使用 RestNet 50 将输入 CFP 直接映射到 5 年风险预测中。

在 9 级严重程度等级量表的分类任务中,DLS 的线性加权 kappa 得分为 0.738,表明与阅片中心建立的金标准具有高度相关。然而 DLS 的分类准确度在九个类别中都存在差异,这可能是由每个类别可用的样本量不均衡造成的。例如,在本研究涉及的 58 370 张图像中,有 24 411 张分类为 1 级的图像,但只有 1160 张分类为 9 级的图像。对于 5 年进展风险预测任务,"硬预测"方法在大多数类别中表现最好,3 种方法之间的总体平均预测误差为 3.47%~5.29%,表明 DLS 的预测误差相对较小。

由这一系列合作产生的第五项研究[14],是将 DL 从用于分类任务转向生成任务。具体来说,就是生成对抗网络(GAN)[15]用于创建具有不同 AMD 阶段的高分辨率 CFP(图 14.2)。GAN 有两个主要组成部分:"生成"和"判别"。"生成"网络使用训练数据生成合成图像,然后将其呈现给负责区分合成图像和真实图像的"判别"网络。这两个网络是"对抗性的",因为"生成"网络旨在生成可以"欺骗""判别"网络的合成图像。然后,对这两个网络进行反复训练,以最终最大化合成图像的"真实性"。自 2014 年 Goodfellow 等对 GAN 描述后[15],现已开发了许多 GAN 的变体,如全连接对抗网络(fully-connected GAN)、拉普拉斯金字塔生成式对抗网络(Laplacian

Pyramid GAN）、边界均衡对抗网络（boundary equilibrium GAN）、self –attention GAN、Big GAN、条件式对抗网络（conditional GAN）和渐进式对抗网络（progressive GAN,ProGAN）[16]等。本研究采用 ProGAN，有两名视网膜专家参与。该研究有 3 个主要发现：第一，合成图像质量高。两名视网膜专家确定的合成图像和真实图像之间没有明显可区分的差异。第二，在大多数情况下，合成图像被认为是真实的。两名视网膜专家在区分真实 AMD 图像和合成图像方面的准确度分别仅为 59.5%和 53.7%。准确度接近 50% 的表明视网膜专家识别合成图像的能力近似于随机选择。第三，对抗网络生成的合成图像对于训练 DL 算法很有用。作者表明完全使用合成图像训练的 DLS 在针对真实图像进行测试时，在区分 AMD 是否需要转诊的结果方面仍然达到了不错的结果：ROC 曲线下面积为 0.9235，准确度为 82.92%。

总之，约翰·霍普金斯大学医学院的视网膜专家和应用物理实验室的计算机科学家之间进行了一系列合作，发表了 5 篇文章，利用 AREDS 的 CFP 数据探索了 DL 应用在 AMD 中的各个方面：从判定是否需要转诊治疗到 AMD 严重程度细分类、到 DC-NN 技术精炼和使用对抗网络生成合成图像。未来的方向可能包括以下内容：使用 AREDS 的成像，如 CFP 和 OCT，以开发更强大的 DLS，使用对抗网络来补充 9 级严重程度分级中未呈现的图像类别，以改善进展风险评估，并在临床实践图像中测试从 AREDS 图像训练的 DLS。

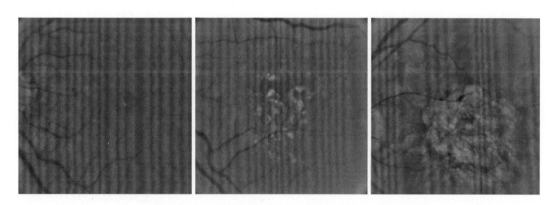

图 14.2　对抗网络生成的合成图像样本：早期（左）、中期（中）和晚期（右）AMD。

（秦波　译）

参考文献

1. Bressler NM. Age-related macular degeneration is the leading cause of blindness. JAMA. 2004;291(15):1900–1.
2. Age-Related Eye Disease Study Research G. The Age-Related Eye Disease Study (AREDS): design implications. AREDS report no. 1. Control Clin Trials. 1999;20(6):573–600.
3. Burlina P, Pacheco KD, Joshi N, Freund DE, Bressler NM. Comparing humans and deep learning performance for grading AMD: a study in using universal deep features and transfer learning for automated AMD analysis. Comput Biol Med. 2017;82:80–6.
4. Razavian AS, Azizpour H, Sullivan J, Carlsson S. CNN features off-the-shelf: an astounding baseline for recognition. Paper presented at: the Institute of Electrical and Electronics Engineers Conference of computer vision and pattern recognition; May 12, 2014; Stockholm, Sweden https://arxiv.org/

pdf/1403.6382.pdf

5. Burlina PM, Joshi N, Pekala M, Pacheco KD, Freund DE, Bressler NM. Automated grading of age-related macular degeneration from color fundus images using deep convolutional neural networks. JAMA Ophthalmol. 2017;135(11):1170–6.

6. Krizhevsky A, Sutskever I, Hinton GE. Imagenet classification with deep convolutional neural networks. https://papers.nips.cc/paper/4824-imagenet-classification-with-deep-convolutional-neural-networks.pdf

7. Burlina P, Joshi N, Pacheco KD, Freund DE, Kong J, Bressler NM. Utility of deep learning methods for referability classification of age-related macular degeneration. JAMA Ophthalmol. 2018;136(11):1305–7.

8. He K, Zhang X, Ren S, Sun J. Deep residual learning for image recognition. In: Proceedings of IEEE conference on computer vision and pattern recognition; June 27–30, 2016; Las Vegas, NV. p. 771–8.

9. Age-Related Eye Disease Study Research G. The age-related eye disease study system for classifying age-related macular degeneration from stereoscopic color fundus photographs: the age-related eye disease study report number 6. Am J Ophthalmol. 2001;132(5):668–81.

10. Davis MD, Gangnon RE, Lee LY, et al. The age-related eye disease study severity scale for age-related macular degeneration: AREDS report no. 17. Arch Ophthalmol. 2005;123(11):1484–98.

11. Ying GS, Maguire MG, Alexander J, Martin RW, Antoszyk AN, Complications of Age-related Macular Degeneration Prevention Trial Research G. Description of the age-related eye disease study 9-step severity scale applied to participants in the complications of age-related macular degeneration prevention trial. Arch Ophthalmol. 2009;127(9):1147–51.

12. Burlina PM, Joshi N, Pacheco KD, Freund DE, Kong J, Bressler NM. Use of deep learning for detailed severity characterization and estimation of 5-year risk among patients with age-related macular degeneration. JAMA Ophthalmol. 2018;136(12):1359–66.

13. He K, Zhang X, Ren S, Sun J. Deep residual learning for image recognition. In: Proceedings of the 2016 IEEE conference on computer vision and pattern recognition (CVPR). Piscataway, NJ: Institute of Electric and Electronics Engineers; 2016. p. 771–8.

14. Burlina PM, Joshi N, Pacheco KD, Liu TYA, Bressler NM. Assessment of deep generative models for high-resolution synthetic retinal image generation of age-related macular degeneration. JAMA Ophthalmol. 2019.

15. Goodfellow I, Pouget-Abadie J, Mirza M, et al. Generative adversarial nets. Adv Neural Inf Process Syst. 2014:2672–80.

16. Karras, T., Aila, T., Laine, S., and Lehtinen, J. Progressive growing of gans for improved quality, stability, and variation. arXiv preprint arXiv:1710.10196 (2017).

第 15 章

人工智能在圆锥角膜检测和屈光手术筛查中的应用

José Luis Reyes Luis，Roberto Pineda

引言

圆锥角膜(KCN)是一种进行性非炎症性角膜扩张性疾病，据报道超过90%的病例是双眼发病[1]。有趣的是，大约4.5%的患者最初显示单眼病变；然而，这些患者中有一半的人"未受影响的眼睛"将在未来16年内发展出现KCN的迹象[2]。KCN的发病率也各不相同，在印度中部等地区，每50人中就有1人患有KCN[3]，而在美国等国家，每2000人中有1人患有KCN[4]。在疾病的早期阶段，KCN患者通常无症状。大部分患者在疾病后期会需要戴眼镜，如果疾病进展到一定程度，角膜移植可能是必要的[5]。

幸运的是，轻型和晚期KCN并不难区分，因为这种疾病具有特殊的生物显微镜和视网膜镜下的表现，容易辨别。此外，还有许多商业上可用的诊断工具，包括角膜地形图、断层摄影和前节光学相干断层成像技术，在KCN筛查和分类方面具有高度的精确性。然而，如何区分正常人群与疑似圆锥角膜(KCS)和顿挫性圆锥角膜(FFKC)的患

者，对于眼科医生仍是一个两难的选择。此外，没有关于KCS和FFKC定义的标准化共识[5]。一般对于大多数的文献来说，"疑似圆锥角膜"的名称适用于地形图异常而另一只眼睛没有KCN的患者，而"顿挫性圆锥角膜"被用于一只眼角膜地形图相对正常，另一只眼有KCN临床表现的患者[6]。

另一方面，激光视力矫正(LVC)手术是世界范围内开展最广泛的手术，承认该手术具有可选择性，对于手术潜在的并发症，一定要仔细考虑和避免，因为手术会引起实质性的角膜生物力学改变，从而导致医源性角膜扩张[7-9]。第一例LVC术后医源性角膜扩张是Seiler在1998年报道的。Seiler在他的报道中描述了一个此前诊断FFKC的患者，患者曾接受过激光辅助原位角膜磨镶(LASIK)手术。在这个报道之后，FFKC就一直被认为是LASIK手术的禁忌证，其的识别也已经成为屈光不正手术筛查的基本步骤[10]。然而，预防医源性角膜扩张并不容易，主要的挑战是既要发现有发展为角膜扩张的高度风险的不典型角膜，又要尽量减少被拒绝手术的正常患者的数量[11]。要想达到这一要

求,必须采用高敏感性和特异性的针对危险因素的检测方法[9,11]。

最近,角膜扩张评分系统提高了一些设备检测 KCN 早期形式的能力。例如,Pentacam(德国的 Oculus Wetzlar 公司)的 Belin/Ambrosio 增强扩张显示(BAD-D)结合了基于高度的角膜地形图和角膜厚度测量来筛查角膜扩张,具有较高的敏感性和特异性(图 15.1)。这对于评估患者术后角膜扩张的风险和识别早期或亚临床 KCN 特别有用。最后的 BAD-D 评分,也被称为"最终 D",如大于 1.88,表示有 2.5% 假阳性率和低于 1%的假阴性率[12]。

此外,AI 技术的使用已被推荐用于困难的 KCN 诊断(如鉴别正常人群和 KCS 和FFKC,以及屈光手术筛查),因为其被视为

一种很有价值的手段,已被证明可以识别角膜扩张的早期迹象,并具有高度的可靠性[2]。

人工智能

AI 中常用的一个术语是"大数据"。这个概念是指在多年的科学研究项目中产生的数据集合。这些信息非常广泛和复杂;因此,使用传统工具来存储和解释它们是不可能的[13]。AI 为研究人员提供了有用的工具,让人们更好地理解和分析数据[8]。为了实现这一目标,需要首先把大数据组织在一个数据集中。然后,为了确定广泛的信息群模式,大数据必须经过一个叫作数据挖掘的过程。这种模式识别是非常重要的,但无法由人工操作来实现(由于信息的复杂性)。数据挖掘

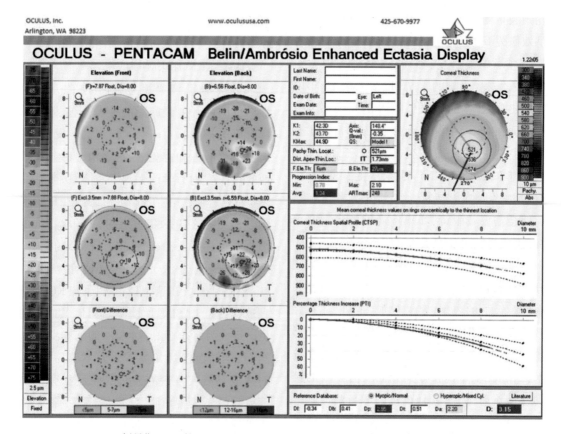

图 15.1　1 例早期 KCN 的 Belin-Ambrosio BAD-D。报告的异常指标用黄色和红色表示。

可以通过两种方法进行：①有监督分类法，由原型或范例辅助；②无监督分类或聚类法，检查对象属性之间的关系[13]。

Maeda 在 1994 年进行了第一项涉及角膜病理中 AI 应用的研究[11]。从那以后，有好几种 AI 技术被用于角膜地形图解释和早期 KCN 检测[11,14]。

人工智能技术

"机器学习"是一种流行的 AI 技术，目标是模仿人类学习。这种方法的优点是，不需要经过编程使计算机具有"学习"的能力[5]。这是通过机器程序实现的，其允许使用一个已知的信息数据集，促进其输出，并通过使用多种类型的算法，例如，分类器算法（见框 15.1）。机器学习算法是在指导数据集上"训练"出来的，然后在另一组测试或验证数据集上被"确认"，以确保此过程的外部有效性[5]。

虽然大部分用于 KCN 检测和屈光筛查的 AI 研究都是基于监督 ML 技术，但其他 AI 的类型，包括无监督的 ML 技术、专家决策树[15]和多元 logistic 回归分析[16]也被证明是有用的。

研究

监督机器学习分类器

神经网络

"神经网络"（NN）指的是模拟人类的神经系统处理能力，以插入或估算复杂数据为目标的 AI 方法[17]。这种方法有能力检测隐藏在输入数据中的特征，不需要额外的输入和输出数据间的逻辑结构的信息。因此，为了开发一套成功的解读系统，获得准确的回应，建立输入数据是这种技术的基础。

迄今为止，已有几项研究使用 NN 进行角膜地形图分类。第一项 NN 研究是在 1995 年由 Maeda 和合作者报道的。在他们发表的作品中，地形图被分类为正常，规则散光，KCN 轻度到晚期，激光光学角膜切削术后和穿透性角膜移植术术后[使用计算机辅助的角膜影像 TMS-1（计算机解剖学，纽约）的 11 个指标]。应用 NN 反向传播算法模型（一个监督，多层，前馈的网络）可在 80% 的病例中获得准确的分类 （特异性>90%，敏感性 44%~100%）[17]。

1997 年，Smolek 和 Klyce 发表了他们的首个 NN 研究。他们利用计算机辅助角膜影像镜 TMS-1 的 10 个指标，检测 KCS 和 KCN 的严重程度，可达到 100% 的准确性，100% 的敏感性和 100% 的特异性[18]。四年后，这两位作者也报道了他们利用计算机辅助角膜影像镜 TMS-1 的小波数据得出的 NN 结果。NN 能够从以往屈光手术的角膜中检测出正常的角膜，检测结果具有 99.3% 的准确性，99.1% 的敏感性和 100% 的特异性。这些结果明显高于那些由临床医生获得的检测结果（仅取得 65% 的敏感性，95% 的特异性）[19]。

另一方面，Accardo 和 Pensiero 使用 NN 评价从角膜影像镜 EyeSys （EyeSys Vision，

休斯敦,得克萨斯)获得的单眼和双眼指标,以及早期的 KCN 地形图,该方法使作者有可能区分早期 KCN 和非 KCN 角膜(敏感性为 94.1%,特异性为 97.6%)[20]。

2008 年,Vieira de Carvalho 和 Barbosa 利用 NN 和判别分析,采用 Zernicke 系数进行角膜形状分类。输入 EyeSys 角膜影像镜数据,NN 实现了 94% 的准确度,判别分析获得了 84.8% 的准确度[21]。

6 年后,Silverman 和他的合作者比较了 NN 和线性判别分析区分正常角膜和 KCN 的能力。这项研究是通过使用 Artemis 1 (CO)数字超声扫描仪获得的角膜上皮和基质厚度图完成的。两个分类器都获得了受试者操作特征区域(AUROC)1.0(表明组完全分离);然而,NN 的敏感性和特异性稍好于线性判别分析(二者敏感性和特异性分别是 98.9% 和 99.5%,94.6% 和 99.2%)[11]。

Kovacs 等继续分析了用 Sheimpflug 成像(Pentacam 角膜地形图仪)获得的单眼和双眼指标。NN 区分正常角膜和 KCN 的 AUROC 为 0.99,敏感性 100%,特异性为 95%;但对正常角膜和 FFKC 的鉴别准确度稍低,AUROC 仅为 0.97,敏感性 90%,特异性为 90%[2]。

自动决策树分类

"自动决策树"分类方法是一种 ML 算法,使用一个已知类别配置的训练数据样本生成。这种适应性调查工具适用于非参数数据分析,并已被用于数据挖掘[22]。在这种技术中,区分变量的截止值被指定,让位于连续的"节点""分支"(分成两个交互的子组)和"叶子"(类分配的最终判定)。

Smajda 和合作者已经使用自动决策树分类方法区分来自伽利略角膜地形图仪

(Ziemer Ophthalmic Systems,Port,Switzerland)的输入数据。后表面不对称指数和角膜体积是他们研究中两个最重要的判别变量。该方法对正常角膜和 KCN 的分类敏感性为 100%,特异性为 93.6%;对正常角膜和 FFKC 分类的敏感性为 93.6%,特异性为 97.2%[22]。

WEKA 软件分类器(SVM、Random Forest、Bayes Network)

最近,新西兰怀卡托大学开发了一款开源 ML 软件。这个软件叫作怀卡托知识分析环境(WEKA)工作台,包含一个 ML 算法和用于数据挖掘的数据处理工具的汇编[23]。WEKA 提供的学习算法的一个例子是监督分类器:支持向量机(SVM)、贝叶斯网络、多层感知器(MLP)、朴素贝叶斯、随机森林和径向基函数神经网络(RBNFNN)[13]。

2010 年,Souza 等利用 Orbscan Ⅱ 扫描裂隙地形图仪(Bausch & Lomb,魁北克,加拿大)评估了 SVM、MLP 和 RBNFNN 在 KCN 检测上的性能。结果表明,3 种 ML 算法都具有较高的 KCN 检测指标;然而,SVM 与 MLP 效率无差异(AUROC 为 0.99,敏感性 100%),RBFNN 呈现高值(AUROC 为 0.98,敏感性 98%)[24]。

随后,Ruiz Hidalgo 及其合作者采用从 Pentacam 角膜地形图获取的 22 个参数,评估支持向量机算法检测 KCN 的有效性。结果显示,KCN 与非 KCN 的分类准确度为 98.9%,敏感性 99.1%,特异性 98.5%;而 FFKC 与非 KCN 分类的准确度达到了 93.1%,敏感性 79.1%,特异性 97.9%。最后,作者能够进行 5 组人群分类[KCN,FFKC,散光,PR(屈光手术后)和正常],准确度为 88.8%,敏感性 89%,特异性 95.2%[25]。

最近,Lopes 等发表的一项研究旨在通过分析单侧不对称角膜扩张、临床 KCN 和稳定 LASIK 患者的 Pentacam 断层扫描数据来检测角膜扩张易感性。作者比较了 5 个分类器(随机森林、朴素贝叶斯、NN、支持向量机和正则化判别分析),其中随机森林的准确性最高(80%~85.2% 的敏感性和 96.6% 的特异性)。到目前为止,这是关于角膜扩张易感性和临床角膜扩张早期检测的最大的 ML 研究[8]。

无监督机器学习

与有监督 ML 技术相反,无监督算法不需要预先标记数据来训练[26]。这允许研究人员采用一种无偏差的方法,并利用多个综合参数进行分析。

虽然到目前为止, 大多数用于 KCN 自动检测的机器学习技术都是有监督的,但 Yousefi 等使用角膜扫描源 1000 CASIA OCT 获得的角膜图像大数据集进行了一项无监督 ML 研究。该分类器检测 KCN 病例的敏感性为 97.7%,特异性为 94.1%。据我们所知,这是第一项也是唯一一项在角膜扩张检测中使用无监督 ML 的研究[26]。

无机器学习分类器

线性判别分析

“线性判别分析”(LDA)是一种常用的数据压缩技术, 可以作为模式分类应用和 ML 的预处理步骤。它的目标是在更小的二维空间中显示原始数据,同时最大化类别之间的分隔[27]。

Saad 和 Gantinel 利用 51 个 Orbscan Ⅱ 地形图指标, 使用 LDA 来区分 KCN、FFKC 和非 KCN。角膜厚度增加百分比和角膜最大后表面高度是最重要的因素,使用该技术的

正常组与 FFKC 组、正常组与 KCN 组的鉴别能力 AUROC 分别达到 0.98 和 0.99。这些结果表明,利用地形图指标准确区分正常眼和 FFKC 眼是可靠的[28]。

两年后, 同样的研究人员使用 OPD-Scan 角膜分析仪获得 Zernicke 系数,并使用 LDA 区分正常、FFKC 和 KCN 角膜。据报道,正常角膜与 FFKC 角膜的鉴别 AUROC 为 0.98,而正常角膜与 KCN 角膜的鉴别 AUROC 达到了 0.96[29]。

专家系统分类器

“专家系统分类器”是一种非 ML 的 AI 技术, 通过广泛的决策规则集和演绎决策,逐步获得逻辑运算解决方案[17]。1994 年,Maeda 和合作者报道了第一个专家系统分类器的结果,并将其与 LDA 相结合,以区分 KCN 和非 KCN。利用 TMS-1 地形图指标,该方法的准确性为 96%,敏感性为 89%,特异性为 99%[15]。

多元 Logistic 回归分析

虽然多元 Logistic 回归分析不是一种 ML 技术, 但通过这一经典的统计方法获得的分类结果值得被列入本章。该方法适用于二分因变量模型, 并利用 Logistic 回归系数预测每个因变量的优势比[30]。

2018 年,Hwang 和他的合作者使用多元 Logistic 回归分析来区分正常角膜和 FFKC 角膜。他们将 5 个 Sheimpflug Pentacam 指标和 11 个前节 OCT RT-Vue-100(Optovue,Fremont,CA)指标相结合,获得了一个具有 100% 敏感性和 100% 特异性的分类系统。本次分析的主要因素是上皮厚度变异性、OCT 的全局灶角膜厚度变异性、Sheimpflug 断层成像的前表面曲率和地形图指标[16]。图 15.2

展示了前节 OCT 和 Sheimpflug 断层扫描联合图像,与 Hwang 的研究中使用的指标类似。

角膜生物力学

近年来,角膜生物力学的评价受到了人们的关注,这不仅是因为其可以诊断隐匿性角膜扩张,还因为其可以指导治疗干预,如交联。目前,用于角膜生物力学活体评估的仪器很少,包括眼反应分析仪(ORA)和Corvis ST[31-33]。生物力学有助于拓展角膜成像,更多的研究有望改进 KCN 和屈光筛查中的 AI 数据集。图 15.3 是一个严重不对称扩张(VAE-E)的患者使用 Corvis ST 设备进行的 Ambrosio、Roberts 和 Vinciguerra(ARV)生物力学评估和断层扫描评估结果。

局限性

术语"ground truth(真值)"用来描述 AI 技术编程获得的算法结果;然而,要了解事实并非易事。大数据集在确定真值方面可能更可靠,因为可以将截断值设置为只包括疾病的晚期形式(如明显的角膜扩张)。但是,在没有专家共识针对某个具体状态进行定义的情况下,如屈光手术后早期角膜扩张,很难进行可靠的分类[5]。

此外,缺乏发病率低的疾病(如 FFKC 和屈光术后早期角膜扩张)的大样本,及缺乏对同一病理及其鉴别诊断的大量不同表现形式的接触(如屈光手术后角膜扩张、KCN和透明边缘角膜变性),均削弱了算法的结果,降低其外部的有效性[14]。

人工智能在角膜领域的优势

AI 用于角膜扩张的优点包括:

• 自动解释地形图。这可以帮助不熟练的观察者提升他们的决策能力,达到一个更熟练的水平[17]。

• KCN 早期检测。KCS 和 FFKC 检测的 AI 模型取得了良好的结果,使得眼科医生可以通过早期治疗减少疾病进展。这些治疗方法之一是核黄素诱导的 UVA 交联,当在疾病的早期阶段即进行检测时,这种治疗方法看来是有效和持久的[34]。

• 个性化 LASIK 手术。最近,AI 结合数据的能力一直专注于优化屈光结果。这导致了 LASIK 消融的设计基于眼轴长度测量、眼总波前像差输入,以及详细的角膜和前段断层扫描数据,第一个模块被 Alcon 公司称为 Innoveyes。有了这些信息,我们还可以得到射线追踪的数学模型、角膜生物力学变化的预测和预期的上皮重塑[35]。

结论

由于缺乏经过验证的技术数据集,以及对 KCN 或其早期表现缺乏一致的定义,因此,很难真正确定一种 AI 技术在其他方面(如 FFKC 和 KCS)具有显著优势。尽管如此,AI 技术已被证明在 KCN 检测和屈光手术筛查方面是卓有成效的,随着成像仪器和方法变得更加先进,AI 技术有望继续取得新进展[5]。

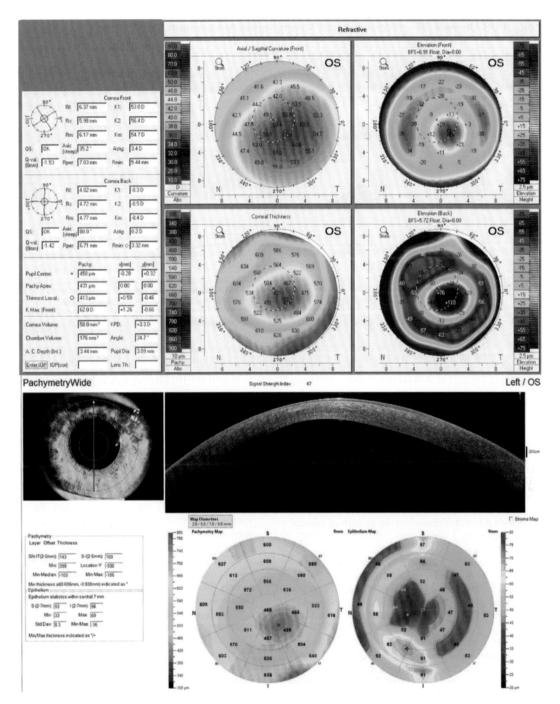

图 15.2　KCN 患者左眼的前节 OCT 和 Sheimpflug 断层扫描联合图像。Sheimpflug 断层成像显示角膜前表面高度图和曲率图(上)，角膜厚度图和后表面高度图(中)角膜总厚度和上皮厚度图见前节 OCT 报告(下)。

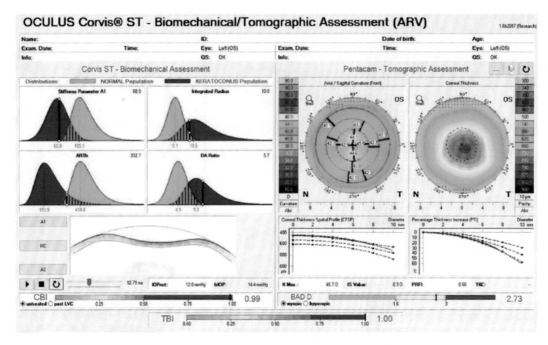

图 15.3　KCN 患者左眼的 ARV 生物力学和断层扫描显示。我们可以看到下面的 Corvis 生物力学指数 (CBI)，断层扫描生物力学指数(TBI)和 Belin Ambrosio 增强扩张显示(BAD–D)。报告的异常指标用黄色和红色表示。(Abnormal reported indices are represented in yellow and red. Image Courtesy of Dr. Renato Ambrosio MD PhD)

（鲁静　译）

参考文献

1. Burns DM, Johnston FM, Frazer DG, Patterson C, Jackson AJ, et al. Keratoconus: an analysis of corneal asymmetry. Br J Ophthalmol. 2004;88(10):1252–5. https://doi.org/10.1136/bjo.2003.033670.

2. Kovács I, Miháltz K, Kránitz K, Juhász É, Takács Á, Dienes L, et al. Accuracy of machine learning classifiers using bilateral data from a Scheimpflug camera for identifying eyes with preclinical signs of keratoconus. J Cataract Refract Surg. 2016;42(2):275–83. https://doi.org/10.1016/j.jcrs.2015.09.020.

3. Jonas JB, Nangia V, Matin A, Kulkarni M, Bhojwani K. Prevalence and associations of keratoconus in rural Maharashtra in Central India: the Central India eye and medical study. Am J Ophthalmol. 2009;148(5):760–5. https://doi.org/10.1016/j.ajo.2009.06.024.

4. Kennedy RH, Bourne WM, Dyer JA. A 48-year clinical and epidemiologic study of keratoconus. Am J Ophthalmol. 1986;101(3):267–73.

5. Lin SR, Ladas JG, Bahadur GG, Al-Hashimi S, Pineda R. A review of machine learning techniques for keratoconus detection and refractive surgery screening. Semin Ophthalmol. 2019;34(4):317–26. https://doi.org/10.1080/08820538.2019.1620812.

6. Klyce SD. Chasing the suspect: keratoconus. Br J Ophthalmol. 2009;93(7):845–7. https://doi.org/10.1136/bjo.2008.147371.

7. Ambrósio R, Randleman JB. Screening for ectasia risk: what are we screening for and how should we screen for it? J Refract Surg. 2013;29(4):230–2. https://doi.org/10.3928/1081597X-20130318-01.

8. Lopes BT, Ramos IC, Salomão MQ, Guerra FP, Schallhorn SC, Schallhorn JM, et al. Enhanced tomographic assessment to detect corneal ectasia based on artificial intelligence. Am J Ophthalmol. 2018;195:223–32. https://doi.org/10.1016/j.ajo.2018.08.005.

9. Santhiago MR, Smadja D, Gomes BF, Mello GR, Monteiro ML, Wilson SE, et al. Association between the percent tissue altered and post–laser in situ keratomileusis ectasia in eyes with normal preoperative topography. Am J Ophthalmol. 2014;158(1) https://doi.org/10.1016/j.ajo.2014.04.002.

10. Seiler T, Quurke AW. Iatrogenic keratectasia after LASIK in a case of forme fruste keratoconus. J Cataract Refract Surg. 1998;24(7):1007–9.

11. Silverman RH, Urs R, Roychoudhury A, Archer TJ, Gobbe M, Reinstein DZ. Epithelial remodeling as basis for machine-based identification of keratoconus. Invest Ophthalmol Vis Sci. 2014;55(3):1580. https://doi.org/10.1167/iovs.13-12578.

12. Belin MW, Villavicencio OF, Ambrósio

RR. Tomographic parameters for the detection of keratoconus. Eye Contact Lens. 2014;40(6):326–30. https://doi.org/10.1097/ICL.0000000000000077.

13. Amancio DR, Comin CH, Casanova D, Travieso G, Bruno OM, Rodrigues FA, et al. A systematic comparison of supervised classifiers. PLoS One. 2014;9(4) https://doi.org/10.1371/journal.pone.0094137.

14. Klyce SD. The future of keratoconus screening with artificial intelligence. Ophthalmology. 2018;125(12):1872–3. https://doi.org/10.1016/j.ophtha.2018.08.019.

15. Maeda N, Klyce SD, Smolek MK, Thompson HW. Automated keratoconus screening with corneal topography analysis. Invest Ophthalmol Vis Sci. 1994;35(6):2749–57.

16. Hwang ES, Perez-Straziota CE, Kim SW, Santhiago MR, Randleman JB. Distinguishing highly asymmetric keratoconus eyes using combined Scheimpflug and spectral-domain OCT analysis. Ophthalmology. 2018;125(12):1862–71. https://doi.org/10.1016/j.ophtha.2018.06.020.

17. Maeda N, Klyce SD, Smolek MK. Neural network classification of corneal topography. Preliminary demonstration. Invest Ophthalmol Vis Sci. 1995;36(7):1327–35.

18. Smolek MK, Klyce SD. Current keratoconus detection methods compared with a neural network approach. Invest Ophthalmol Vis Sci. 1997;38(11):2290–9.

19. Smolek MK, Klyce SD. Screening of prior refractive surgery by a wavelet-based neural network. J Cataract Refract Surg. 2001;27(12):1926–31.

20. Accardo P, Pensiero S. Neural network-based system for early keratoconus detection from corneal topography. J Biomed Inform. 2002;35(3):151–9.

21. Carvalho LAVD, Barbosa MS. Neural networks and statistical analysis for classification of corneal videokeratography maps based on Zernike coefficients: a quantitative comparison. Arq Bras Oftalmol. 2008;71(3):337–41.

22. Smadja D, Touboul D, Cohen A, Doveh E, Santhiago MR, Mello GR, et al. Detection of subclinical keratoconus using an automated decision tree classification. Am J Ophthalmol. 2013;156(2) https://doi.org/10.1016/j.ajo.2013.03.034.

23. Witten IH, Frank E, Hall MA, Pal CJ. Data mining: practical machine learning tools and techniques. 4th ed. Amsterdam: Elsevier; 2016. p. 7–15.

24. Souza MB, Medeiros FW, Souza DB, Garcia R, Alves MR. Evaluation of machine learning classifiers in keratoconus detection from orbscan II examinations. Clinics (Sao Paulo). 2010;65(12):1223–8. https://doi.org/10.1590/s1807-59322010001200002.

25. Hidalgo IR, Rodriguez P, Rozema JJ, Dhubhghaill SN, Zakaria N, Tassignon M-J, et al. Evaluation of a machine-learning classifier for keratoconus detection based on Scheimpflug tomography. Cornea. 2016;35(6):827–32. https://doi.org/10.1097/ICO.0000000000000834.

26. Yousefi S, Yousefi E, Takahashi H, Hayashi T, Tampo H, Inoda S, et al. Keratoconus severity identification using unsupervised machine learning. PLoS One. 2018;13(11) https://doi.org/10.1371/journal.pone.0205998.

27. Tharwat A, Gaber T, Ibrahim A, Hassanien AE. Linear discriminant analysis: a detailed tutorial. AI Commun. 2017;30(2):169–90. https://doi.org/10.3233/AIC-170729.

28. Saad A, Gatinel D. Topographic and tomographic properties of Forme Fruste keratoconus corneas. Invest Ophthalmol Vis Sci. 2010;51(11):5546. https://doi.org/10.1167/iovs.10-5369.

29. Saad A, Gatinel D. Evaluation of total and corneal wavefront high order aberrations for the detection of Forme Fruste keratoconus. Invest Ophthalmol Vis Sci. 2012;53(6):2978. https://doi.org/10.1167/iovs.11-8803.

30. Alexopoulos EC. Introduction to multivariate regression analysis. Hippokratia. 2010;14(Suppl 1):23–8.

31. Yuan A, Pineda R. Developments in imaging of corneal biomechanics. Int Ophthalmol Clin. 2019;59(4):1–17. https://doi.org/10.1097/IIO.0000000000000286.

32. Gokul A, Vellara HR, Patel DV. Advanced anterior segment imaging in keratoconus: a review. Clin Exp Ophthalmol. 2018;46(2):122–32. https://doi.org/10.1111/ceo.13108.

33. De Stefano VSD, Dupps WJ. Biomechanical diagnostics of the cornea. Int Ophthalmol Clin. 2017;57(3):75–86. https://doi.org/10.1097/IIO.0000000000000172.

34. Keating A, Roberto Pineda II, Colby K. Corneal cross linking for keratoconus. Semin Ophthalmol. 2010;25(5–6):249–55. https://doi.org/10.3109/08820538.2010.518503.

35. Sightmap & InnovEyes – YouTube [Internet]. [cited 2020 Mar24]. https://www.youtube.com/watch?v=CPcRoH0qcPM

第 16 章

人工智能在白内障处理中的应用

Haotian Lin, Lixue Liu, Xiaohang Wu

人工智能白内障检测和分级

据估计,2015 年全球共有 5260 万 (0.182 亿~1.096 亿)视障患者罹患白内障[1]。考虑到白内障与老龄化的关系,预计随着全球人口老龄化的趋势,白内障的发病率将会增加[2]。然而,眼科医生检查白内障的时间和费用都很高,特别是在低收入和中等收入国家,因为医疗资源在地区间存在很大差异[3]。因此, 许多研究人员将重点放在 AI 对于白内障进行自动识别和分级,有助于大的人群筛查[4-7](图 16.1)。

随着白内障手术的普及,越来越多的白内障患者接受了眼科手术。许多研究人员已经将这些术后眼睛纳入数据集,以便更好地区分晶状体的状态。Acharya 等在 2010 年提出了一种用于识别正常、白内障术后和术后的裂隙灯照片的人工神经网络分类器[4]。模糊 K-means 聚类算法是一种传统的 ML 学习技术,用于检测每一类特定的特征。该系统对 140 张照片进行了检测,平均检出率为 93.3%。虽然该系统产生了可以接受的结果,但其不适合临床采用,因为其没有在每个类别中确定可参考的病例。

后来 Wu[6]等开发了一个白内障协同管理的通用 AI 平台,对于每一张裂隙灯照片,该 AI 平台被设计为 3 个步骤:模式识别、白内障诊断和严重程度评估。之后,系统做出转诊或随访的决策。这一策略将 AI 效能扩展到多种捕获模式,以及不同病因和表型的白内障。因此,该平台在临床场景中有很大的应用前景,可以提高眼科护理的效率和覆盖范围,这在之后的研究中得到了证实。在传统医疗的护理体系中,一名眼科医生每年大约能接诊 4000 例患者。然而,在作者提出的新型三级医疗系统中,在移动设备、社区医疗设备和该 AI 平台的协助下, 一名眼科医生一年可以接诊多达 40 806 例患者。研究结果表明,这种协作平台和转诊模式具有较高的效率,通过使用更新的用户可访问的移动设备和自动检查仪器,可扩展到其他眼科疾病的管理。

人工智能在白内障手术术前评估中的作用

目前,视力受损白内障的标准化治疗方法是手术摘除混浊的白内障晶状体,然后植入眼内人工晶状体[8]。白内障手术是当今最

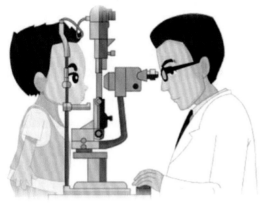

白内障的诊断

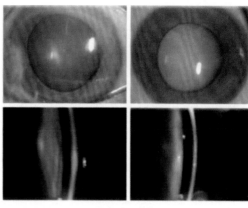

级别评估

图 16.1 AI 的诊断和分级。

常见的眼外科手术之一，每年有超过 1100 万只眼睛接受人工晶状体(IOL)植入术[9-11]。术后患者的视力在很大程度上取决于 IOL 屈光度的精确计算,这对于眼科医生来说是一个挑战[12]。研究人员在这一过程中整合了 AI,为患者实现了更好的视觉效果[13,14](图 16.2)。

目前,最常用的 IOL 曲率计算公式来自方程式类别,如 SRK/T 公式[15]。然而,在 60%~80%的检测眼中,其精度只能达到±0.5 的屈光度。Findl 等试图通过优化预测 IOL 前房深度(pACD)来改善 IOL 屈光度的计算, pACD 是 Vergere 公式中一个重要但仍难以估计的变量。将多层感知器(一种人工神经网络)的性能与目前最先进的线性回归方法进行比较,通过各种术前生物特征参数预测 pACD。结果表明,从线性回归到多层感知器对 pACD 的预测相关系数没有明显提高。用神经网络 pACD 预测代替 SRK/T 预测,计算 IOL 度数时的平均聚堆误差仅提高 0.01D。这可能是只有 77 只眼睛的小数据集的结果。Sramka 等在一个包含多达 2194 只眼睛

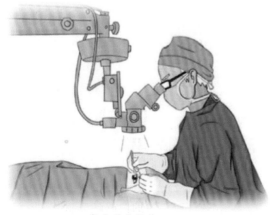

复杂手术评估

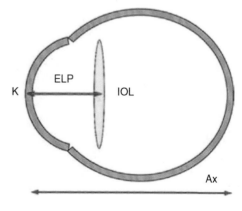

人工晶状体度数计算

图 16.2 AI 术前评估。

信息的数据集上进行了另一项试验[14]。该研究中,通过两种 ML 模型:支持向量机回归和多层神经网络集成模型,从临床数据中计算 IOL 功率。两种 ML 模型的预测误差均显著低于 SRK/T 公式,表明 ML 模型在 IOL 计算方面具有很强的潜力。

人工智能在白内障术后管理中的应用

通常,白内障手术是安全有效的。术后 6 个月有 84%~94% 的眼睛达到 20/30 或更高的最佳矫正视力[16,17]。尽管如此,术后仍有可能出现并发症,最常见的是后囊膜混浊(PCO)[8]。其是残留晶状体上皮细胞增殖的结果,可导致视力下降、视物模糊或者眩光。影响继发性白内障发生的因素有患者的年龄[18]、性别[19]、合并糖尿病[20]和 IOL 的材质[19]等。由于 PCO 发病机制的复杂性,AI 模型有望于预测其发生(图 16.3)。

Mohammadi 等应用人工神经网络预测超声乳化术后 2 年发生有临床意义的继发性白内障[21]。共选取 10 个输入变量来建立

模型。该模型在 352 只眼睛的数据上进行了训练和测试,得出了 87% 的准确率。Jiang 等又做了一次尝试。他们使用裂隙灯图像而不是变量来预测继发性白内障的进展,对 1015 例患者,分别收集术后第 3、6、9、12、18 和 24 个月连续复查阶段的裂隙灯图像。建立时间序列网络预测术后 24 个月继发性白内障的发生。该模型的敏感性为 88.55%,特异性为 94.31%,曲线下面积为 0.9718。这种预测模型有助于制订治疗策略,并为患者提供早期预警。

人工智能白内障管理的未来

如前所述,AI 技术已应用于白内障处理的多个方面。从前瞻性的角度来看,AI 的应用可能会扩展到其他白内障相关领域,如白内障术前风险分级、术后视力和屈光结果的预测,以及植入物(如多焦点或调节 IOL)患者评估。越来越肯定的是,AI 技术将在眼科领域的医疗保健服务革命中发挥关键作用,并作为当前白内障专家诊断和治疗设备的有力补充。

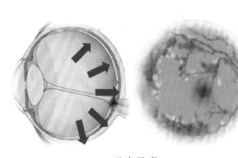

眼内压高

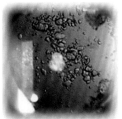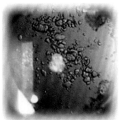

继发性白内障

图 16.3　AI 术后追踪。

（杨月　译）

参考文献

1. Flaxman SR, Bourne RRA, Resnikoff S, Ackland P, Braithwaite T, Cicinelli MV, et al. Global causes of blindness and distance vision impairment 1990-2020: a systematic review and meta-analysis. Lancet Glob Health. 2017;5(12):e1221–e34.

2. Song P, Wang H, Theodoratou E, Chan KY, Rudan I. The national and subnational prevalence of cataract and cataract blindness in China: a systematic review and meta-analysis. J Glob Health. 2018;8(1):010804.

3. Ramke J, Zwi AB, Lee AC, Blignault I, Gilbert CE. Inequality in cataract blindness and services: moving beyond unidimensional analyses of social position. Br J Ophthalmol. 2017;101(4):395–400.

4. Acharya RU, Yu W, Zhu K, Nayak J, Lim TC, Chan JY. Identification of cataract and post-cataract surgery optical images using artificial intelligence techniques. J Med Syst. 2010;34(4):619–28.

5. Gao X, Lin S, Wong TY. Automatic feature learning to grade nuclear cataracts based on deep learning. IEEE Trans Biomed Eng. 2015;62(11):2693–701.

6. Wu X, Huang Y, Liu Z, Lai W, Long E, Zhang K, et al. Universal artificial intelligence platform for collaborative management of cataracts. Br J Ophthalmol. 2019;

7. Xu X, Zhang L, Li J, Guan Y, Zhang L. A hybrid global-local representation CNN model for automatic cataract grading. IEEE J Biomed Health Inform. 2019;

8. Liu YC, Wilkins M, Kim T, Malyugin B, Mehta JS. Cataracts. Lancet. 2017;390(10094):600–12.

9. Frampton G, Harris P, Cooper K, Lotery A, Shepherd J. The clinical effectiveness and cost-effectiveness of second-eye cataract surgery: a systematic review and economic evaluation. Health Technol Assess. 2014;18(68):1–205. v-vi

10. Wang W, Yan W, Muller A, He M. A global view on output and outcomes of cataract surgery with national indices of socioeconomic development. Invest Ophthalmol Vis Sci. 2017;58(9):3669–76.

11. Abell RG, Vote BJ. Cost-effectiveness of femtosecond laser-assisted cataract surgery versus phaco-emulsification cataract surgery. Ophthalmology. 2014;121(1):10–6.

12. Olsen T. Sources of error in intraocular lens power calculation. J Cataract Refract Surg. 1992;18(2):125–9.

13. Findl O, Struhal W, Dorffner G, Drexler W. Analysis of nonlinear systems to estimate intraocular lens position after cataract surgery. J Cataract Refract Surg. 2004;30(4):863–6.

14. Sramka M, Slovak M, Tuckova J, Stodulka P. Improving clinical refractive results of cataract surgery by machine learning. PeerJ. 2019;7:e7202.

15. Melles RB, Holladay JT, Chang WJ. Accuracy of intraocular lens calculation formulas. Ophthalmology. 2018;125(2):169–78.

16. Ewe SY, Abell RG, Oakley CL, Lim CH, Allen PL, McPherson ZE, et al. A comparative cohort study of visual outcomes in femtosecond laser-assisted versus phacoemulsification cataract surgery. Ophthalmology. 2016;123(1):178–82.

17. Ruit S, Tabin G, Chang D, Bajracharya L, Kline DC, Richheimer W, et al. A prospective randomized clinical trial of phacoemulsification vs manual suture-less small-incision extracapsular cataract surgery in Nepal. Am J Ophthalmol. 2007;143(1):32–8.

18. Apple DJ, Solomon KD, Tetz MR, Assia EI, Holland EY, Legler UF, et al. Posterior capsule opacification. Surv Ophthalmol. 1992;37(2):73–116.

19. Ando H, Ando N, Oshika T. Cumulative probability of neodymium: YAG laser posterior capsulotomy after phacoemulsification. J Cataract Refract Surg. 2003;29(11):2148–54.

20. Ebihara Y, Kato S, Oshika T, Yoshizaki M, Sugita G. Posterior capsule opacification after cataract surgery in patients with diabetes mellitus. J Cataract Refract Surg. 2006;32(7):1184–7.

21. Mohammadi SF, Sabbaghi M, Hashemi H, Alizadeh S, Majdi M, et al. Using artificial intelligence to predict the risk for posterior capsule opacification after phacoemulsification. J Cataract Refract Surg. 2012;38(3):403–8.

22. Jiang J, Liu X, Liu L, Wang S, Long E, Yang H, et al. Predicting the progression of ophthalmic disease based on slit-lamp images using a deep temporal sequence network. PLoS One. 2018;13(7):e0201142.

第 17 章
人工智能在屈光手术中的应用

Yan Wang, Mohammad Alzogool, Haohan Zou

近几十年来,屈光手术由于具有良好的视觉效果和长期的安全性取得了飞速发展[1]。在角膜和晶状体上有几种屈光手术方式,本章重点介绍在全球备受推崇的激光角膜屈光矫正手术,包括最早应用的准分子激光屈光性角膜切削术(PRK),最流行的激光辅助原位角膜磨镶术(LASIK),和使用飞秒激光的小切口透镜取出术(SMILE)。随着手术技术和眼科检查设备的不断更新,与手术相关的临床数据越来越多,对术前评估和筛查的准确性提出了更高的要求。因此,使 AI 辅助诊断和手术过程成为可能。

AI 在屈光手术中的应用

AI 在手术筛查和疑似圆锥角膜检查中的应用

手术安全性是全球屈光手术发展的基础。术前对疑似圆锥角膜或角膜扩张进行筛查是非常重要的一步。由于圆锥角膜发病隐匿,通常早期很难被发现。此外,其严重影响患者的视力,并有可能导致失明;迄今为止,临床诊断仍然很困难。

因此,从不同的角度提出了多种使用 ML 技术来辅助圆锥角膜的研究和诊断[2],主要包括以下内容:

基于单一检测设备的 AI 诊断算法

随着角膜地形图技术的不断更新,从最早的基于角膜前表面的 Placido 圆盘成像地形仪,到可以同时绘制角膜前后表面的断层扫描设备,它们所产生的测量数据量呈指数级增长。此外,从关注角膜前表面参数,逐渐将重点转移到全角膜参数的综合分析。通过结合 AI 算法和生成有效的 ML 模型,显著提高了圆锥角膜、亚临床圆锥角膜、高散光角膜和屈光手术后角膜等不同分类的诊断效率[3]。

组合多模数据的 AI 诊断算法

为了提高圆锥角膜、角膜扩张等相关疾病的诊断准确性,在临床诊断过程中经常结合不同的筛查设备,开发多源诊断方法的算法,其中包括前段 OCT 设备、光学像差测量仪器、共聚焦显微镜和角膜生物力学活体测量。但是,由于不同功能仪器的结果具有不同的含义,并且具有相同功能的不同仪器结果差异也很大,分析这些检查参数是困难和复杂的。为了使模型更加兼容和稳定,方便不同设备和医疗机构之间的研究和应用,我们回顾性分析了从单个角膜地形图设备到3种不同地形图设备来源的跨平台数据的诊断算法[4]。实现对从各种地形图设备获取的地图进行分析评估。同时,结合角膜生物力学测量的诊断模型也被证明具有很高的诊断性能[5,6]。

利用 AI 算法提高不同人群疑似患者的诊断效率

为了确定不同种族之间的诊断差异,已经进行了基于不同人群的研究,表明种族起源对不同地区人群圆锥角膜的发病率和角膜生理的参数有影响,并且呈现区域分布特征[7]。最近,我们的团队完成了一项基于2000例受试者的研究,建立了一个能够高精度诊断亚临床圆锥角膜的模型。我们使用支持向量机(SVM)和梯度增强决策树(GBDT)构建亚临床圆锥角膜的诊断模型,构建具有更大权重的属性特征模型,并进行 10 倍交叉验证,以验证其准确性。该模型的诊断准确性为 95.53%。鉴别亚临床圆锥角膜与正常角膜的准确性为 96.67%,鉴别圆锥角膜与正常角膜的准确性为 98.91%。特别对疑似患者有较高的诊断准确性[8]。

寻找新的医疗规则或联系,并提供更多的临床线索

AI 除了能够预测和诊断不同的疾病,在临床中取得良好的疾病分类性能之外,还可以发现新的医学规律或以前从未注意到或发现的联系。我们的研究发现,圆锥角膜的诊断特征不仅包括中央角膜散光、表面变异指数、不对称指数、角膜厚度和角膜后表面高度等常见的临床指标,同时也阐明了非球面参数对可疑圆锥角膜诊断的意义。此外,从不同的中心和人群中收集大样本数据,建立和训练 ML 算法,可以进一步增强诊断模型的普适性和泛化性[9]。

图像和大数据分析

众多 ML 模型的出现,为圆锥角膜检测辅助诊断的研究和应用提供了更多的可能,通过对各种算法的测试和比较,找到最优模型,从而提高疾病的诊断能力。研究主要集中于分析图像和数据(图 17.1)。一些最常用的方法是支持向量机器 (SVM)[10]、决策树 (DT)[9]、多层感知器 (MLP)、径向基函数 (RBFNN)[11]和 CNN[12]。通常,数据集包括一个训练集和一个或多个验证集或测试集。训练集主要用于构建和训练模型,测试或验证集用于评估模型。K 折、leave-one-out 等交叉验证方法用于对训练数据集进行适当的内部验证,最好使用另一个从临床数据衍生的数据集再次验证。然而,大多数研究的验证仍然基于数据集本身,而缺乏临床数据验证。

提高手术准确性和个性化设计的人工智能应用

为了确保角膜屈光手术的准确性和可预测性,降低过矫或欠矫的风险[13,14],在PRK[15]和 LASIK[16]术前调整球面等效值和散光量的列线图报道表明,使用多元回归分析建立列线图模型,可以考虑包括年龄、屈光度和角膜曲率等的众多因素,以提高 PRK和 LASIK 手术的准确性[17]。然而,随着新的手术技术和多源临床检查设备的发展,已经观察到更多影响手术结果的因素,如温度、湿度[18]、风速和气压[19]。与 PRK 和 LASIK 不同,SMILE 手术的列线图调整需要考虑更多的因素,还要更多地取决于外科医生的经验。以前仅使用单一因素或小样本的数据分析不足以满足新出现的需求。

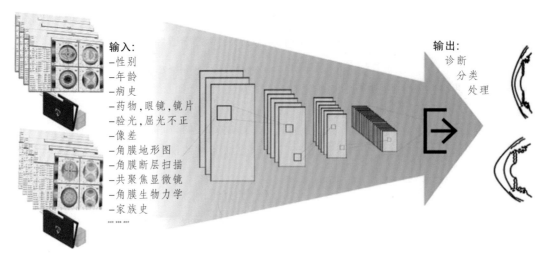

图 17.1 AI 辅助诊断圆锥角膜和其他相关的扩张性角膜疾病。输入角膜地形图或者角膜形态参数,模型根据不同情况进行分类分级处理。

借助关联分析、信息增益和分类器等算法,可以实现这些因素之间的相关性,分析其对屈光手术的影响。基于 AI 技术,研发新型智能屈光手术平台,辅助医生完成从术前全流程筛选和参数设计以进行结果预测。

我们的团队选择了 1146 例接受过 SMILE 手术且具有理想的术后效果的病例。从这些样本中,将标称特征转换为二进制特征,并将数值特征归一化为(0,1)范围。根据信息增益分析来解决影响列线图值的关键特征。采用多层感知器算法训练人工神经网络模型预测 SMILE 列线图,并进行临床对照实验进行验证。此外,我们在安全性、有效性和可预测性方面比较了手术医生组与 ML 组的结果。显著结果表明,机器学习组的疗效指数 (1.48±1.08) 显著高于手术医生组 (1.3±0.27) (t=−2.17,P<0.05), 手术医生组 83% 眼数和 ML 组 93% 眼数在±0.50D 以内。ML 组和手术医生组的 SE 校正误差分别为 (−0.09±0.024) 和 (−0.23±0.021)。ML 组各方面的结果都达到了经验丰富的手术医生的水平,甚至更好[20](图 17.2)。本研究证明了

AI 在屈光手术治疗策略设计中的可行性。但值得注意的是, 在构建列线图模型时,并不是说数据属性越多,模型就越好。其包含太多信息会导致过度拟合和降低模型精度。

此外,有必要建立一个世界范围的屈光手术数据库。屈光手术的临床数据正在以前所未有的速度在全世界增长。建立标准化的公共数据库是该领域 AI 深入发展的基础,也是算法模型开发和评估的关键。此外,随着多中心临床研究的发展,将大大提高模型的安全性和效率,减少屈光手术治疗过程中的误诊、漏诊和过度治疗,确保精准医疗的高效益。

屈光手术中人工智能的趋势和挑战

除了角膜屈光手术,眼内屈光手术(如 ICL)和基质内角膜环段植入(如 ICR)等视力矫正手术在矫正屈光不正方面发挥着越来越重要的作用,如高度近视和散光[21,22]。AI 也可以应用于这些领域。AI 的应用解决了当前现实世界的许多研究问题,即使是理想的实验模型也难以解决,屈光手术就是一个

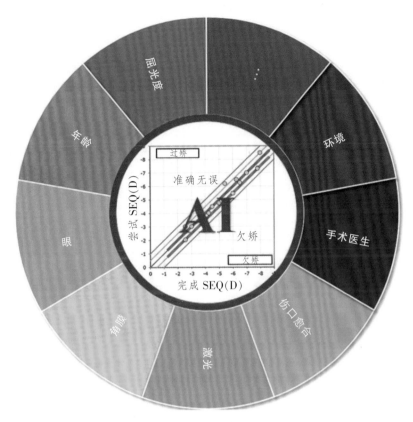

图 17.2　多种因素影响 AMILE 手术结果的准确性和可预测性。使用 AI 可以实现综合分析和控制影响因素。

很好的例子。超越了传统的统计方法，为此类手术提供了很好的解决方案。

　　AI 辅助屈光手术的研究和应用不仅在诊断和治疗方面显示出巨大的潜力，而且在手术结果的预测和患者管理方面也具有很大的优势。随着 DL 等 AI 技术的普及[23]，以及 CNN 和 RNN 等算法的帮助，可以有效分析复杂的高维数据，包括来自多源的异构数据可实现对图像、音频、视频等所有数据的管理，如角膜地形图、OCT 等。这在屈光手术领域逐渐实现精准的诊断和治疗。

　　AI 在屈光手术中的应用将从辅助诊断转向辅助治疗和健康管理(图 17.3)。尽管 AI

已被证明在临床诊断和决策方面是有效的，但 AI，尤其是 DL，直到现在对我们来说仍然是一个"黑匣子"，很难解释里面发生了什么。在使用 AI 辅助决策的过程中，必须结合临床实践和疾病特点，医生需要更深入地了解两者之间的关系，否则会导致误诊。同时，大规模临床应用也需要考虑伦理和法律问题。算法的解释和相关规范的建立也将是未来需要解决的重点问题。对于与图像和数据密不可分的视力矫正学科，屈光外科医生应积极拥抱 AI 带来的便利，帮助该学科更快、更精准地发展。

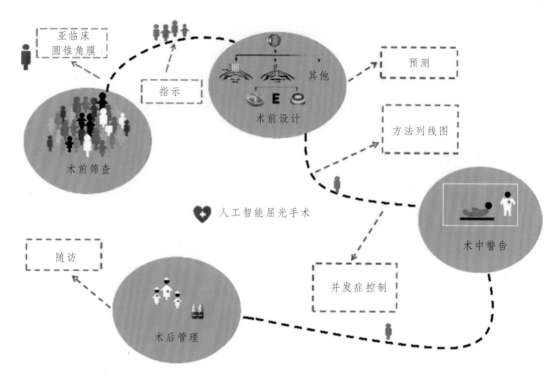

图 17.3　AI 贯穿屈光手术的全过程，协助医生完成从术前筛查、手术设计、术中控制和术后管理的所有工作。

（李俊萍　译）

参考文献

1. Kim TI, Alio Del Barrio JL, Wilkins M, Cochener B, Ang M. Refractive surgery. Lancet. 2019;393(10185):2085–98. https://doi.org/10.1016/S0140-6736(18)33209-4.

2. Lin SR, Ladas JG, Bahadur GG, Al-Hashimi S, Pineda R. A review of machine learning techniques for keratoconus detection and refractive surgery screening. Semin Ophthalmol. 2019;34(4):317–26. https://doi.org/10.1080/08820538.2019.1620812.

3. Ruiz Hidalgo I, Rodriguez P, Rozema JJ, Ni Dhubhghaill S, Zakaria N, Tassignon MJ, et al. Evaluation of a machine-learning classifier for keratoconus detection based on Scheimpflug tomography. Cornea. 2016;35(6):827–32. https://doi.org/10.1097/ICO.0000000000000834.

4. Mahmoud AM, Roberts C, Lembach R, Herderick EE, McMahon TT, Clek SG. Simulation of machine-specific topographic indices for use across platforms. Optom Vis Sci. 2006;83(9):682–93. https://doi.org/10.1097/01.opx.0000232944.91587.02.

5. Machado AP, Lyra JM, Ambrósio R, Ribeiro G, LPN A, Xavier C, et al., editors. Comparing machine-learning classifiers in keratoconus diagnosis from ORA examinations. Berlin: Springer; 2011.

6. Ambrosio R Jr, Lopes BT, Faria-Correia F, Salomao MQ, Buhren J, Roberts CJ, et al. Integration of Scheimpflug-based corneal tomography and biome-chanical assessments for enhancing ectasia detection. J Refract Surg. 2017;33(7):434–43. https://doi.org/10.3928/1081597X-20170426-02.

7. Ma R, Liu Y, Zhang L, Lei Y, Hou J, Shen Z, et al. Distribution and trends in corneal thickness parameters in a large population-based multicenter study of young Chinese adults. Invest Ophthalmol Vis Sci. 2018;59(8):3366–74. https://doi.org/10.1167/iovs.18-24332.

8. Zou HH, Xu JH, Zhang L, Ji SF, Wang Y. Assistant diagnose for subclinical keratoconus by artificial intelligence. Zhonghua Yan Ke Za Zhi. 2019;55(12):911–5. https://doi.org/10.3760/cma.j.issn.0412-4081.2019.12.008.

9. Lopes BT, Ramos IC, Salomao MQ, Guerra FP, Schallhorn SC, Schallhorn JM, et al. Enhanced tomographic assessment to detect corneal ectasia based on artificial intelligence. Am J Ophthalmol. 2018;195:223–32. https://doi.org/10.1016/j.ajo.2018.08.005.

10. Ruiz Hidalgo I, Rozema JJ, Saad A, Gatinel D, Rodriguez P, Zakaria N, et al. Validation of an objective keratoconus detection system implemented in a

Scheimpflug Tomographer and comparison with other methods. Cornea. 2017;36(6):689–95. https://doi.org/10.1097/ICO.0000000000001194.

11. Souza MB, Medeiros FW, Souza DB, Garcia R, Alves MR. Evaluation of machine learning classifiers in keratoconus detection from orbscan II examinations. Clinics (Sao Paulo). 2010;65(12):1223–8. https://doi.org/10.1590/s1807-59322010001200002.

12. Lavric A, Valentin P. KeratoDetect: keratoconus detection algorithm using convolutional neural networks. Comput Intell Neurosci. 2019;2019:8162567. https://doi.org/10.1155/2019/8162567.

13. Jin HY, Wan T, Wu F, Yao K. Comparison of visual results and higher-order aberrations after small incision lenticule extraction (SMILE): high myopia vs. mild to moderate myopia. BMC Ophthalmol. 2017;17(1):118. https://doi.org/10.1186/s12886-017-0507-2.

14. Zhang J, Wang Y, Wu W, Xu L, Li X, Dou R. Vector analysis of low to moderate astigmatism with small incision lenticule extraction (SMILE): results of a 1-year follow-up. BMC Ophthalmol. 2015;15:8. https://doi.org/10.1186/1471-2415-15-8.

15. Shapira Y, Vainer I, Mimouni M, Sela T, Munzer G, Kaiserman I. Myopia and myopic astigmatism photorefractive keratectomy: applying an advanced multiple regression-derived nomogram. Graefes Arch Clin Exp Ophthalmol. 2019;257(1):225–32. https://doi.org/10.1007/s00417-018-4101-y.

16. Moniz N, Fernandes ST. Nomogram for treatment of astigmatism with laser in situ keratomileusis. J Refract Surg. 2002;18(3 Suppl):S323–6.

17. Liyanage SE, Allan BD. Multiple regression analysis in myopic wavefront laser in situ keratomi-leusis nomogram development. J Cataract Refract Surg. 2012;38(7):1232–9. https://doi.org/10.1016/j.jcrs.2012.02.043.

18. Seider MI, McLeod SD, Porco TC, Schallhorn SC. The effect of procedure room temperature and humidity on LASIK outcomes. Ophthalmology. 2013;120(11):2204–8. https://doi.org/10.1016/j.ophtha.2013.04.015.

19. Neuhaus-Richard I, Frings A, Ament F, Görsch IC, Druchkiv V, Katz T, et al. Do air pressure and wind speed influence the outcome of myopic laser refractive surgery? Results from the Hamburg weather study. Int Ophthalmol. 2014;34(6):1249–58. https://doi.org/10.1007/s10792-014-9923-y.

20. Cui T, Wang Y, Ji S, Li Y, Hao W, Zou H, et al. Applying machine learning techniques in nomogram prediction and analysis for SMILE treatment. Am J Ophthalmol. 2020;210:71–7. https://doi.org/10.1016/j.ajo.2019.10.015.

21. Sanders DR, Doney K, Poco M. United States Food and Drug Administration clinical trial of the Implantable Collamer Lens (ICL) for moderate to high myopia: three-year follow-up. Ophthalmology J. 2004;111(9):1683–92. https://doi.org/10.1016/j.ophtha.2004.03.026.

22. Zadnik K, Money S, Lindsley K. Intrastromal corneal ring segments for treating keratoconus. Cochrane Database Syst Rev. 2019;5 https://doi.org/10.1002/14651858.CD011150.pub2.

23. Litjens G, Kooi T, Bejnordi BE, Setio AAA, Ciompi F, Ghafoorian M, et al. A survey on deep learning in medical image analysis. Med Image Anal. 2017;42:60–88. https://doi.org/10.1016/j.media.2017.07.005.

第 18 章

人工智能在白内障手术培训中的应用

Nouf Alnafisee, Sidra Zafar, Kristen Park, Satyanarayana Swaroop Vedula,
Shameema Sikder

白内障手术是世界上最常见的外科手术之一。据估计，到 2050 年，仅在美国就有近 5000 万人需要行白内障手术[1]。由于白内障发病率的不断增加，白内障手术培训已成为眼科住院医生越来越重要的组成部分，而未能掌握白内障手术操作可能会带来很大的不便。此外，即使在获得董事会认证后，外科医生也必须经常进行大量的手术训练，以保持他们在白内障手术中的技能，最大限度地降低发生并发症的风险，并优化患者护理。

除了研究生医学教育认证委员会规定的六项核心能力外，美国眼科委员会（ABO）也将熟练的外科手术能力确定为眼科培训项目应该满足的能力[2]。然而，管理机构对评估手术技能的最佳方法提供的指导很少[3]，在白内障手术方面，美国毕业的眼科住院医生作为初级外科医生必须完成至少 86 台白内障手术[2]。然而，一个简单的案例记录对于评估能力来说是不充分和粗略的，在提供反馈方面的价值，如果有价值的话也是最小的。其他常规的技能评估方法，包括传统的外科学徒模式，往往缺乏规范性和客观性。

虽然近年来的技能评估一直依赖于结构化的评级量表[4]，但这种反馈往往不及时或不完整。在一项大型整形外科学术研究项目中，58% 的住院医生报告，评估很少或从未及时完成，超过 30% 的评估是在轮诊结束后 1 个多月才完成。总之，采用可靠的、有效的和普遍适用的评估技术的新方法是提高白内障手术技术的必要条件。

外科数据科学的最新进展使外科技能评估的新方法成为可能。这些技术包括直接分析仪器运动、视频或来自外科领域的其他数据，以及人工方法，如众包。然而，这些方法在手术室（OR）技能评估中的有效性仍有待观察[5,6]。这给我们带来了以下问题：①在使用新技术评估手术技术技能方面，眼科与其他外科专业相比处于什么地位；②我们需要做些什么来弥补这一差距，并开始在眼科培训中实施自动化的技术技能评估方法（特别是在白内障手术中）。

一般说来，白内障手术技术技能的度量可以从 3 个数据源中得出：①外科医生的表现数据；②超声乳化机或其他设备的使用情况[7]；③临床效果[8-10]（图 18.1）。图 18.2 说明了不同的数据来源、获取数据的难易程度，以及使用当前方法来评估技术技能的途径。下面将讨论每个数据源和用于分析它们的技术技能的方法。

白内障手术技术技能评估的数据来源

外科医生的表现数据

直接观察

最普遍和最主观的评估方法是直接观察外科医生的现场表现。目前，直接观察在外科医生的培训中起着至关重要的作用，因为其允许在手术过程中和手术后都有反馈。但是，其需要有经验丰富的外科医生和（或）教育工作者在场，由于观察者之间的评估和反馈存在很大差异，因此不容易重复。

器械运动数据（基于传感器）

运动分析技术可以根据外科医生的手和手指的动作，来评估他们的灵活性。

到目前为止，基于传感器的眼科运动分析仅用于评估角膜缝合[11]和眼整形[12]的技能。运动分析已经被证明可以根据手术经验对表现进行分层，更有经验的外科医生用更少的时间、动作和距离完成给定的任务[11,12]。然而，到目前为止，其只应用于湿实验室环境，第一年所需要设备的成本高达 19 060 美元[13]。

基于视频

白内障手术过程中录制视频很常见，可以为分析手术医生的表现提供丰富的数据来源。超声乳化追踪[14]，是一种基于计算机视觉的方法，在白内障手术中测量仪器的运动，以提供客观的性能指标。Smith 等的一项

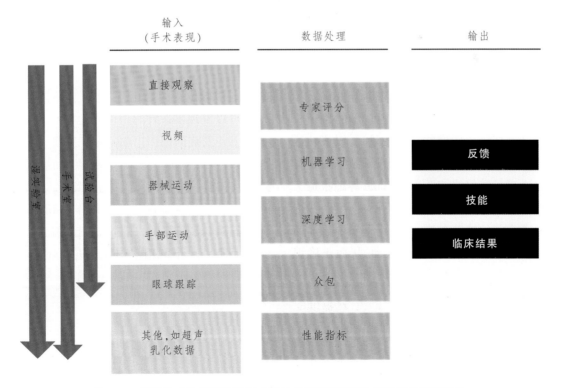

图 18.1　概述技术技能评估数据来源的范围和可获得这些数据的培训背景。

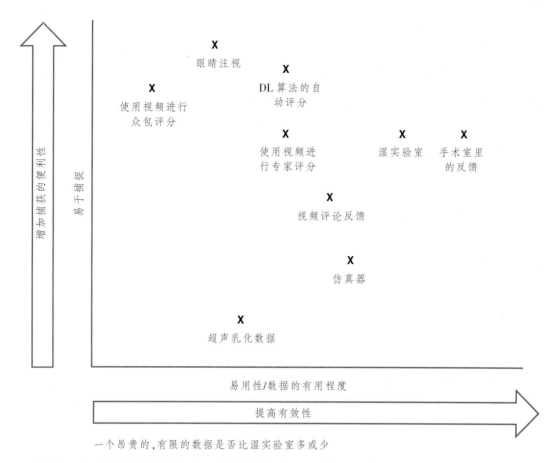

图 18.2　概述不同的数据来源，获取数据的难易程度，以及使用这些数据评估技术技能的当前方法。

研究分析了 20 个术中手术视频，并确定了该方法提供的指标（总的时间、总的路径长度和外科医生所做的动作数量），以成功区分专家和新手外科医生。Din 等和 Balal 等也报道了类似的结果[15,16]。Balal 等还报道了在初级外科医生中较高水平的变异性，并更新了之前的追踪方法，通过在框架中添加稳定的特征点，追踪他们的运动，从而正确识别手术器械的运动。

手术器械的使用

　　Ogawa 等开发了手术媒体中心（SMC）（Abbott Medical Optics,Inc.），这是一种白内障手术记录设备，能够测量多种客观参数的变化，包括超声乳化能量、负压水平、抽吸流速和脚踏板位置的变化[7]。通过分析图像，SMC 可以发现不适宜的超声乳化技术，并阐明术中并发症的原因。Ogawa 等发现，在专家（$n=3$）和新手（$n=3$）之间，SMC 测量的性能指标存在显著差异。作者认为达到最大负压的时间和负压增加的速度可以作为超声乳化设备操作熟练程度的指标[7]。到目前为止，SMC 是唯一一个利用术中表现进行住院医生培训的评估工具，其可以应用于手术室和湿实验室环境。

临床成果

　　外科医生的技术水平被认为是术后疗效的一个重要决定因素[17]。虽然跟踪住院并发症的发生率，可以对其进行监测和确保患者安全,但临床重大并发症的发生率,如后囊膜破裂和玻璃体脱出,仍然很低。此外,结果可能不容易体现具体的反馈信息,以推动学习和性能改进。

评估方法

结构化评级量表

评价量规是提高手术评估客观性的最早尝试之一,允许更结构化的方法和更高质量的反馈。然而,尽管不断努力使其更加客观,但仍然存在主观性问题。

目前多种评价量规可用于评估白内障手术的技术技能。其中包括:客观评价眼内手术(OASIS)的技能[18]、眼内手术技能全球评级评估 (GRASIS)[19]、主观超声乳化技能评估(SPESA)[20]、白内障手术技能(OSACSS)的客观结构化评估[21]、国际眼科协会的眼科手术能力评估标准(ICO-OSCARS)[22,23]和客观结构化技术技能评估(OSATS)[24]。虽然评价量规是价格最实惠的评估方法,每年的费用约为 4000 美元[13],但由于其时间和资源密集的性质,其广泛使用和实施受到了限制。近年来,如爱荷华州眼科湿实验室技术技能结构化评估机构(OWLSAT)[25]和眼科手术技能评估测试(ESSAT)[26,27]等,评价量规已被开发用于评估学员在湿实验室中的表现。然而,高达 37 万美元的费用可能会阻碍其广泛实施[13]。

使用结构化评级量表的评估可以从个别专家或群体中获得,即通过众包。在众包方法中,随机抽取不相关的个人样本,他们有执行重复性任务的动机,但不一定是该领域的专家,发现可以产生平均准确的技能评级。最近的研究显示,众包可以快速提供与专家评定等级相媲美的技能评估。在机器人

手术、泌尿外科手术、腹腔镜手术和妇科方面已经积累了大量的证据[28-30]。据我们所知,在白内障手术技能评估方面的众包研究还很有限。

客观数据(基于视频)

近年来,利用 ML 和 DL 模型,利用基于视频的数据,对手术技能进行客观评估的趋势得到了推动。ML 的目标是让计算机从标记的数据集中"学习"特定的模式,以便分析新的数据,并根据特定的算法做出有依据的预测[31]。DL 是 ML 的一个子集,可以处理大量的数据来解决更复杂的问题。其是通过"人工神经网络"的层次算法来完成的,这个过程是受人类大脑神经元工作方式的启发[31]。

这些算法在眼科技术技能评估中的应用仍处于早期阶段,大部分工作集中在白内障手术中用于阶段和步骤识别、解剖分割和器械检测/分类方法上[32]。一般来说,有两种方法可以获得白内障手术过程的视频:①基于内容的视频检索,即将一个视频与数据集中的其他类似视频进行匹配;②将过程视频分解为其组成阶段(分段),并为每个片段分配一个阶段标签(分类)。在第一种方法中,使用计算机视觉技术将视频转换成固定维度的特征表示,然后在特征空间中使用距离度量进行评估。第二种方法包括计算机视觉技术和 DL。

解剖分割、器械识别和任务识别

机器学习

手术过程通常可以分成不同粒度级别:手术过程、阶段、步骤、活动和身体姿势。目前,可以通过自上而下或自下而上的方法实现不同粒度级别。在自下而上的方法中,计

算机辅助外科(CAS)系统通过从手术室检索低级信息来自动识别高级外科任务,并扮演着重要的角色。因此,这种框架可以自动检测程序,评估外科医生的表现,并提高手术效率和手术室的护理质量。然而,在外科手术进行"分章"之前,通常需要进行某些步骤,包括在手术视野中提取各种器械的信息和解剖分割。首先,由于器械在外观上的相似性,或者由于器械尺寸大小、颜色梯度或定位上的差异,器械的识别往往很困难。其次,在白内障手术解剖分割中,瞳孔往往是最受关注的区域,而自动分割可能会因为显微镜视野中瞳孔模糊的干扰而受到限制。Bouget 等使用了一种基于词袋的机器学习的方法,该方法检测手术器械的准确性为84%,而基于图像的分析将瞳孔作为关注区域的准确性为95%。在框架内增加这两个模块,可自动检测白内障手术的 8 个阶段(准备、聚维酮碘消毒、角膜切口、撕囊、超声乳化、皮质吸出、人工晶状体植入、人工晶状体调整与切口密闭),准确性高达94%[33]。类似的,Lalys 提出了一种基于应用的视觉线索和时间序列分析的高级任务识别系统,使用动态时间规整(DTW)或隐马尔可夫模型(HMM)算法。基于视觉线索实现了 5 个子系统:以颜色为导向的视觉线索(简单直方图交叉核)、以纹理为导向的视觉线索(词袋模型)、以形状为导向的视觉线索(用于仪器分类的 Haar 分类器和用于其他仪器检测的词袋模型),以及其他所有视觉线索。利用这个框架,作者对白内障手术的 12 个阶段(准备、聚维酮碘消毒、前房穿刺、主切口、黏弹剂注入、撕囊、超声乳化、大块晶状体皮质抽吸、残留晶状体皮质抽吸、扩大主切口、人工晶状体植入、人工晶状体调整和切口密闭)进行了总体识别,识别率接近94%,并建议

他们的框架可以调整以识别任何新手术的主要手术阶段[34]。在他们最初工作的基础上,Lalys 等后来试图确定一个较低的粒度级别:手术活动,他们将其定义为"在一个解剖结构上,使用一种手术器械进行一种手术操作"[35]。利用 20 个白内障手术数据集,识别出 18 项活动,包含多达 25 对活动。利用图像分析技术实现了 64.5% 的逐帧识别率[35]。然而,Bouget 等和 Lalys 等开发的算法无法实时识别手术任务。为了解决这个问题,Quellec 等提出了基于内容的视频检索(CBVR),其目的是在视频集合中查找与查询视频相似的视频或视频片段。Quellec 等发现,在视网膜前膜手术和白内障手术中,CBVR 系统的应用优于最先进的人体动作识别系统,可以实时识别大多数高级手术任务。然而,训练算法需要大量的时间,平均每次手术或动作均需要 16 小时[36]。Quellec 等在其工作的基础上,成功地将 CBVR 用于白内障手术任务的自动分割和分类,在分析10 位不同经验水平的外科医生完成的 186例手术时,实现了 ROC(AUROC)曲线下的平均面积为 0.83[37]。最近,Charrière 等通过识别框架内的手术器械(由外科医生标识),和使用 CBVR 技术,成功实时识别白内障手术阶段(AUROC 0.83)和步骤(AUROC 0.69)[38]。

深度学习

最近,利用 CNN 自动处理和学习输入数据的 DL 模型被用于手术技能评估,取得了比以往先进方法更大的成功[39,40]。然而,训练 CNN 需要大量的数据。为了缓解这一需求,Zisimopoulos 等利用手术仿真训练白内障手术器械的检测和分割的 DL 模型。通过这样做,他们首次尝试在模拟数据上训练DL 模型,用于外科器械检测,同时在真实数据上展示了良好的结果[41]。随后,该小组尝

试使用 RNN 对白内障视频中的手术器械和相位进行识别,首先使用 CNN 识别器械,然后利用 CNN 特征对相位进行分割和标注[42]。使用白内障数据集,Zisimopoulos 等报道了 78.3% 的帧级准确性[42]。Yu 等和 Primus 等也报道了相似的 AUROC,在白内障手术过程中阶段的进行自动检测[32,43]。Al Hajj 等后来提出了一个模型,该模型的目的是利用运动信息,而不是独立的分析视频流中的图像。使用 30 个白内障手术视频(6 小时视频)对 CNN 进行评估,成功检测出 10 个手术器械,准确性为 95%[44]。

撕囊作为 ML 和 DL 评估的举例

在过去的几十年里,计算机视觉技术经历了巨大的变革。在外科领域中,计算机视觉应用已经被用于从视频采集中追踪外科医生的手部运动,并评估技术技能和灵活性。在眼科领域中,Zhu 等率先将该技术应用于 23 个白内障手术(Kitaro)视频,并从 3 个指标分析撕囊效果:空间性、持续时间和运动。与专家评分相比,他们的算法在运动评分上达到了 85.2% 的"软"准确性和 58.3% 的"硬"准确性。作者将"软"准确性定义为当评分相同或相近时,结果是正确的,而"硬"准确性则是当评分相同时结果正确。此外,作者发现他们的算法在区分技能水平上的极端方面比人类评估者更一致和有效[45]。

Kim 等最近使用深度神经网络对撕囊的技术技能进行了客观评估。在他们的研究中,一名外科专家手工标注了每个视频的技术技能(专家/新手),在 ICO-OSCAR:超声乳化评价量规中使用这两项进行撕囊(a.开始启瓣和跟进动作;b.形成和完成)。专家是

指在撕囊中至少有一项得分为 5 分,另一个项得分至少为 4 分的人。当采用仪器尖端速度时,CNN 模型识别技能等级的准确性为 84.8%,采用光流场时,准确性为 63.4%[46]。

最近的另一项研究试图通过 ML 方法预测专业技术,该方法通过撕囊相关的特殊指标,因为传统的客观指标经常忽略任务特定的相关性,反馈也几乎没有相关性。对撕囊镊尖端和伸入部位进行手工标注,并使用下象限、后象限、上象限和前象限的时间点来标记,以计算处理任务的特定组成部分的不同类型的指标,例如,抓握/撕裂运动,器械的位置/角度,以及象限的特异性。一个随机森林算法被用来将各种指标映射到上面描述的专业知识标签中,我们发现指标集的不同子集产生了不同的算法性能指标。初步结果表明,由 10 棵树组成的与器械位置和距离相关的随机森林算法的敏感性为 0.72,特异性为 0.70,AUROC 为 0.75,证明特定环境的指标可以编码有关专业技术的信息,这些信息可以转化为教学反馈。

目前的状况和未来的方向

白内障手术技能评估的未来将朝着自主技术的方向发展,以获得更有效的手术技能。这种推动力源于确保外科手术质量和安全的需要[47]。

到目前为止,大多数研究都集中在区分新手和外科专家,而不是探索他们之间的细微差别。我们认为,能够识别这些差异,并评估一个"中级水平"的外科医生将对住院医生评估更有意义。此外,不同研究对"专家"和"新手"的定义存在明显差异,有必要对其进行统一定义。许多研究在测量参数时也没有考虑许多可能影响手术表现的混杂因素,

例如,解剖知识水平。一些论文将医学生而不是初级学员与经验丰富的外科医生进行比较,这可能会错误地增加结果的可靠性,因为经验丰富的外科医生和学生之间的差异,可能比外科医生和住院医生之间的差异更明显[48]。在眼科领域中,ML 已被用于工具识别和瞳孔分割,仅使用手术视频中的视觉线索来确定白内障手术的阶段[33,34]。然而,为了建立基本事实,数据集必须由该领域的"专家"进行标记。这一过程可能非常耗时且高度主观,导致已定义的基本事实发生变化。一种解决这些缺点的方法是使用人群评估器来评定性能。众包提供了一个独特的机会,可以以经济高效的方式获取大量数据。更重要的是,研究发现众包评估是可靠和准确的[49]。Kim 等的研究表明,通过适当的培训和资源,众包工人(CW)与参考标准(专家注释)相比,可以识别手术器械的准确性达到 88%[49]。众包也被证明可以有效地识别机器人、腹腔镜和泌尿外科手术中不同水平的手术技能[50,51]。

最近的技术进步,特别是在 DL 方面,已经改变了算法,实现了手术器械的准确识别、自动分割,以及白内障手术视频的分类和分析,以进行数据驱动的、客观的、有效的评估和反馈。在临床实践中,CNN 的能力可以用于编目数据集,这些数据集可以用于外科培训的不同应用程序。尽管取得了这些进展,但由于可在手术室中获取的数据规模有限,以及在处理这些数据集之前需要对解剖和人的活动进行大量的手工注释,导致进展的步伐一直受到限制。例如,如果要分析以前没有注释的视频的新方面,就需要重新标记整个数据集,这将是一项极其乏味和耗时的任务。

如前所述,运动分析技术尚未应用于白内障手术评估,仅应用于角膜缝合和眼整形[11,12]。除了涉及的成本[13],使用这种形式的运动分析的主要缺点是其不能在手术室中使用,因为其可能会破坏无菌性,并增加手术常规的混乱或额外的步骤。ML 技术已被应用于非眼科手术领域的运动分析指标,并用于手术阶段识别[52,53]。目前,存在不同的运动分析子类:①手部运动分析;②器械运动分析;③眼球运动跟踪;④肌肉收缩分析[6]。从手戴式运动传感器获得的数据已经相当成功的区分不同水平的外科医生 [53-55]。2018 年发表了多篇基于传感器的器械运动跟踪用于手术技能评估[56-59]和预测手术结果的论文[60,61]。有些方法在技能等级分类中取得了近乎完美的结果[62-64],并且优于最先进的方法[65]。

对最佳手术(由专家进行)进行建模是一项挑战,但这对评估新手的表现和衡量他们在比较中的地位是必要的。如果专家使用稍微不同的技术或不同的器械做到了这一点,这可能会成为一个问题。另一个问题是在上述研究中,缺乏对新手医生、中级医生和专家医生的统一标准。此外,手术技能水平的数据是连续的,而不是分类的,在不同的专业水平之间没有离散的界限。此外,客观测量的性能指标与专业知识分类之间的关系是非线性的。Hajshirmohammadi 和 Payandeh 针对这一问题提出了一种解决方案,利用模糊集理论对新手、中级和专家在腹腔镜虚拟现实手术模拟器的表现进行分类[66],尽管他们并没有获得最佳的结果。

这些技术进步的最终目标将是改善外科医生的学习曲线,并确保患者能够顺利进行手术治疗。在未来,DL 算法可能会发展到可以向外科医生提供自主反馈的程度,从而消除传统的学徒模式。然而,在实现这一点之前,重要的是要打好基础。在这方面,DL 算法需要进一步改进,以实现准确的器械识别和相位分割。只有当算法能够理解粒度概念时,它们才能学习更高层次的概念。这些算法的实现可以随后提供一种可扩展的、快速的和客观的方法来评估所有外科学科的技术技能[45,46,67-72]。

其他外科专业技能评估

非眼科专业自动化手术技能评估方法比眼科发展得更快[6,60,73]。机器人手术尤其如此[56,59-61,63,65,67,68,74,75],因为其中的数据被认为是最透明、可扩展和全面的[5]。腹腔镜手术评估方面也有显著进展[53,55,58,69,70]。

大多数基于 ML 算法的相位识别已应用于腹腔镜手术,但在微创手术(MIS)[76,77]和机器人手术[78]的相位识别方面也有进展,一些研究将计算机视觉与运动学数据相结合[79]。用于手术评估的 ML 多用于机器人手术[80],主要集中在运动学数据[63,74]和一些计算机视觉方面的研究[60,67,68,74,75]。Fard 等使用运动数据来评估机器人手术中的手术技能,并表明他们提出的分类方法(k-邻近算法、逻辑回归和支持向量机)可以用来为学员提供量身定制的反馈[59]。Zia 等也使用运动学数据进行技能分类,并生成了"任务亮点",显示程序的哪些部分对最终得分的贡献最大,允许个人反馈[63]。这些研究的一个重要目标是为学员提供量身定制的反馈[59,63],并使用 ML 方法预测手术结果。

未来评估白内障手术技能的方法将朝着自动化的方向发展,以提高效率和客观性。这些方法包括从录像、虚拟现实手术模拟器,以及可能的基于传感器的运动分析传感器中提取数据,通过 ML 或 DL 算法进行处理,并产生有意义的评估。还需要进一步的研究来完善这些方法,以便将这些措施纳入眼科住院医生的培训中。

(周梦兰 译)

参考文献

1. National Eye Institute. Cataract Data and Statistics [Internet]. 2019. https://www.nei.nih.gov/learn-about-eye-health/resources-for-health-educators/eye-health-data-and-statistics/cataract-data-and-statistics

2. Accreditation Council for Graduate Medical Education.

3. Lee AG, Volpe N. The impact of the new competencies on resident education in ophthalmology. Ophthalmology. 2004;111(7):1269–70.

4. Puri S, Sikder S. Cataract surgical skill assessment tools. J Cataract Refract Surg [Internet]. 2014;40(4):657–65. https://doi.org/10.1016/j.jcrs.2014.01.027.

5. Vedula SS, Ishii M, Hager GD. Objective assessment of surgical technical skill and competency in the operating room. Annu Rev Biomed Eng [Internet]. 2017;19(1):301–25. https://doi.org/10.1146/annurev-bioeng-071516-044435.

6. Levin M, McKechnie T, Khalid S, Grantcharov TP, Goldenberg M. Automated methods of technical skill assessment in surgery: a systematic review. J Surg Educ [Internet]. 2019;1–11. https://www.sciencedirect.com/science/article/pii/S1931720419301643?dgcid=raven_sd_aip_email

7. Ogawa T, Shiba T, Tsuneoka H. Usefulness of surgical media center as a cataract surgery educational tool. J Ophthalmol. 2016;2016

8. Gauba V, Tsangaris P, Tossounis C, Mitra A, McLean C, Saleh GM. Human reliability analysis of cataract surgery. Arch Ophthalmol. 2008;126(2):173–7.

9. Cox A, Dolan L, MacEwen CJ. Human reliability analysis: a new method to quantify errors in cataract surgery. Eye. 2008;22(3):394–7.

10. Finn AP, Borboli-Gerogiannis S, Brauner S, Peggy Chang HY, Chen S, Gardiner M, et al. Assessing resident cataract surgery outcomes using medicare physician quality reporting system measures. J Surg Educ [Internet]. 2016;73(5):774–9. https://doi.org/10.1016/j.jsurg.2016.04.007.

11. Saleh GM, Voyazis Y, Hance J, Ratnasothy J, Darzi A. Evaluating surgical dexterity during corneal suturing. Arch Ophthalmol. 2006;124(9):1263–6.

12. Saleh GM, Sim D, Lindfield D, Borhani M, Ghoussayni S, Gauba V. Motion analysis as a tool for

the evaluation of oculoplastic surgical skill: evaluation of oculoplastic surgical skill. Arch Ophthalmol. 2008;126(2):213–6.

13. Nandigam K, Soh J, Gensheimer WG, Ghazi A, Khalifa YM. Cost analysis of objective resident cataract surgery assessments. J Cataract Refract Surg [Internet]. 2015;41(5):997–1003. https://doi.org/10.1016/j.jcrs.2014.08.041.

14. Smith P, Tang L, Balntas V, Young K, Athanasiadis Y, Sullivan P, et al. "PhacoTracking" an evolving paradigm in ophthalmic surgical training. JAMA Ophthalmol. 2013;131(5):659–61.

15. Balal S, Smith P, Bader T, Tang HL, Sullivan P, Thomsen ASS, et al. Computer analysis of individual cataract surgery segments in the operating room. Eye [Internet]. 2019;33(2):313–9. http://www.nature.com/articles/s41433-018-0185-1

16. Din N, Smith P, Emeriewen K, Sharma A, Jones S, Wawrzynski J, et al. Man versus machine: software training for surgeons – an objective evaluation of human and computer-based training tools for cataract surgical performance. J Ophthalmol. 2016;2016

17. Low SAW, Braga-Mele R, Yan DB, El-Defrawy S. Intraoperative complication rates in cataract surgery performed by ophthalmology resident trainees compared to staff surgeons in a Canadian academic center. J Cataract Refract Surg [Internet]. 2018;44(11):1344–9. https://doi.org/10.1016/j.jcrs.2018.07.028

18. Cremers SL, Ciolino JB, Ferrufino-Ponce ZK, Henderson BA. Objective assessment of skills in intraocular surgery (OASIS). Ophthalmology. 2005;112(7):1236–41.

19. Cremers SL, Lora AN, Ferrufino-Ponce ZK. Global rating assessment of skills in intraocular surgery (GRASIS). Ophthalmology. 2005;112(10):1655–60.

20. Feldman BH, Geist CE. Assessing residents in phacoemulsification. Ophthalmology. 2007;114(8):1586–e2.

21. Saleh GM, Gauba V, Mitra A, Litwin AS, Chung AKK, Benjamin L. Objective structured assessment of cataract surgical skill. Arch Ophthalmol. 2007;125(3):363–6.

22. Swaminathan M, Ramasubramanian S, Pilling R, Li J, Golnik K. ICO-OSCAR for pediatric cataract surgical skill assessment. J AAPOS [Internet]. 2016;20(4):364–5. https://doi.org/10.1016/j.jaapos.2016.02.015.

23. Golnik KC, Beaver H, Gauba V, Lee AG, Mayorga E, Palis G, et al. Cataract surgical skill assessment. Ophthalmology [Internet]. 2011;118(2):427–427.e5. https://linkinghub.elsevier.com/retrieve/pii/S0161642010010341

24. RCOphth. Objective Assessment of Surgical and Technical Skills (OSATS) [Internet]. https://www.rcophth.ac.uk/curriculum/ost/assessments/workplace-based-assessments/objective-assessment-of-surgical-and-technical-skills-osats/

25. Lee AG, Greenlee E, Oetting TA, Beaver HA, Johnson AT, Boldt HC, et al. The Iowa ophthalmology wet laboratory curriculum for teaching and assessing cataract surgical competency. Ophthalmology. 2007;114(7):21–6.

26. Taylor JB, Binenbaum G, Tapino P, Volpe NJ. Microsurgical lab testing is a reliable method for assessing ophthalmology residents' surgical skills. Br J Ophthalmol. 2007;91(12):1691–4.

27. Fisher JB, Binenbaum G, Tapino P, Volpe NJ. Development and face and content validity of an eye surgical skills assessment test for ophthalmology residents. Ophthalmology. 2006;113(12):2364–70.

28. Dai JC, Lendvay TS, Sorensen MD. Crowdsourcing in surgical skills acquisition: a developing technology in surgical education. J Grad Med Educ [Internet]. 2017;9(6):697–705. http://www.ncbi.nlm.nih.gov/pubmed/29270257.

29. Polin MR, Siddiqui NY, Comstock BA, Hesham H, Brown C, Lendvay TS, et al. Crowdsourcing: a valid alternative to expert evaluation of robotic surgery skills. Am J Obstet Gynecol [Internet]. 2016;215(5):644.e1–7. http://www.ncbi.nlm.nih.gov/pubmed/27365004

30. Kowalewski TM, Comstock B, Sweet R, Schaffhausen C, Menhadji A, Averch T, et al. Crowd-sourced assessment of technical skills for validation of basic laparoscopic urologic Skills tasks. J Urol [Internet]. 2016;195(6):1859–65. https://doi.org/10.1016/j.juro.2016.01.005.

31. Sheikh AY, Fann JI. Artificial intelligence. Thorac Surg Clin [Internet]. 2019;29(3):339–50. https://doi.org/10.1016/j.thorsurg.2019.03.011.

32. Yu F, Silva Croso G, Kim TS, Song Z, Parker F, Hager GD, et al. Assessment of automated identification of phases in videos of cataract surgery using machine learning and deep learning techniques. JAMA Netw Open. 2019;2(4):e191860.

33. Bouget D, Lalys F, Jannin P, Bouget D, Lalys F, Jannin P, et al. Surgical tools recognition and pupil segmentation for cataract surgical process modeling. In: Medicine meets virtual reality – NextMed. 2012. p. 78–84.

34. Lalys F, Riffaud L, Bouget D, Jannin P. A framework for the recognition of high-level surgical tasks from video images for cataract surgeries. IEEE Trans Biomed Eng. 2012;59(4):966–76.

35. Lalys F, Bouget D, Riffaud L, Jannin P. Automatic knowledge-based recognition of low-level tasks in ophthalmological procedures. Int J Comput Assist Radiol Surg. 2013;8(1):39–49.

36. Quellec G, Charrière K, Lamard M, Droueche Z, Roux C, Cochener B, et al. Real-time recognition of surgical tasks in eye surgery videos. Med Image Anal. 2014;18(3):579–90.

37. Quellec G, Lamard M, Cochener B, Cazuguel G. Real-time task recognition in cataract surgery videos using adaptive spatiotemporal polynomials. IEEE Trans Med Imaging. 2015;34(4):877–87.

38. Charrière K, Quellec G, Lamard M, Martiano D, Cazuguel G, Coatrieux G, et al. Real-time analysis of cataract surgery videos using statistical models. Multimed Tools Appl. 2017;76(21):22473–91.

39. Krizhevsky A, Sutskever I, Hinton GE. ImageNet classification with deep convolutional neural net-

works. Adv Neural Inf Process Syst. 2012:1097–105.

40. Zhang Y, Qiu Z, Yao T, Liu D, Mei T. Fully convolutional adaptation networks for semantic segmentation. Proc IEEE Comput Soc Conf Comput Vis Pattern Recognit. 2014:6810–8.

41. Zisimopoulos O, Flouty E, Stacey M, Muscroft S, Giataganas P, Nehme J, et al. Can surgical simulation be used to train detection and classification of neural networks? Healthc Technol Lett. 2017;4(5):216–22.

42. Zisimopoulos O, Flouty E, Luengo I, Giataganas P, Nehme J, Chow A, et al. DeepPhase: surgical phase recognition in CATARACTS videos. In: Lecture notes on computer science (including Subser Lect Notes Artif Intell Lect Notes Bioinformatics). 2018;11073 LNCS. p. 265–72.

43. Primus MJ, Putzgruber-Adamitsch D, Taschwer M, Münzer B, El-Shabrawi Y, Böszörmenyi L, et al. Frame-based classification of operation phases in cataract surgery videos. 2018. p. 241–53. https://doi.org/10.1007/978-3-319-73603-7_20

44. Al Hajj H, Lamard M, Charriere K, Cochener B, Quellec G. Surgical tool detection in cataract surgery videos through multi-image fusion inside a convolutional neural network. Proc Annu Int Conf IEEE Eng Med Biol Soc EMBS. 2017:2002–5.

45. Zhu J, Luo J, Soh JM, Khalifa YM. A computer vision-based approach to grade simulated cataract surgeries. Mach Vis Appl. 2014;26(1):115–25.

46. Kim TS, O'Brien M, Zafar S, Hager GD, Sikder S, Vedula SS. Objective assessment of intraoperative technical skill in capsulorhexis using videos of cataract surgery. Int J Comput Assist Radiol Surg [Internet]. 2019;14(6):1097–105. https://doi.org/10.1007/s11548-019-01956-8

47. Spiteri A, Aggarwal R, Kersey T, Benjamin L, Darzi A, Bloom P. Phacoemulsification skills training and assessment. Br J Ophthalmol. 2010;94(5):536–41.

48. Selvander M, Åsman P. Cataract surgeons outperform medical students in Eyesi virtual reality cataract surgery: evidence for construct validity. Acta Ophthalmol. 2013;91(5):469–74.

49. Kim TS, Malpani A, Reiter A, Hager GD, Sikder S, Swaroop Vedula S. Crowdsourcing annotation of surgical instruments in videos of cataract surgery. In: Stoyanov D, Taylor Z, Balocco S, Sznitman R, Martel A, Maier-Hein L, et al., editors. Intravascular imaging and computer assisted stenting and large-scale annotation of biomedical data and expert label synthesis. Cham: Springer International; 2018. p. 121–30.

50. Chen C, White L, Kowalewski T, Aggarwal R, Lintott C, Comstock B, et al. Crowd-sourced assessment of technical skills: a novel method to evaluate surgical performance. J Surg Res [Internet]. 2014;187(1):65–71. https://doi.org/10.1016/j.jss.2013.09.024.

51. Prebay ZJ, Peabody JO, Miller DC, Ghani KR. Video review for measuring and improving skill in urological surgery. Nat Rev Urol [Internet]. 2019;16(4):261–7. https://doi.org/10.1038/s41585-018-0138-2.

52. Bardram JE, Doryab A, Jensen RM, Lange PM, Nielsen KLG, Petersen ST. Phase recognition during surgical procedures using embedded and body-worn sensors. In: 2011 IEEE International conference on pervasive computer communications PerCom 2011. 2011. p. 45–53.

53. Kowalewski K-F, Garrow CR, Schmidt MW, Benner L, Müller-Stich BP, Nickel F. Sensor-based machine learning for workflow detection and as key to detect expert level in laparoscopic suturing and knot-tying. Surg Endosc [Internet]. 2019;21;0(0):0. https://doi.org/10.1007/s00464-019-06667-4

54. Watson RA. Use of a machine learning algorithm to classify expertise: analysis of hand motion patterns during a simulated surgical task. Acad Med. 2014;89(8):1163–7.

55. Miao T, Tomikawa M, Akahoshi T, Hashizume M, Lefor AK, Souzaki R, et al. Feasibility of an AI-based measure of the hand motions of expert and novice surgeons. Comput Math Methods Med. 2018;2018:1–6.

56. Wang Z, Majewicz FA. Deep learning with convolutional neural network for objective skill evaluation in robot-assisted surgery. Int J Comput Assist Radiol Surg. 2018;13(12):1959–70.

57. Forestier G, Fawaz HI, Weber J, Idoumghar L, Muller P-A, Petitjean F, et al. Surgical motion analysis using discriminative interpretable patterns. Artif Intell Med. 2018;91:3–11.

58. Oquendo YA, Riddle EW, Hiller D, Blinman TA, Kuchenbecker KJ. Automatically rating trainee skill at a pediatric laparoscopic suturing task. Surg Endosc [Internet]. 2018;32(4):1840–57. https://doi.org/10.1007/s00464-017-5873-6.

59. Fard MJ, Ameri S, Darin Ellis R, Chinnam RB, Pandya AK, Klein MD. Automated robot-assisted surgical skill evaluation: predictive analytics approach. Int J Med Robot Comput Assist Surg. 2018;14(1):1–10.

60. Hung AJ, Chen J, Gill IS. Automated Performance metrics and machine learning algorithms to measure surgeon performance and anticipate clinical outcomes in robotic surgery. JAMA Surg [Internet]. 2018;153(8):770. https://doi.org/10.1001/jamasurg.2018.1512

61. Hung AJ, Chen J, Che Z, Nilanon T, Jarc A, Titus M, et al. Utilizing machine learning and automated performance metrics to evaluate robot-assisted radical prostatectomy performance and predict outcomes. J Endourol [Internet]. 2018;32(5):438–44. https://doi.org/10.1089/end.2018.0035.

62. Ismail Fawaz H, Forestier G, Weber J, Idoumghar L, Muller PA. Evaluating surgical skills from kinematic data using convolutional neural networks. Lect Notes Comput Sci (including Subser Lect Notes Artif Intell Lect Notes Bioinformatics). 2018;11073 LNCS:214–21.

63. Zia A, Essa I. Automated surgical skill assessment in RMIS training. Int J Comput Assist Radiol Surg. 2018;13(5):731–9.

64. Zia A, Sharma Y, Bettadapura V, Sarin EL, Essa I. Video and accelerometer-based motion analysis for automated surgical skills assessment. Int J Comput Assist Radiol Surg. 2018;13(3):443–55.

65. Wang Z, Fey AM. SATR-DL: improving surgical skill

assessment and task recognition in robot-assisted surgery with deep neural networks. Proc Annu Int Conf IEEE Eng Med Biol Soc EMBS. 2018;(1):1793–6.

66. Hajshirmohammadi I, Payandeh S. Fuzzy set theory for performance evaluation in a surgical simulator. Presence Teleoperators Virtual Environ. 2007;16(6):603–22.

67. Zhang Y, Law H, Kim T-K, Miller D, Montie J, Deng J, et al. PD58-12 surgeon technical skill assessment using computer vision-based analysis. J Urol [Internet]. 2018;199(4S). https://doi.org/10.1016/j.juro.2018.02.2800

68. Law H, Ghani K, Deng J. Surgeon technical skill assessment using computer vision based analysis. Proc Mach Learn Healthc. 2017;68

69. Handelman A, Schnaider S, Schwartz-Ossad A, Barkan R, Tepper R. Computerized model for objectively evaluating cutting performance using a laparoscopic box trainer simulator. Surg Endosc [Internet]. 2018;0(0):0. https://doi.org/10.1007/s00464-018-6598-x

70. Alonso-Silverio GA, Pérez-Escamirosa F, Bruno-Sanchez R, Ortiz-Simon JL, Muñoz-Guerrero R, Minor-Martinez A, et al. Development of a laparoscopic box trainer based on open source hardware and artificial intelligence for objective assessment of surgical psychomotor skills. Surg Innov. 2018;25(4):380–8.

71. Jin A, Yeung S, Jopling J, Krause J, Azagury D, Milstein A, et al. Tool detection and operative skill assessment in surgical videos using region-based convolutional neural networks. In: Proceedings of 2018 IEEE Winter Conference on Applications and Computer Vision, WACV 2018. 2018;2018-Janua(Nips). p. 691–9.

72. Miller B, Azari D, Yu YH, Radwin R, Le B, Wi M. Use of machine learning algorithms to classify surgical maneuvers. 2019;201(4):2019.

73. Fard MJ, Ameri S, Chinnam RB, Pandya AK, Klein MD, Ellis RD. Machine learning approach for skill evaluation in robotic-assisted surgery. 2016;I. http://arxiv.org/abs/1611.05136

74. Chen J, Cheng N, Cacciamani G, Oh P, Lin-Brande M, Remulla D, et al. Objective assessment of robotic Surgical technical skill: a systematic review. J Urol. 2019;201(3):461–9.

75. Loukas C. Video content analysis of surgical procedures. Surg Endosc [Internet]. 2018;32(2):553–68. https://doi.org/10.1007/s00464-017-5878-1.

76. Klank U, Padoy N, Feussner H, Navab N. Automatic feature generation in endoscopic images. Int J Comput Assist Radiol Surg. 2008;3(3–4):331–9.

77. Blum T, Feußner H, Navab N. Modeling and segmentation of surgical workflow from laparoscopic video. In: Lecture Notes on Computer Science (including Subser Lect Notes Artif Intell Lect Notes Bioinformatics). 2010;6363 LNCS(PART 3). p. 400–7.

78. Reiley CE, Hager GD. Decomposition of robotic surgical tasks: an analysis of subtasks and their correlation to skill. Model Monit Comput Assist Interv. 2009.

79. Voros S, Hager GD. Towards "real-time" tool-tissue interaction detection in robotically assisted laparoscopy. In: Proceedings of 2nd Bienn IEEE/RAS-EMBS Int Conf Biomed Robot Biomechatronics, BioRob 2008. 2008. p. 562–7.

80. Zia A. Automated benchmarking of surgical skills using machine learning. 2018

第 19 章
人工智能在眼科分诊中的应用

Yiran Tan，Stephen Bacchi，Weng Onn Chan

眼科分诊

眼科分诊是指根据患者病情的严重程度和紧急程度对其进行分类的过程。有效的分诊方法对任何眼科诊所来说都是至关重要的，能提高工作流程效率，优化临床管理，有利于资源分配。三级眼科中心会有大量的转诊患者，包括初级保健医生、医疗专家、验光师、急诊、其他医院和患者的自我转诊。

为了确保对有紧急眼科问题的患者进行及时干预，外部转诊的患者会被人工分为几种类别，从最紧急到最不紧急。世界各地的分流分类方法各不相同，可能包括紧急与非紧急的二分法，或数字分类法。每个医院或地方卫生网络通常都有自己的转诊管理指南。澳大利亚阿德莱德的中央阿德莱德地方卫生网络（CAHLN）有一个三级成人眼科转诊中心，为成人眼科的所有亚专业领域提供评估和治疗[1]。成人分诊标准分为 4 类（图 19.1）。紧急转诊包括必须尽快转诊，威害视力的疾病，如急性闭角青光眼、视网膜脱离、眼外伤和眼眶蜂窝组织炎等疾病。

虽然分诊过程看起来可能非常简单，但由于眼科表现的多样性和不同，以及没有统一的临床指南，造成准确的困难。传统上，眼科的转诊分流是由医疗和护理人员进行的。转诊可以根据患者的年龄、地理位置、主诉的性质和症状的敏感性进行分类。澳大利亚和新西兰皇家眼科学院（RANZCO）有专门的转诊途径来管理特定的眼科疾病，如老年黄斑变性、青光眼和糖尿病视网膜病变[2-4]。澳大利亚验光师协会将成人转诊分为 5 类，包括需要立即到急诊室就诊、立即转诊到验光师处、24 小时内转诊、7 天内预约和手术后 28 天内转诊到眼科医生处，以及与普通医生共同管理[5]。在英国，每个国家卫生服务（NHS）信托机构都有转诊指南。例如，牛津健康 NHS 基金会信托基金有一个基于眼科专科疾病的转诊指南，其中推荐转诊途径是将患者转到眼科急诊室或眼科亚专科门诊[6]。

尽管有专门的转诊指南，但眼科的分诊仍是一个动态过程。有效的分流不仅需要负责任的卫生专业人员，还需要具有良好的临床知识、同情心，以及识别和纠正错误的能力。

人工智能的应用

目前，对转诊患者进行分类的过程既耗

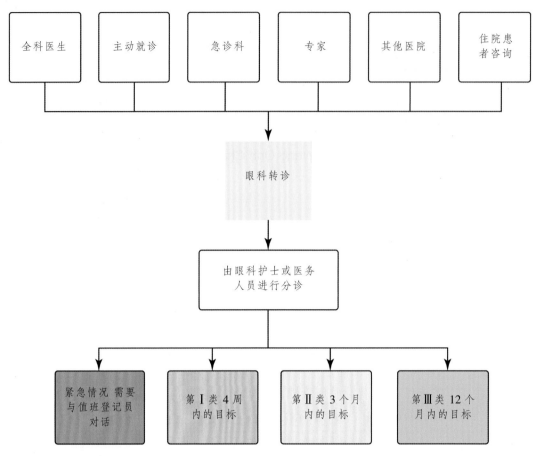

图 19.1　澳大利亚阿德莱德三级眼科中心转诊成人的分诊标准。急性威胁视力的疾病通常被送到急诊科，然后除了书面转诊外，还要通过电话通知转诊至眼科。

时又容易出错。人为错误可能源于缺乏临床经验、未能遵循协议、书面沟通不畅或抄写错误等。将 AI 应用于眼科分诊的目标是提高分诊过程的准确性和效率。

ML 辅助分诊已经成功地应用于医学的其他领域。例如，ML 方法似乎可以用于急诊科未能鉴别的患者的分流，并准确分流恶化的慢性阻塞性肺疾病(COPD)患者。眼科的大部分 ML 研究都集中在图像解释上，包括应用 ML 帮助基于眼底照片、视野分析和光学相干断层扫描的诊断[7-9]。将 DL 和自然语言处理(NLP)应用于分诊问题是南澳大利亚州眼科研究所(SAIO)建立的一套新方法。

初步研究结果表明,ML,特别是 DL,可以准确地协助眼科转诊的分流。

深度学习分析

2018 年，首先进行的一项前导研究，是使用回顾性方法对收集的眼科门诊患者转诊，以确定 NLP 识别"第一类"(紧急)需要优先处理转诊的效率。第二个目的是模仿人类分流，并确定另外 3 个转诊类别(Ⅰ~Ⅲ类)的准确性[10]。根据阿德莱德皇家医院眼科在 2018 年 1 月至 2019 年 3 月收录的连续转诊病例建立了转诊数据库。这些患者的转诊都是在过去 24 个月内完成的。使用购置的光学字符识别(OCR)软件(Adobe,San Jose, CA)从扫描的电子转诊资料中手工提取患者的相关信息,包括临床概要、分流分类和转诊来源。

眼科分诊记录的 DL 分析分 3 个阶段进行(图 19.2)。

- 第一阶段:数据的预处理。
- 第二阶段:模型建立。
- 第三阶段:性能分析。

数据预处理

在预处理过程中,转诊数据或结果数据不完整的病例会被排除。转诊文本中的标点符号,如逗号和全角冒号,也都被删除。

下列预处理方法被应用于转诊数据库全集:

- **否定检测**　描述标记具有否定意义的词语的过程。例如,在"视力没有变化"这个句子中,"变化"和"视力"都会被标记为否定。

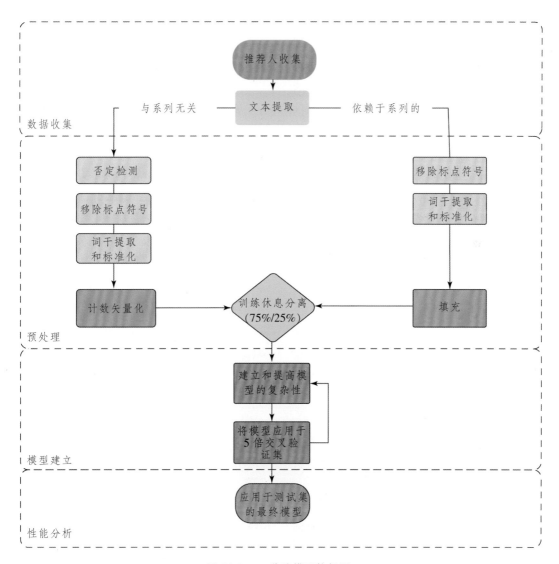

图 19.2　AI 分诊模型构架图。

• **词干标记和标记化**　描述去除词缀和用独特的数字替换特殊单词的过程,这些数字被称为"标记"。例如,"hypertension"和"hypertensive"都可以被缩略为"hyperten"。

• **计数矢量化**　描述将文本文件的集合转化为术语或标记计数矢量的过程。

在使用独立于词序的算法(如 ANN 或 RF 模型)进行分析之前,对文本进行计数矢量化和否定检测。全集中包含的唯一词汇总数的比例被认为是一个超参数,这是一个在学习过程开始前设定的参数。在使用 CNN 进行分析之前,通过增加空白符号,对符号序列进行填充,以提供一致的序列长度。训练数据集和测试数据集是通过对数据集(75%的训练数据集,25%的测试数据集)的进行随机分割创建。

分类器开发

各种神经网络结构模型在训练集上进行了试验,使用了 5 倍的交叉验证。最初,我们应用简单的模型进行测试,采用了相对较少的节点和隐藏层。然后不断增加层数和模型的复杂性,直到训练数据集的准确性不再提高。在训练数据上也进行了超参数的调整。最终的 CNN 架构包括 1 个嵌入层、1 个剔除层、1 个卷积层、1 个最大集合层和 5 个密集的隐藏层(节点数从 512 到 128)。全集中 99%的最频繁出现的单词标记被纳入模型中。

模型评估

然后,在未见过的测试数据集上评估所开发的模型在预测分诊分类方面的准确性。约登指数被用于二元分类任务,以选择每个模型的分界分数。最初,所有模型都用于预测紧急与非紧急转诊的二元结果。主要结果是曲线下面积(AUC)。其他评估结果包括准确性、F1 值、阳性预测值(PPV)、阴性预测值(NPV)、敏感性和特异性。为最佳模型生成了使用不同分界分数结果的例子,证实其高敏感性或高特异性。

然后,在二进制结果上最佳模型被用来预测分配给每名转诊患者的实际数字分流类别(Ⅰ类别、Ⅱ类别和Ⅲ类别)。在次要目标下,主要结果是分类的准确性。

由于研究的试验性质,没有进行统计学测试来证明一个模型与另一个模型相比的优越性。

人工智能模型的准确性

DL 引导的眼科分诊的准确性是基于对 208 例参与者的单一前导研究。该数据集包括 118 例第 Ⅰ 类转诊,61 例第 Ⅱ 类转诊和 29 例第 Ⅲ 类转诊。对转诊患者进行分流是由在三级眼科中心拥有超过 15 年临床分流经验的高级执业护士完成。转诊概要的平均长度为 68.1 单词(IQR 25~93,范围 2~293 单词)。转诊来源包括全科医生(51 例,24.5%)、视光师(57 例,27.4%)、专家(98 例,47.1%)、急诊科(2 例,1.0%)。转诊患者包括来自三级医院的内部转诊(64 例,30.8%)和外部转诊(144 例,69.2%)。

紧急转诊的识别

CNN 模型取得了最高的 AUC 为在对紧急与非紧急的眼科转诊进行分类时,AUC 为 0.83,准确性为 0.81。其次是 ANN(AUC 0.81,准确性 0.77)和逻辑回归模型(AUC 0.79,准确性 0.77)。随机森林(AUC 0.77 和准确性 0.73)和决策树(AUC 0.58 和准确性 0.6)模型取得了较低的准确性。当CNN 模型采用不同的分界分数时,能够实现高特异性或高敏感性,但却牺牲了整体的准确性。

从逻辑回归模型中提取了预测性最强的词的系数,以衡量模型可能最强调的词。最能预测第 Ⅰ 类分流的词干包括"紧急""视力""眼压""视盘"和"左"。最能预测 Ⅱ、Ⅲ 类的词干是"白内障""糖尿病""le""mr"和"diseas"。

特定转诊类别的分配

DL 模型在区分多个分诊类别方面遇到困难。当 CNN 被应用于识别具体转诊类别(Ⅰ~Ⅲ 类)的分类任务时,准确性明显降低(0.65)。

临床意义

尽管样本量有限,但前导研究显示出非常有希望的结果,支持使用 AI 对眼科转诊进行分流。通过充分的培训,开发一个程序来标记需要提交给眼科门诊的紧急转诊患者可能是可行的。现有的 CNN 模型的准确性仅仅是基于文本输入而实现的。通过使用多模式输入,如患者的人口统计学、转诊来源和临床图像,可以提高 CNN 模型的准确性。

另外值得注意的是,逻辑回归模型中最具预测性的词不一定代表 CNN 或 ANN 模型中最具预测性的词或词的组合。像 CNN 和 ANN 这样的模型比单个词有更高的关联度,因此在这些模型中以一种解释性的方式呈现归属于文本部分的权重是更具挑战性的。无论采用哪种模型,在提供建议的分类之前,都要对推荐文本的全部内容进行分析。

人工智能辅助分诊的挑战

数据集规模小:像所有的 ML 衍生程序一样,预训练模型的准确性在很大程度上取决于训练数据集的性质。一个小的数据集会限制 ML 算法充分接触每个分诊类别的例子。因此,ML 模型将无法理解和识别分诊内容之间有意义的差异。例如,在试点研究中,只有 29 个转诊被分配到第三类的优先级。小规模的数据集也会造成过度拟合的问题,例如,"左"字被包含在那些具有高预测价值的词中。此外,训练数据集还必须包含来自每种可能类型转诊的平衡和最佳例子。期望一个 ML 模型能够识别在其被训练的例子之外出现的紧急眼部疾病是不现实的。

建立一个足够大的分诊数据库是一项重要而困难的工作。最重要的是,转诊文件没有标准化,而且因来源不同导致差异很大。文件格式可能是硬拷贝笔记、电子邮件、扫描文件或电子医疗记录。目前,从转诊记录中提取文本的过程是一个劳动密集型的过程。尽管有 OCR,大多数的转诊笔记仍然需要进行进一步的人工处理,以确保正确的信息被转录。在数字医学时代,随着接收转诊信息的方式更加流畅和一致,效率可能会提高。例如,随着电子病例(EMR)的出现,一些内部转诊途径已经摆脱了纸质文件的传真。在许多三级医疗中心,转诊可以直接通过 EMR 操作系统发送,并作为月报提取。这将采集到大量数据。

标识差距:DL 模型包含文档分类器,其建立是为了检测文本中传达的概要。在现实世界中,转诊的临床紧迫性经常受到主诉以外的其他因素的影响。人为指导下的分流将考虑到患者的年龄、地理位置、既往史和社会环境。仅仅基于最终的分诊类别,ML 分类器将很难模仿分诊过程背后的复杂思维过程。标识差距问题可以通过将分流任务分成两部分来解决,首先是检测每个文件中传达的概念,然后是决定分流类别。要求分流人员将手动"标识"导致他们做出决定的所有转诊因素来管理标识差距问题。例如,在一个无法鉴别的视力丧失到手动(HM)视力的转诊中,紧急分诊的标识可以是"HM 视力"和"独眼"。

专业术语:眼科转诊常常包含专业的医学术语,很难用基础 DL 模型解释。一个基本的 NLP 模型通常是在一个非常大的通用文本集上进行训练,以提供可以理解的英语词汇和语法。医学术语,特别是眼科使用的术语,不属于普通英语的范围。例如,一个能够区分左和右的基础模型将很难识别眼科报告上常见的拉丁文术语"OU"或"OD"。在 AI 辅助分诊中,有必要训练一个专门的语言模型来理解医学语言,而不仅仅是普通的英语。建立一个专门的语言模型是一个非常耗费时间和资源的过程,需要收集数以百万计的未标识文件及相关训练。

展望

在数字时代,将 AI 融入临床实践的尝试将继续保持在最前沿的眼科研究。AI 在眼科的辅助分流已经显示出在区分紧急与非紧急转诊的能力。南澳大利亚州眼科研究所(SAIO)与澳大利亚机器学习研究所(AIML)合作,参与了对扩展数据集的进一步衍生测试。正在进行的开发包括训练一个现成的文档分类模型,利用一个大型的预训练的 DistilBERT 模型进行语言理解。基于 1000 个转诊的扩大样本量的中期分析显示了更有希望的结果,提高了区分多个分诊类别的能力。在将转诊患者分为紧急(24 小时内)、第一类(4 周内)或第二类(1 年内)时,验证准确性高达 80%。

使用小型数据库仍然是初步前导研究

的最大限制。未来有关 AI 辅助分流的研究应尽力使用更大的样本量、顾问级分诊分配,以及来自多中心的数据。SAIO 目前正在建立一个扩大的转诊数据库,以便进行进一步的 ML 测试。另一个重要目标是通过在 AI 算法中加入文本提取功能来提高数据采集过程的效率。这将允许各种格式的数字转诊直接输入模型,而不需要人工进行处理。如果初步结果在随后的推导研究中得到验证,SAIO 希望最终进行随机对照试验,与以眼科专家分诊的黄金标准进行比较,以测试 AI 辅助分诊的准确性。

(马红婕 译)

参考文献

1. Central Adelaide Local Health Network. Ophthalmology outpatient service information, triage and referral guideline. In: Ophthalmology. Vol 0.1. SA Health; 2018.
2. The Royal Australian and New Zealand College of Ophthalmologists. Referral pathway for AMD management. In: RANZCO. 2020.
3. The Royal Australian and New Zealand College of Ophthalmologists. Referral pathway glaucoma management. In: RANZCO. 2019.
4. The Royal Australian and New Zealand College of Ophthalmologists. Patient screening and referral pathway guidelines for diabetic retinopathy (including diabetic maculopathy). In: RANZCO. 2019.
5. Optometrists Association Australia. Eye health referral guidelines. In: Optometry Australia. 2020.
6. Patel C, Rosen P, Hornby S, Mahalingham N, Hayles S, Stocker T. Referral guideline ophthalmology overview. In: NHS Oxfordshire Clinical Commisioning Group; 2018.
7. Raman R, Srinivasan S, Virmani S, Sivaprasad S, Rao C, Rajalakshmi R. Fundus photograph-based deep learning algorithms in detecting diabetic retinopathy. Eye (Lond). 2019;33(1):97–109.
8. Li F, Wang Z, Qu G, Song D, Yuan Y, Xu Y, Gao K, Luo G, Xiao Z, Lam DSC, Zhong H, Qiao Y, Zhang X. Automatic differentiation of Glaucoma visual field from non-glaucoma visual filed using deep convolutional neural network. BMC Med Imaging. 2018;18(1):35.
9. Yoon J, Han J, Park JI, Hwang JS, Han JM, Sohn J, Park KH, Hwang DD. Optical coherence tomography-

based deep-learning model for detecting central serous chorioretinopathy. Sci Rep. 2020;10(1):18852.

10. Tan Y, Bacchi S, Casson RJ, Selva D, Chan W. Triaging ophthalmology outpatient referrals with machine learning: a pilot study. Clin Exp Ophthalmol. 2020;48(2):169–73.

第 20 章

深度学习在眼部肿瘤中的应用

T. Y. Alvin Liu, Zelia M. Correa

眼部肿瘤学是眼科学中的一个亚专业，主要侧重于眼内恶性肿瘤和眼表恶性肿瘤的诊断和治疗。常见眼内恶性肿瘤包括视网膜母细胞瘤、葡萄膜黑色素瘤(UM)和转移癌。常见眼表恶性肿瘤包括结膜鳞状细胞癌、结膜黑色素瘤和结膜淋巴瘤。目前，DL是医学图像分析的前沿 ML 技术。然而，鉴于眼内和眼表恶性肿瘤的相对罕见性，以及其需要大量的数据来训练深度学习系统(DLS)，到目前为止，只有两项研究发表了讨论 DL 在眼部肿瘤领域中的应用。在这一章中，我们将重点介绍这两篇关于 UM 的文章，并讨论 DL 在眼部肿瘤学中的应用和未来发展方向。

UM(图 20.1)是成人中最常见的原发性眼内恶性肿瘤[1]。该肿瘤起源于葡萄膜，包括虹膜、睫状体和脉络膜。虽然 UM 在美国相对罕见，其发病率仅为每百万人群中 5.2 例[2]，但它是一种潜在的致命性疾病。尽管局部治疗取得了进展，包括斑块近距离的放射治疗和质子束照射治疗，但总的 5 年生存率为80.9%，且在过去的 40 年里并没有改善[2]。

在第一个发表的关于 DL 的研究中，Sun等[3]应用 DL 技术检测 BRCA1 相关蛋白 1(BAP1)在组织病理切片中的表达。BAP1 蛋白由位于染色体 3p21.1 的 BAP1 基因产生，参与肿瘤抑制[4]。BAP1 基因的失活突变已被证明可以潜在增加 UM 转移的可能性[5]，且存在于 81%~84% 的转移性 UM 肿瘤中[6-8]。在这项研究中，包括了 47 例患者的 47 只被摘除的眼球。将石蜡包埋块切成 4μm 厚的切片，用抗 BAP1 的小鼠单克隆抗体孵育，并用苏木精–伊红进行背景染色。对所得的玻璃片进行数字扫描，并将含有 UM 的特殊区域裁剪成许多 256×256 像素的图像块，通过此过程，共产生了 8176 个组织病理学图像块，每个图像块由一位眼科病理学家标注两次，建立基础真相，图像块被分为四类之一：阳性(BAP1 表达阳性，2576 个斑块)、阴

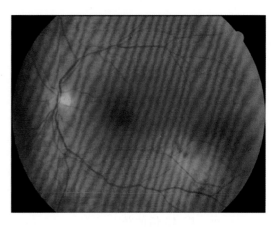

图 20.1 位于黄斑区颞下方的脉络膜黑色素瘤。

性(BAP1 表达阴性,4720 个斑块)、模糊(太模糊而无法分类,560 个斑块)和排除(缺乏 UM 细胞,320 个斑块)。8176 个图像块被随机分成训练子集(6800 个图像块)和测试子集(1376 个图像块)。作者对预先训练好的 DenseNet-121 网络进行了跨学科转移学习,在预测核 BAP1 表达方面取得了 97.09% 的敏感性、98.12% 的特异性和 97.10% 的总体准确性。虽然这项研究代表了眼部肿瘤领域的第一个 DL 研究,但所产生的 DLS 最终只模拟了人类病理学家能够进行的工作——识别 BAP1 阳性染色的图像。此外,报道的方法具备有限的临床实用性,因为它需要从眼球的组织病理学切片进行识别,而目前对大多数 UM 患者,治疗标准是采用瘤体近距离放射治疗或质子束照射进行保眼球的局部治疗。

在第二项研究中,作者所在的小组(Liu 等[9])扩展了 DL 技术在 UM 数字病理切片分析中的应用,旨在训练 DLS 完成人类病理学家不可能完成的任务——仅用 UM 细针穿刺活检(FNAB)H&E 染色涂片预测的基因表达谱(GEP)。我们的假设是,癌细胞形态反映了潜在的遗传学,仔细分析细胞病理学图像将有助于预测肿瘤的生物学行为和患者的临床过程。UM 的 GEP 在恶性肿瘤特性中是唯一的,独立于其他临床病理参数,其已被证明是目前可用于预测长期转移风险和生存率最有效的方法。肿瘤患者可按 GEP 分为两类:第 1 类和第 2 类,这两类患者的长期生存率有明确的对比——第 1 类患者 92 个月的生存概率为 95%;而第 2 类患者为 31%[10,11]。

在这项研究中,来自 20 例 UM 患者的 20 张去掉识别的 FNAB 细胞涂片进行了 H&E 染色。以 40 倍的放大率对每张细胞学切片进行了全片扫描,并保存了含有黑色素瘤细胞的原始分辨率图片。每张照片的尺寸为 1716(宽)×926(高)像素,并被进一步分割成 8 个大小相同的图像块。然后对这些图像块进行筛选,只有在至少有一个黑色素瘤细胞存在的情况下才会选择下一步处理。通常情况下,每张玻片产生数百张 40 倍照片,在 20 张玻片中,总共产生了 26 351 张独特的图像块。数据处理的示意图见图 20.2。玻片层面的 GEP 基础真相是由商业化的 De-cisionDx-UM®测试(Friendswood,Texas)建立的,GEP 标签被标定在玻片上,并被传播到该玻片生成的所有图像块上。例如,如果"玻片 1"被 DecisionDx-UM®测试确定为 GEP 1 类,那么由"玻片 1"生成的所有图像块都被标记为"GEP 1 类"。

作者将转移学习应用于预先训练好的 ResNet-152 网络,以解决区分 1 类和 2 类图像块的二元分类问题。由于数据(患者)变化量小,验证幻灯片对模型的性能有很大影响,所以应用"留一法"进行交叉验证,以评估 DLS 的性能。为了测试 20 张玻片/患者中的每一张,训练了 10 个用不同训练/验证分割的模型。具体来说,对于每一个留置交叉验证,都要进行 10 次随机抽样来选择验证子集。如果"玻片 1"被用作测试片,那其他 19 张玻片则用于模型建立。17 张幻灯片用于训练,2 张幻灯片用于验证(一张来自 1 类,一张来自 2 类)。然后,"玻片 1"被 10 个不同的模型测试了 10 次,这些模型是由 10 个随机的、不同的训练/验证玻片组合产生的。例如,1 号模型将用"玻片 2"和"玻片 11"进行验证。2 号模型将用"玻片 3"和"玻片 12"进行验证。3 号模型将用"玻片 4"和"玻片 13"进行验证等。最终生成了 10 个模型,并得到这 10 个模型的平均准确度。如果

95% CI 的下限值超过 50%，那么就可以断定"玻片 1"的 GEP 被正确预测。对所有 20 张玻片/患者重复这一过程，这样，每张玻片/患者被 10 个不同的模型评估了 10 次。在这 20 例 UM 患者中，DLS 在预测患者层面 GEP 时的准确性达到了 75%（15/20 例患者）。

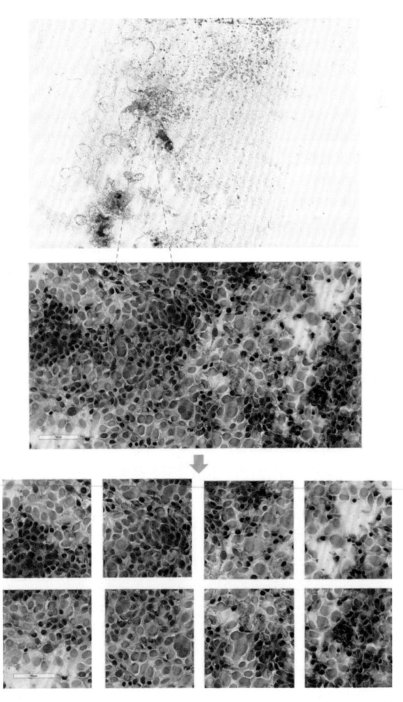

图 20.2 数据处理示意图。顶部，整体扫描，每位患者一张切片。中部，以 40 倍手动拍摄的图像；从每张切片中捕获了多张 40 倍的图像。底部，每张 40 倍的图像进一步分成 8 个大小相等的图块。

鉴于 GEP 是目前最可靠的预后测试，与生存率高度相关，Liu 等[9]对其进行研究，结果显示 在 UM 中用 DL，仅从 H&E 染色细胞病理切片就可以预测生存预后。然而，这一结论还需要进一步的研究，包括用更大的患者样本量对 DLS 进行前瞻性验证，在 DLS 的开发中使用实际的生存数据作为参考标准，以及将基于 DL 的病理图像分析与其他临床参数结合在一个包含多种 ML 技术的集合算法中。此外，Sun 和 Liu 的两项研究都需要大量的手工数据处理，以确定关注区域，并将有可用信息的高质量图像块与有伪影的低质量图像块区分开来。这种方法费时费力，在可扩展性和可采用性方面受到限制。因此，需要进一步研究开发新的方法，如无监督聚类，以便高效、大规模地处理用于 ML 的数字眼科病理学数据。

（马红婕 译）

参考文献

1. Singh AD, Turell ME, Topham AK. Uveal melanoma: trends in incidence, treatment, and survival. Ophthalmology. 2011;118(9):1881–5.

2. Aronow ME, Topham AK, Singh AD. Uveal melanoma: 5-year update on incidence, treatment, and survival (SEER 1973-2013). Ocul Oncol Pathol. 2018;4(3):145–51.

3. Sun M, Zhou W, Qi X, et al. Prediction of BAP1 expression in uveal melanoma using densely-connected deep classification networks. Cancers (Basel). 2019;11(10).

4. Murali R, Wiesner T, Scolyer RA. Tumours associated with BAP1 mutations. Pathology. 2013;45(2):116–26.

5. Stalhammar G, See TRO, Phillips SS, Grossniklaus HE. Density of PAS positive patterns in uveal melanoma: correlation with vasculogenic mimicry, gene expression class, BAP-1 expression, macrophage infiltration, and risk for metastasis. Mol Vis. 2019;25:502–16.

6. Griewank KG, van de Nes J, Schilling B, et al. Genetic and clinico-pathologic analysis of metastatic uveal melanoma. Mod Pathol. 2014;27(2):175–83.

7. Harbour JW, Onken MD, Roberson ED, et al. Frequent mutation of BAP1 in metastasizing uveal melanomas. Science. 2010;330(6009):1410–3.

8. Koopmans AE, Verdijk RM, Brouwer RW, et al. Clinical significance of immunohistochemistry for detection of BAP1 mutations in uveal melanoma. Mod Pathol. 2014;27(10):1321–30.

9. Liu TYA, Zhu H, Chen H, et al. Gene expression profile prediction in uveal melanoma using deep learning: a pilot study for development of an alternative survival prediction tool. Ophthalmol Retina. 2020;

10. Onken MD, Worley LA, Ehlers JP, Harbour JW. Gene expression profiling in uveal melanoma reveals two molecular classes and predicts metastatic death. Cancer Res. 2004;64(20):7205–9.

11. Onken MD, Worley LA, Char DH, et al. Collaborative Ocular Oncology Group report number 1: prospective validation of a multi-gene prognostic assay in uveal melanoma. Ophthalmology. 2012;119(8):1596–603.

第 21 章

人工智能在神经眼科中的应用

Dan Milea, Raymond Najjar

引言

虽然目前,AI 几乎涉及社会和医学的各个领域,但其并非新鲜事物。AI 方法之一的 ML 早在 50 年代就有了。随着计算机及其处理能力的卓越技术进步,DL 应运而生。DL 是 ML 中目前最先进的技术,特别适合图像分析。DL 技术允许新的算法,可使用监督(标签数据)或无监督(无标签数据)方法,利用大型数据集进行"学习"(培训),从而获得对各种结果和诊断进行预测的能力。如同在其他领域应用一样,DL 需要输入数据用于训练目的,然后根据最高的临床规范标准选择相应的参数作为,"真值"或"参考标准"。DL 算法提供的所有结果都将与这个真值进行比较。训练阶段结束后,首先要通过内部验证(交叉验证),然后在全新的数据集中通过外部测试来测试算法的性能。用于训练、内部验证和外部测试的数据集要各不相同,不允许有交集。通过计算诊断的准确性、敏感性、特异性,以及受试者工作曲线下的面积(AUC),并和参考标准进行比较去评判一种新的算法的性能。保持目前 AI 的蓬勃发展需要严格、受控的前瞻性评估,以证明

AI 系统对健康结果的影响。为了满足这一需求,AI 共识小组最近发布了关于 AI 干预的国际准则,包括使用 AI 系统所需要的指导和技能、处理输入和输出数据需要考虑的因素、人类–AI 互动及错误案例的分析[1]。

许多 DL 模型已经在医学的多个领域(如皮肤科、放射学、病理学等)进行了成功培训,可以准确识别和分类异常图像并预测疾病。这种方法在眼科领域特别成功,可以根据视网膜图像自动识别糖尿病视网膜病变(DR)、早产儿视网膜病变、其他视网膜病变和青光眼等眼病[2]。目前,美国食品药品监督管理局基于主要的前瞻性研究结果,已经批准了两种算法(IDx–DR 的 Coralville 和 EyeArt 的 EyeNuk)可以根据眼底图像进行DR 检测[3]。DL 方法也已经成功应用于其他视网膜成像模式,如利用光学相干断层扫描(OCT)识别糖尿病黄斑水肿、青光眼等眼病。更有趣的是,最近的"机器对机器"学习技术允许 DL 使用非立体的视网膜眼底照片直接预测 OCT 参数(如视网膜神经纤维层厚度或糖尿病黄斑水肿分级),其特异性高于医生的预测。

利用从大量可用的视盘图像获得的 DL 算法,目前已经可以做到通过眼底图像就能

够对最常见的视神经疾病——青光眼做出检测。青光眼的视盘特征相对具有特异性(杯盘比扩大,盘沿切迹等),这和其他视神经病变的异常特征不同。尽管因存在"参考标准"固有的一些方法学限制,但对青光眼的视盘分类的初步研究仍展现出良好的结果。事实上,参考标准通常建立在主观的、由随机选择的眼科医生/评分者执行的视盘事后分析,而不是基于在本地数据集中获得的临床信息。为了规避这一限制,最近一项研究巧妙地使用了一种 DL 算法。该算法是先比照客观的参考标准[如平均视网膜神经纤维层(RNFL)厚度值]进行图像训练,然后再应用到立体的视盘图像中,这种技术被称为"机器对机器"[4]。换句话说,该算法仅需要对视网膜图像进行分析就能够预测和量化视网膜神经元的损伤。最近其他几项研究表明,现代 DL 系统根据视网膜图像检测青光眼可以实现高的敏感性、特异性和广义性,具有高的成本效益和时间效率。目前,利用计算机分析自动检测除青光眼外的其他视神经疾病的视盘异常的研究很少,主要是因为数据少。

众所周知,DL 算法依赖于大型训练数据集,因此在神经眼科研究中应用这类方法特别困难。

人工智能在神经眼科中的成就

早期的计算机辅助诊断系统旨在视网膜眼底图像上自动检测,包括视神经水肿在内的神经眼科疾病的视盘异常[5]。这些系统表现良好,预测的准确性高,和神经眼科专家提出的弗里森严重程度分类基本一致[6]。然而,影响视盘的神经眼科疾病(如炎症/缺血/压迫性视神经病变中的视盘水肿、颅内压高相关的视神经水肿、视神经玻璃膜疣、慢性视神经病变中的视神经萎缩等)相对少见,因此在该领域发表的文献很少。

2020 年,一个国际神经眼科联盟(人工智能大脑和视神经研究,BONSAI)公布了通过专门的 DL 系统获得的结果。该系统旨在区分视神经水肿的视盘,正常视盘,以及非视神经水肿的视盘异常[7]。这项大型回顾性合作研究在全球范围内汇集了三大洲 15 个国家 24 个神经眼科站点的多种族人群,并且眼底图像是采用众多眼底照相产品获得的。训练和验证数据集共有 6779 例患者,包含 14 341 张异常和正常视盘的照片。外部验证测试则是在来自 5 个独立国际中心的 1505 张图像中进行。在这项回顾性的电子数据中,视神经水肿的检测(图 21.1)具有高的 AUC(0.96)、高的敏感性(96%)和良好的特异性(85%)。这项基于 ML 的国际研究的初步结果表明,未来检查数字眼底图像的计算机程序可以用于临床对视盘疾病进行分类,而这对于非眼科医生来说是难以做到的。

利用这种 DL 算法根据视网膜照片预测视神经疾病是否比人类做得更好呢?为此,最近的一项研究对比了两位神经眼科专家与 BONSAI 算法鉴别各种视盘异常的能力[8]。不出所料,和神经眼科专家相比,该算法能够在明显短的时间内(25 秒)对 800 张视盘图像样本进行分类,而且性能上与两位专家神经眼科医生相比不相上下(系统对 85% 的照片进行了正确分类,而两位专家为 80%~84%)。需要注意的是,这些评估纯粹是在眼底图像上进行的,没有考虑到在日常诊疗过程中至关重要的其他临床症状(如视力丧失、头痛、视物模糊和耳鸣等)。因此,需要进行前瞻性的真实生活研究,以验证 DL

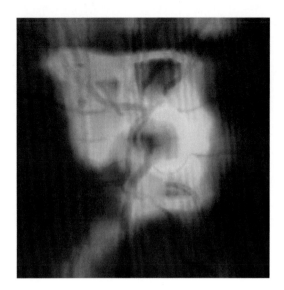

图 21.1　视神经水肿的视盘类激活概率（热力图）表现图例。

算法作为相关临床机构潜在的诊断辅助工具的价值。最好是包含有通过简便的（也可能是手持的）相机对非散瞳获取的图像的评估。

　　用 AI 探索神经眼科的其他领域（如眼球运动障碍、视野、瞳孔记录、多模式成像模式和基因突变等）的研究则很少，可能还是因为这些神经眼科疾病相对少，能够提供的数据也少。包括方法学及计算机工程师在内的多中心合作，在未来会促进这些领域 AI 的新发展。

结论

　　总之，AI 在神经眼科中的应用仍很局限，主要侧重于检测各种神经眼科疾病的视盘异常。如果在现实生活中能够得到进一步验证，AI 可准确检测异常视盘的能力，就可以在非眼科机构中对患者进行分类。未来通过前瞻性研究，包括大型临床数据集确定此类系统是否可以为非眼科医生提供安全、有效、有吸引力的解决方案。尽管其他临床神经眼科特征和神经眼科疾病（特别是涉及眼球运动/瞳孔）也非常适合 AI，但目前还没有被充分探索。特别是在当前的新冠肺炎时代，AI 若能应用在该领域将是非常有成效的，尤其是涉及远程神经眼科方面。

（桂君民　译）

参考文献

1. Cruz Rivera S, Liu X, Chan AW, Denniston AK, Calvert MJ, SPIRIT-AI and CONSORT-AI Working Group; SPIRIT-AI and CONSORT-AI Steering Group; SPIRIT-AI and CONSORT-AI Consensus Group. Guidelines for clinical trial protocols for intervention involving artificial intelligence: the SPIRIT-AI extension. Nat Med. 2020;26(9):1351–63.
2. Ting DSW, et al. Deep learning in ophthalmology: the technical and clinical considerations. Prog Retin Eye Res. 2019;72:100759.
3. Abràmoff MD, Lavin PT, Birch M, Shah N, Folk JC. Pivotal trial of an autonomous AI-based diagnostic system for detection of diabetic retinopathy in primary care offices. NPJ Digit Med. 2018;1:39.
4. Medeiros FA, Jammal AA, Thompson AC. From machine to machine: an OCT-trained deep learning algorithm for objective quantification of glaucomatous damage in fundus photographs. Ophthalmology. 2019;126(4):513–21.
5. Milea D, Singhal S, Najjar RP. Artificial intelligence for detection of optic disc abnormalities. Curr Opin Neurol. 2020a;33(1):106–10.
6. Echegaray S, et al. Automated analysis of optic nerve images for detection and staging of papilledema. Invest Ophthalmol Vis Sci. 2011;52:7470–8.
7. Milea D, Najjar RP, Zhubo J, Ting D, Vasseneix C, Xu X, Aghsaei Fard M, Fonseca P, Vanikieti K, Lagrèze WA, La Morgia C, Cheung CY, Hamann S, Chiquet C, Sanda N, Yang H, Mejico LJ, Rougier M-B, Kho R, Thi Ha Chau T, Singhal S, Gohier P, Clermont-Vignal C, Cheng C-Y, Jonas JB, Yu-Wai-Man P, Fraser CL, Chen JJ, Ambika S, Miller NR, Liu Y, Newman NJ, Wong TY, Biousse V, BONSAI Group. Artificial intelligence to detect papilledema from ocular fundus photographs. N Engl J Med. 2020b;382(18):1687–95.
8. Biousse V, Newman NJ, Najjar RP, Vasseneix C, Xu X, Ting DS, Milea LB, Hwang JM, Kim DH, Yang HK, Hamann S, Chen JJ, Liu Y, Wong TY, Milea D, BONSAI (Brain and Optic Nerve Study with Artificial Intelligence) Study Group. Optic disc classification by deep learning versus expert neuro-ophthalmologists. Ann Neurol. 2020. https://doi.org/10.1002/ana.25839.

第 22 章

人工智能在以眼为系统性疾病风险生物标志物中的应用

Rachel Marjorie Wei Wen Tseng, Tyler Hyungtaek Rim, Carol Y. Cheung, Tien Yin Wong

引言

AI 技术逐渐应用于医疗保健。眼科的一个主要特征是可以通过数字彩色眼底照相(CFP)直接看见尺寸为 100~300μm 的视网膜血管。CFP 的使用为研究人类微循环[1]和全身性疾病特征(表征于视网膜中)提供了一个独特且易于获取的机会。由于有许多流行病学研究表明视网膜血管对应于全身微循环的变化,因此,根据眼部特征识别系统性疾病风险是类似新兴研究领域中的热点之一。

迄今为止,有许多基于人群的大型研究评估了视网膜微血管异常与全身性疾病之间的联系。这包括在高血压和(或)糖尿病视网膜病变病例中常见的视网膜血管变化,以及它们与心血管疾病(CVD)和神经系统性疾病[2-8]的联系。例如,阿尔茨海默病(AD)患者有一些视网膜特征(如视网膜静脉管径更

窄[9]、视网膜血管更曲折[10]和血流减少[11]等),可能是 AD 的早期生物标志物,有助于早期发现 AD[12]。视网膜血管的管径(视网膜小动脉和静脉的宽度)已被确定为评估心血管疾病风险的有前景的生物标志物。例如,研究发现视网膜小动脉狭窄与心血管疾病和高血压有关,这在女性中更常见[13],视网膜小静脉增宽则与脑卒中[14-16]和糖尿病[17]有关。

在此类大规模流行病学研究的基础上,AI 技术,特别是 DL 在 CFP 上的应用正在推进视网膜-全身性疾病关系的新发展。本综述全面总结了基于 CFP 的 AI-DL 技术预测的各种全身疾病相关结果。目前研究大体分为两类:①基于 CFP 的 AI-DL 技术检测或预估系统性风险因素(如年龄、血压、吸烟)或其他生物标志物(如冠状动脉钙化)的横断面研究(图 22.1);②基于 CFP 的 AI-DL 技术预测全身性疾病的发病率或风险(如心血管疾病事件或死亡率)的纵向研究。

横断面研究

人口统计和生活方式因素的预测

表 22.1 显示了基于 CFP 的 AI-DL 预测人口和生活方式因素的各种研究。在已确定的研究中，大多数研究通过 AI-DL 模型将年龄作为 CFP 的可预测变量。实际年龄在准确描述生长里程碑方面最可靠[19]，而视网膜可作为了解全身的一个"窗口"。因此，基于 CFP 的 AI-DL 年龄预测可以提供有关目标器官和(或)身体状况的宝贵信息[24]。除了将年龄作为预测因素外，基于 CFP 的 AI-DL 判定性别的能力也在类似的研究中得到了证明。例如，Rim 等[20]对外部多种族测试中显示，无论是对年龄还是性别都有良好的预测结果。年龄的确定相关系数 $R^2=0.36\sim0.63$，性别的曲线下面积(AUC)$=0.80\sim0.91$，显示了基于 CFP 预测性别和年龄的有普适性。但是目前还不清楚到底是视网膜的哪个部分有助于预测性别。

由于心血管疾病和吸烟习惯之间存在直接联系，因此就生活方式言，吸烟状况常被评估。之前就有吸烟对视网膜血管有影响的报道，吸烟与视网膜静脉管径增宽有关[25,26]。其他研究也显示由于吸烟对视网膜和全身循环的双重作用，一个人的吸烟状态与心血管疾病有关，正如视网膜血管结构异常带来的视觉改变所提示的那样[26-28]。由于在 3 个独特研究的内部测试集中获得较好结果(AUC$=0.71\sim0.86$)[18,21,23]，眼科研究人员相信应用 AI-DL 的视网膜血管分析就能够预测吸烟状态。

身体成分因素的预测

表 22.2 总结了基于 CFP 的 AI-DL 模型预测体成分因素的 3 项主要研究。已确定体重指数(BMI)的增加与脑卒中[29]、癌症[30,31]等死亡率之间有关联，因为 BMI 是衡量肥胖的常见指标[32]。然而，就像许多其他系统因素一样，基于 CFP 的 AI-DL 模型预测 BMI 还不适用于临床。因为在队列研究中，平均绝对误差(MAE)变异很大，说明模型跨种族群体的普适性较低[18,20]。

最近，研究人员发现，与 BMI 相比，身体肌肉质量是衡量心脏代谢风险的更可靠的指标。以身体肌肉质量作为变量，可以检测到一种年龄相关的以骨骼肌损失为特征的称为肌肉减少症的疾病[20]。Rim 等开发了一种 AI-DL 模型，可以根据 CFP 来量化肌肉质量。但该模型 MAE(6.09kg)很高，外部测试组中的确定系数($R^2=0.33$)很低。因此 CFP 要作为肌肉减少症的替代筛查工具，尚需要做很多改进。

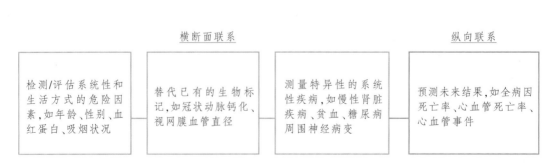

图 22.1 应用 AI-DL 基于 CFP 评估全身性疾病的框架。

表 22.1　应用人工智能检测人口统计学和生活方式因素

	变量	作者,年份	结果	
			内测数据集	外测数据集
人口统计学因素	年龄	Poplin 等,2018[18]	MAE=3.26 年 CI=3.22~3.31 R^2=0.74	NA
		Kim 等,2020[19]	总体: MAE=3.06 年 R^2=0.92 高血压(HTN): MAE=3.46 年 R^2=0.74 糖尿病(DM): MAE=3.55 年 R^2=0.75 吸烟者: MAE=2.65 年 R^2=0.86	NA
		Rim 等,2020[20]	MAE=2.43 年 R^2=0.83	MAE=3.38~4.50 年 R^2=0.36~0.63
		Gerrits 等,2020[21]	MAE=2.78 年 R^2=0.89	NA
		Zhu 等,2020[22]	NA	MAE=3.50 年 R^2=0.83
	性别	Poplin 等,2018[18]	AUC=0.97 CI=0.966~0.971	NA
		Kim 等,2020[19]	总体: AUC=0.97 HTN: AUC=0.96 DM: AUC=0.96 吸烟者: AUC=0.98	NA
		Rim 等,2020[20]	AUC=0.96 准确性=0.91	AUC=0.80~0.91 准确率=0.70~0.85
		Gerrits 等,2020[21]	AUC=0.97 CI=0.96~0.98 准确性=0.93	NA
环境因素	吸烟状况	Poplin 等,2018[18]	AUC=0.71 CI=0.70~0.73	NA
		Vaghef 等,2019[23]	AUC=0.86 准确性=88.9%	NA
		Gerrits 等,2020[21]	AUC=0.78 准确性=0.81	NA

AUC,曲线下面积;CI,置信区间;MAE,平均绝对误差;NA,不可用。

表 22.2　应用人工智能检测人口统计学和生活方式因素

	变量	作者，年份	结果	
			内测数据集	外测数据集
人体成分因素	体重指数	Poplin 等，2018[18]	MAE=3.29 单位 R²=0.13 CI=3.24~3.34	NA
		Rim 等，2020[20]	MAE=2.15kg/m² CI=2.12~2.19 R²=0.17	MAE=2.37~3.52kg/m² R²=0.01~0.14
	肌肉质量	Rim 等，2020[20]	MAE=5.11kg CI=5.04~5.19 R²=0.52	MAE=6.09 kg CI=5.96~6.23 R²=0.33
	身高	Rim 等，2020[20]	MAE=5.20cm CI=5.13~5.28 R²=0.42	MAE=5.48~7.09 cm R²=0.08~0.28
	体重	Rim 等，2020[20]	MAE=7.69kg CI=7.57~7.81 R²=0.36	MAE=8.28~11.81 kg R²=0.04~0.19
	相对体脂率	Gerrits 等，2020[21]	MAE=5.68 单位 R²=0.43	NA
		Rim 等，2020[20]	MAE=4.71kg CI=4.64~4.78 R²=0.23	MAE=4.50 kg CI=4.39~4.60 R²=0.08

CI，置信区间；MAE，平均绝对误差；NA，不可用。

神经系统疾病的预测

视网膜和大脑有着特殊的关系，因为这两种结构都是从神经管发育而来的，并且是中枢神经系统的一部分[33]。抛开胚胎起源不谈，在许多被诊断为阿尔茨海默病的患者中，视觉变化也是最早出现的几个症状之一[33,34]。一些研究表明，这些患者视网膜中有淀粉样 β 单体的聚集[35]。在 AI-DL 领域，脑领域发表的研究要少于其他主要的器官系统。因此，探索大脑和视网膜之间的关系有广阔的发展空间。由于采用的眼部成像技术不同，目前探究神经系统疾病和视网膜之间的联系的结果存在差异[35-37]。例如，Lim 等应用基于 CFP 的 AI-DL 模型作为缺血性脑卒中风险评估，但 6 个不同数据集测试结果 AUC 变化为 0.685~0.994[38]。此外，该团队还发现，视网膜血管管径可以预测患者的缺血性脑卒中。但模型对未呈现的图像展现的普适性却很低[38]。考虑到视网膜成像作为一种无创检查的优势，基于 CFP 的 AI-DL 是有潜力成为神经系统疾病的选择性筛查工具，并最终提高社区的筛查患者的黏性。

心血管和循环系统疾病的预测

表 22.3 列出了聚焦于预测循环系统全

身危险因素和特定疾病（如贫血和高血压）AI-DL 方面的研究。虽然血压(BP)是心血管疾病的重要指标，但其也是保持体内稳态的一种方式，因此其经常随身体和情绪状态而出现波动。相反，视网膜显示的是高血压造成的累积损伤，因此视网膜作为生物标志物要比用传统的 BP 波动要小，并且更稳定。迄今为止，应用 AI-DL 的研究结果表明，不像其他身体因素(如身高和体重)预测，血压预测在不同种族群体中有一定的普适性[6]。但是血压预测的 R^2 值偏低，范围为 0.24~0.40。除了使用血压作为高血压的生物标志物外，Dai 等和 Zhang 等也报道了高血压的可预测性，其 AUC 总和为 0.651~0.766。

有 3 项独立的研究探索基于 CFP 预测贫血或相关的生物标记，如血红蛋白、红细胞比容和红细胞[20,21,41]。Mitani 等开发的 AI-DL 模型也可以预测贫血，结合系统性风险因素可以获得一定的 AUC(0.88)[41]。然而，Rim 等在外部数据库中用不同的种族测试这些血液学因素时，结果显示该模型没有普适性[20]。

代谢和内分泌疾病预测

表 22.4 详细介绍了内分泌系统方面的研究。应用 AI-DL 模型对不同的全身性疾病和(或)选择的变量进行测试，结果显示与糖尿病相关的生物标志物，包括葡萄糖和 HbA1c，无论是在内部，还是外部数据集的测试中，其预测性都低。

CFP 能够预测睾酮含量(MAE=3.76 nmol/L，R^2=0.54)。但 Gerrits 等发现，训练过的 AI-DL 模型既可以预测睾酮水平，也能间接预测性别。团队还发现当模型仅对男性或女性进行训练时，模型的性能会受到影响。这说明性别对于模型预测睾酮水平有间接影响[21]。除了对上述全身性危险因素和相关生物标志物的研究外，与内分泌系统相关的疾病也有报道。例如，Benson 等创建的 ML 系统可以较好地预测糖尿病周围神经病变(AUC=0.89)[43]。对血脂异常和糖尿病等其他疾病的预测也有适度的表现。

肾脏疾病的预测

在全身性疾病中，慢性肾脏疾病(CKD)被美国肾病学会描述为冷漠杀手。CKD 筛查的传统方式一般都是有创的检查，如测量血清肌酐水平[44]。因此，对大多数社区而言，如何做好 CKD 筛查是一个严峻的挑战。应用 AI 基于 CFP 作为 CKD 的辅助筛查工具将是革命性的，可以提高 CKD 患者的检测率，并降低死亡率。

尽管有着巨大的潜在影响力，探索采用 CFP 预测 CKD 的研究却不多。值得注意的是，Sabanayagam 等做的 CKD 预测 (AUC=0.73) 有一定的普适性，Kang 等开发的独立 AI-DL 系统实现了 0.81 的 AUC，但尚未进行外部验证(表 22.5)。鉴于 Sabanayagam 等开发的模型在不同的训练模型中 (如 CFP、危险因素，或二者结合)，性能都表现稳定(所有模型 AUC>0.9)，提示危险因素的信息对于 CKD 风险评估也许是可有可无的。上述研究中，基于肌酐水平、年龄、性别和体重等因素，将 CKD 严格定义为预估肾小球滤过率低于 60 个单位。鉴于 CFP 预测年龄和性别的 AI-DL 模型比较成熟且准确，因此，利用 AI-DL 以 CFP 预测 CKD 是未来潜力很大、巧妙的筛选方法，最终有可能取代传统的有创检测。

其他视网膜生物标志物

表 22.6 详细介绍了其他聚焦于视网膜

表 22.3　应用人工智能预测心血管疾病相关的系统性疾病

	系统性疾病/变量	作者, 年份	结果	
			内测数据集	外测数据集
高血压 (HTN) 或相关的生物标记物	血压 (SBP, 收缩压; DBP, 舒张压) (mmHg)	Poplin 等, 2018[18]	SBP: MAE=11.23 mmHg CI=11.18~11.51 R²=0.36 DBP: MAE=6.42 mmHg CI=6.33~6.52 R²=0.32	NA
		Rim 等, 2020[20]	SBP: MAE=9.29mmHg CI=9.16~9.43 R²=0.31 DBP: MAE=7.20 mmHg CI=7.09~7.30 R²=0.35	SBP: MAE=10.55~13.95mmHg R²=0.17~0.21 DBP: MAE=7.14~8.09mmHg R²=0.16~0.27
		Gerrits 等, 2020[21]	SBP: MAE=8.96 mmHg R²=0.40 DBP: MAE=6.84 mmHg R²=0.24	NA
	高血压	Dai 等, 2020[39]	AUC=0.651	NA
		Zhang 等, 2020[40]	AUC=0.766	NA
贫血或相关的生物标记物	贫血	Mitani 等, 2019[41]	元数据/眼底/合并: AUC=0.73/0.87/0.88 AUC=0.89(合并糖尿病亚组)	NA
	血红蛋白水平 (Hb)	Mitani 等, 2019[41]	元数据/眼底/合并: MAE=0.73/0.67/0.64 g/dL CI=0.72~0.74/0.66~0.68/ 　0.62~0.64 AUC=0.74/0.87/0.88	NA
		Rim 等, 2020[20]	MAE=0.79 g/dL CI=0.78~0.80 R²=0.56	MAE=0.93~0.98g/dL R²=0.06~0.33
		Gerrits 等, 2020[21]	MAE=0.61% R²=0.34	NA

（待续）

表 22.3(续)

系统性疾病/变量	作者,年份	结果	
		内测数据集	外测数据集
血细胞比容水平	Mitani 等,2019[41]	元数据/眼底/合并: MAE=2.10/1.94/1.83% CI=2.07~2.13/1.91~1.97/ 1.80~1.86	NA
	Rim 等,2020[20]	MAE=2.03% CI=2.00~2.06 R^2=0.57	MAE=2.62%~2.81% R^2=0.09~0.26
红细胞计数	Mitani 等,2019[41]	元数据/眼底/合并: MAE =0.26/0.26/0.25 $\cdot 10^{12}$/L CI=0.26~0.27/0.25~0.26/ 0.25	NA
	Rim 等,2020[20]	MAE=0.26 $\cdot 10^{12}$/L CI=0.25~0.26 R^2=0.45	MAE=(0.33~0.37) $\cdot 10^{12}$/L R^2=0.02~0.14

AUC,曲线下面积;CI,置信区间;MAE,平均绝对误差;NA,不可用。

成像生物标志物的研究。流行病学研究有很强的证据说明视网膜血管对应于全身微循环的变化。但是评估视网膜血管变化的过程很耗时,并需要专业的培训,因此这些传统方法在眼科机构以外的其他初级保健环境中难以推广[50]。为了应对这些挑战,一些半自动软件,如新加坡 I 血管评估深度学习系统(SIVA-DLS),能够使用热力图,用 CFP 去获得更有效、客观和量化的视网膜血管宽度评估结果(图 22.2)。SIVA-DLS 研究报道称,SIVA-DLS 方法测量结果和经过核实的手工测量之间有很高的组内相关性系数(0.82~0.95)。

冠状动脉钙化(CAC)是动脉粥样硬化的临床前标志物,与临床心血管疾病风险密切相关[51]。测量 CAC 分数已越来越多地被用于对 CVD 风险进行分层。最近,Son 等建立了基于单眼或双眼 CFP 的 AI-DL 模型来预测异常的 CAC,其结果(AUC=0.823~0.832)

还是令人鼓舞的[48]。此外,也有研究利用超声来测量 CIMT。在靠近血管分叉处 10mm 的位置重复测量 3 次,取其平均值来作为动脉粥样硬化的代理标记。Chang 等开发了一个 AI-DL 模型来预测颈动脉粥样硬化,该模型能够预测超声学证实了的颈动脉粥样硬化,其 AUC 值为 0.713[49]。目前,CAC 和 CIMT 模型都未经过外部测试,需要进一步验证来评估这些模型的临床适用性。

纵向研究

利用 AI-DL 和 CFP 预测价值和横断面研究结果,视网膜生物标志物领域的研究目前正在扩展到预测未来事件(表 22.7)。由于在 CFP 中应用 AI-DL 足以预测全身性疾病的危险因素,因此 CFP 也极有可能是 CVD 事件发生率良好的预测指标。最近的工作包括用 CFP 在基线预测的 CVD 发生率对

表 22.4　应用人工智能预测内分泌系统病相关的系统性疾病

	系统性疾病/变量	作者,年份	结果	
			内测数据集	外测数据集
糖尿病或相关的生物标记物	糖尿病/血糖控制	Rim 等,2020[20]	空腹血糖: MAE=8.55mg/dL CI=8.40~8.71 R²=0.11	MAE=10.10 mg/dL CI=9.83~10.36 R²=0.05
		Babenko 等,2020[42]	AUC=0.702	NA
	糖尿病周围神经病	Benson 等,2020[43]	准确性=89%	NA
	高血糖症	Zhang 等,2020[40]	AUC=0.880	NA
	糖化血红蛋白	Poplin 等,2018[18]	MAE=1.39% CI=1.29~1.50 R²=0.09	NA
		Rim 等,2020[20]	MAE=0.33% CI=0.32~0.33 R²=0.13	MAE=0.35 CI=0.34~0.36 R²=0.07
		Gerrits 等,2020[21]	MAE=0.61% R²=0.34	NA
脂质相关的生物标记物	血脂异常	Zhang 等,2020[40]	AUC=0.703	NA
	高密度脂蛋白胆固醇	Rim 等,2020[20]	MAE=9.45 mg/dL R²=0.13	MAE=9.46 mg/dL R²=0.08
其他生物标记物	睾酮	Gerrits 等,2020[21]	MAE=3.76 nmol/L R²=0.54	NA

AUC,曲线下面积;CI,置信区间;MAE,平均绝对误差;NA,不可用。

CVD 事件和死亡率的风险分层进行生存分析。目前,用 CFP 的深层特征作为输入创建最佳预测模型可算是传统的 Cox 比例危险模型的延伸。过去用于生存分析的变量如年龄、性别、社会经济地位和其他心血管疾病风险因素等是手动或统计选择的,现在 Cox 模型则可以通过由 DL 观察到的与各种风险因素关联的 CFP 的深层特征创建。除了这种混合模型外,其他论文还使用了从神经网络到 ML 技术的不同方法。这包括 Cox-nnet[52]、Deepsurv[53] 和 Nnet-survival[54]。目前,没有一项研究将这些新的网络和 CFP 结合,利用时间序列的数据预测与全身性疾病相关

的事件。因此,在探索全身性疾病发生率和视网膜之间的关系上还有很大的拓展空间。

在应用 AI-DL 模型预测全身性疾病的纵向结果的各种研究中,有些需要特别提及,如 Poplin 等[18]现通过 AI-DL 模型以 CFP 预测心血管疾病的危险因素,然后再用上述结果对英国生物库 5 年的主要不良心脏事件(MACE)进行预测。结果显示,AI-DL 模型的性能类似于欧洲 Systematic COronary Risk Evaluation(SCORE)危险计算器的表现[18]。另一项 Chang 等的研究,使用 CIMT 和颈动脉斑块等代理标志物来训练 AI-DL 模型来预测动脉粥样硬化[49]。研究表明,在调整 Fram-

表 22.5　应用人工智能预测涉及肾病的系统性疾病

系统性疾病/ 变量		作者,年份	结果	
			内测数据集	外测数据集
慢性肾脏 疾病 (CKD) 或相关 的生物 标记物	CKD	Sabanayaga 等 ,2020[45]	AUC(CFP/RF/合并)= 　0.911/0.916/0.938 糖尿病患者: AUC=0.889/0.899/0.925 HTN 患者: AUC=0.889/0.889/0.918	AUC(CFP/RF/合并)= 0.733~0.835/0.829~0.887/ 0.810~0.858
		Kang 等 ,2020[46]	总体 AUC=0.81 AUC=0.81~0.87 ,伴随糖化 　血红蛋白增加<6.5%至> 10%	NA
	肌酐	Rim 等 ,2020[20]	MAE=0.11 CI=0.11 R^2= 0.38	MAE=0.11~0.17 R^2=0.01~0.26

AUC,曲线下面积;CI,置信区间;MAE,平均绝对误差;NA,不可用。

表 22.6　应用人工智能预测其他确立的图像生物标记

系统性疾病/变量		作者,年份	结果	
			内测数据集	外测数据集
其他图像 生物标 记物	视网膜血管管径	Cheung 等 ,2020[47]	ICC=0.88~0.95	ICC=0.69~0.92
	冠状动脉钙化	Son 等 ,2020[48]	AUC=0.823~0.832	NA
	经超声证实的颈动 脉粥样硬化	Chang 等 ,2020[49]	AUC=0.713	NA

AUC,曲线下面积;ICC,组内相关系数;NA,不可用。

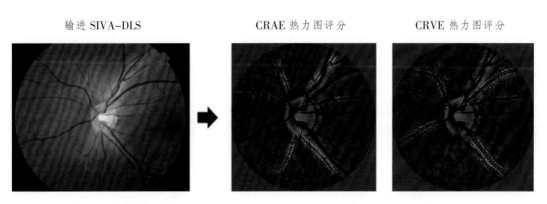

| 输进 SIVA-DLS | CRAE 热力图评分 | CRVE 热力图评分 |

图 22.2　使用 SIVA-DLS 高效、客观和定量评估视网膜血管的宽度。

表 22.7　应用人工智预测系统性疾病的纵向结果

结果	作者,年份	基准真相(数据)	数据集	影响
CVD 事件	Poplin 等, 2018[18]	年龄、性别、收缩压、BMI、吸烟状况	英国生物库	AUC=0.70 CI=0.648~0.740
	Cheung 等, 2020[47]	视网膜血管管径(SEED 研究)	SEED、SP2、Dunedin、HKCES、AHES、RICP、IRED、CUHK-STDR、GUSTO、SiDRP、CVD screening study、BES、英国生物库、KSH、奥斯汀健康研究	在调整人口统计学因素、BMI、总胆固醇水平等因素后,团队发现 SEED 研究和 BES 研究中,狭窄的 CRAE$_B$(HR=1.12, OR=1.88)和狭窄的 CRAE$_C$ (HR=1.13,OR=1.67)分别与 CVD 事件和 10 年全因死亡率独立相关 HR 值来自 SEED 研究,OR 值来自 BES 研究
CVD 死亡率	Chang 等, 2020[49]	颈动脉粥样硬化	HPC-SNUH	AUC=0.713,用于预测颈动脉粥样硬化 深度学习检眼镜动脉粥样硬化评分(DL-FAS)>0.66 的患者与评分<0.33 的患者相比, CVD 死亡率风险显著升高 (HR=8.33) 在 Framingham 风险评分从中到高的患者中,DL-FAS 和 CVD 死亡率之间有显著的风险相关性
全因死亡率	Zhu 等, 2020[22]	年龄	英国生物库	视网膜年龄与实际年龄(视网膜年龄差距)之间的相关性很强 (0.83, $P<0.001$, MAE=3.50 年) Cox 回归模型显示,随着 CFP 预测年龄与实际年龄之间的差异增加,死亡率风险增加 2% (HR=1.02)

CVD,心血管疾病;BMI,体重指数;SEED,新加坡眼病流行病学;SP2,新加坡前瞻性研究项目;HKCES,香港儿童眼科研究;AHES, 澳大利亚心脏眼研究;RICP, 胸痛视网膜图像研究;IRED, 肾病视网膜图像研究; CUHK-STDR,威胁视力的糖尿病视网膜研究;GUSTO,新加坡健康成长出生队列;SiDRP,新加坡糖尿病视网膜病变整合项目;CVD screening study,视网膜血管图像筛查心血管疾病研究;BES,北京眼病研究;KSH,成均馆大学健康研究;HPC-SNUH,韩国首尔国立大学医院健康促进中心;AUC,曲线下面积;CI,置信区间; MAE,平均绝对误差;HR,风险比;OR,比值比。

ingham 危险分数后,视网膜生物标志物与 CVD 死亡率风险增加显著相关(以危险比率为代表)。此外,Zhang 等研究了心血管疾病及其与视网膜血管管径的关系[47]。他们团队发现,SIVA-DLS 测量视网膜中央动脉狭窄与两个前瞻性队列研究的 CVD 和全因死亡率有关。最后,Zhu 等使用英国生物库的数据来证明,CFP 预测年龄与实际年龄之间的差异(视网膜年龄差距),从而独立地预测了一个人的死亡风险,并且死亡风险与视网膜年龄差距呈正相关。这些研究表明了 CFP 具有作为死亡危险的筛选工具的潜力,并提供可量身定制的干预措施。

未来研究领域

在评估 AI-DL 模型的性能时,必须适当评估 AI-DL 模型的可预测性和可推广性。可预测性是指 AI-DL 模型预测预期结果的准确性。相对于一些判定系数低的血压预测 AI-DL 模型,CFP 预测年龄的 AI-DL 模型给出的判定系数高。虽然尚没有给出特定的指南或判定系数的最低值,但仍可通过内部测试数据集的变现推断基于特定生物标志物的 AI-DL 模型的可预测性。然而,可预测性并不保证其具有普适性。AL-DL 模型在不同临床场景下和不同种族人群中的性能对于确定普适性很关键。Rim 等通过在外部多种族数据集中测试证明了他们的 CFP 预测血压 AI-DL 模型有良好的普适性,尽管判定系数不如年龄预测那么高。因此,在 AI-DL 模型开发时,需要兼顾其可预测性和普适性两个性能指标,这样未来才有可能用视网膜标记代替传统的标记物。基于 CFP 的 AI-DL 模型可能面临许多挑战,包括适用于全身性疾病的数据集数量有限,如何让

视网膜检查纳入心血管疾病指南,并获得医生、患者和公众的认可。特别是由于专业不同,而且眼科通常与其他部门是分开的,根据全身性疾病整理 CFP 数据是困难的,专业划分还使视网膜检查纳入其他临床途径,进入 CVD 指南更具挑战性。此外,当一个新的 AI-DL 系统被创建,并有可能在临床实践中实施时,研究人员必须证明并同时说服不同的利益相关者,包括医生、患者和公众相信特殊的 AI-DL 模型会使医疗保健系统受益,以解决当前未满足的需求,并为现有的临床环境和技术增加巨大的价值。

结论

本综述介绍了可使用 CFP 预测的全身性疾病因素(图 22.1)。不同的研究都展现了 CFP 评估全身性疾病和危险因素 AI-DL 模型的多样性。其他一些可以通过视网膜预测的系统性危险因素和生物标志物也在进一步努力开发中。迄今为止,这方面的前瞻性研究和现实世界应用仍然不够充分,因此使用 CFP 的 AI-DL 模型的临床应用有限。展望未来,需要在现实世界中进行前瞻性研究,以证明 AI-DL 模型是有益的,并确保 AI-DL 模型安全并有成本效益。

(桂君民 译)

参考文献

1. Wagner SK, Fu DJ, Faes L, Liu X, Huemer J, Khalid H, et al. Insights into systemic disease through retinal imaging-based oculomics. Transl Vis Sci Technol. 2020;9(2):6.
2. Rim TH, Teo AWJ, Yang HHS, Cheung CY, Wong TY. Retinal vascular signs and cerebrovascular diseases. J Neuroophthalmol. 2020;40(1):44–59.
3. McGeechan K, Liew G, Macaskill P, Irwig L, Klein R, Klein BE, et al. Prediction of incident stroke

events based on retinal vessel caliber: a systematic review and individual-participant meta-analysis. Am J Epidemiol. 2009;170(11):1323–32.

4. Wong TY, McIntosh R. Systemic associations of retinal microvascular signs: a review of recent population-based studies. Ophthalmic Physiol Opt. 2005;25(3):195–204.

5. Lim M, Sasongko MB, Ikram MK, Lamoureux E, Wang JJ, Wong TY, et al. Systemic associations of dynamic retinal vessel analysis: a review of current literature. Microcirculation. 2013;20(3):257–68.

6. Sabanayagam C, Lye WK, Klein R, Klein BE, Cotch MF, Wang JJ, et al. Retinal microvascular calibre and risk of diabetes mellitus: a systematic review and participant-level meta-analysis. Diabetologia. 2015;58(11):2476–85.

7. Kim DH, Chaves PHM, Newman AB, Klein R, Sarnak MJ, Newton E, et al. Retinal microvascular signs and disability in the Cardiovascular Health Study. Archiv Ophthalmol (Chicago, Ill: 1960). 2012;130(3):350–6.

8. Wong TY, McIntosh R. Hypertensive retinopathy signs as risk indicators of cardiovascular morbidity and mortality. Br Med Bull. 2005;73–74:57–70.

9. Kesler A, Vakhapova V, Korczyn AD, Naftaliev E, Neudorfer M. Retinal thickness in patients with mild cognitive impairment and Alzheimer's disease. Clin Neurol Neurosurg. 2011;113(7):523–6.

10. Cheung CY, Ong YT, Ikram MK, Ong SY, Li X, Hilal S, et al. Microvascular network alterations in the retina of patients with Alzheimer's disease. Alzheimers Dement. 2014;10(2):135–42.

11. Feke GT, Hyman BT, Stern RA, Pasquale LR. Retinal blood flow in mild cognitive impairment and Alzheimer's disease. Alzheimers Dement (Amst). 2015;1(2):144–51.

12. Frost S, Kanagasingam Y, Sohrabi H, Vignarajan J, Bourgeat P, Salvado O, et al. Retinal vascular biomarkers for early detection and monitoring of Alzheimer's disease. Transl Psychiatry. 2013;3(2):e233.

13. McGeechan K, Liew G, Macaskill P, Irwig L, Klein R, Klein BEK, et al. Meta-analysis: retinal vessel caliber and risk for coronary heart disease. Ann Intern Med. 2009;151(6):404–13.

14. Cheung CY, Tay WT, Ikram MK, Ong YT, De Silva DA, Chow KY, et al. Retinal microvascular changes and risk of stroke: the Singapore Malay Eye Study. Stroke. 2013;44(9):2402–8.

15. Kawasaki R, Xie J, Cheung N, Lamoureux E, Klein R, Klein BE, et al. Retinal microvascular signs and risk of stroke: the Multi-Ethnic Study of Atherosclerosis (MESA). Stroke. 2012;43(12):3245–51.

16. Wong TY, Klein R, Couper DJ, Cooper LS, Shahar E, Hubbard LD, et al. Retinal microvascular abnormalities and incident stroke: the Atherosclerosis Risk in Communities Study. Lancet. 2001;358(9288):1134–40.

17. Nguyen TT, Wang JJ, Sharrett AR, Islam FMA, Klein R, Klein BEK, et al. Relationship of retinal vascular caliber with diabetes and retinopathy. The Multi-Ethnic Study of Atherosclerosis (MESA). Diabetes Care. 2008;31(3):544–9.

18. Poplin R, Varadarajan AV, Blumer K, Liu Y, McConnell MV, Corrado GS, et al. Prediction of cardiovascular risk factors from retinal fundus photographs via deep learning. Nat Biomed Eng. 2018;2(3):158–64.

19. Kim YD, Noh KJ, Byun SJ, Lee S, Kim T, Sunwoo L, et al. Effects of hypertension, diabetes, and smoking on age and sex prediction from retinal fundus images. Scientific Rep. 2020;10(1):4623.

20. Rim TH, Lee G, Kim Y, Tham YC, Lee CJ, Baik SJ, et al. Prediction of systemic biomarkers from retinal photographs: development and validation of deep-learning algorithms. Lancet Digit Health. 2020;2(10):e526–e36.

21. Gerrits N, Elen B, Craenendonck TV, Triantafyllidou D, Petropoulos IN, Malik RA, et al. Age and sex affect deep learning prediction of cardiometabolic risk factors from retinal images. Scientific Rep. 2020;10(1):9432.

22. Zhu Z, Shi D, Peng G, Tan Z, Shang X, Hu W, et al. Retinal age as a predictive biomarker for mortality risk. medRxiv. 2020.

23. Vaghefi E, Yang S, Hill S, Humphrey G, Walker N, Squirrell D. Detection of smoking status from retinal images; a Convolutional Neural Network study. Scientific Rep. 2019;9(1):7180.

24. Zhuoting Zhu DS, Peng G, Tan Z, Shang X, Hu W, Liao H, Zhang X, Huang Y, Yu H, Meng W, Wang W, Yang X, He M. Retinal age as a predictive biomarker for mortality risk. medRxiv. 2020.

25. Kifley A, Liew G, Wang JJ, Kaushik S, Smith W, Wong TY, et al. Long-term effects of smoking on retinal microvascular caliber. Am J Epidemiol. 2007;166(11):1288–97.

26. Ikram MK, de Jong FJ, Vingerling JR, Witteman JC, Hofman A, Breteler MM, et al. Are retinal arteriolar or venular diameters associated with markers for cardiovascular disorders? The Rotterdam Study. Invest Ophthalmol Vis Sci. 2004;45(7):2129–34.

27. Sun C, Wang JJ, Mackey DA, Wong TY. Retinal vascular caliber: systemic, environmental, and genetic associations. Surv Ophthalmol. 2009;54(1):74–95.

28. Kifley A, Wang JJ, Cugati S, Wong TY, Mitchell P. Retinal vascular caliber, diabetes, and retinopathy. Am J Ophthalmol. 2007;143(6):1024–6.

29. Song YM, Sung J, Davey Smith G, Ebrahim S. Body mass index and ischemic and hemorrhagic stroke: a prospective study in Korean men. Stroke. 2004;35(4):831–6.

30. Reeves GK, Pirie K, Beral V, Green J, Spencer E, Bull D. Cancer incidence and mortality in relation to body mass index in the Million Women Study: cohort study. BMJ. 2007;335(7630):1134.

31. Calle EE, Rodriguez C, Walker-Thurmond K, Thun MJ. Overweight, obesity, and mortality from cancer in a prospectively studied cohort of U.S. adults. N Engl J Med. 2003;348(17):1625–38.

32. Shah NR, Braverman ER. Measuring adiposity in patients: the utility of body mass index (BMI), percent body fat, and leptin. PLoS One. 2012;7(4):e33308.

33. Chiquita S, Rodrigues-Neves AC, Baptista FI, Carecho R, Moreira PI, Castelo-Branco M, et al. The

retina as a window or mirror of the brain changes detected in Alzheimer's disease: critical aspects to unravel. Mol Neurobiol. 2019;56(8):5416–35.

34. Sadun AA, Borchert M, DeVita E, Hinton DR, Bassi CJ. Assessment of visual impairment in patients with Alzheimer's disease. Am J Ophthalmol. 1987;104(2):113–20.

35. Hart NJ, Koronyo Y, Black KL, Koronyo-Hamaoui M. Ocular indicators of Alzheimer's: exploring disease in the retina. Acta Neuropathol. 2016;132(6):767–87.

36. Jiang H, Wei Y, Shi Y, Wright CB, Sun X, Gregori G, et al. Altered macular microvasculature in mild cognitive impairment and Alzheimer disease. J Neuroophthalmol. 2018;38(3):292–8.

37. Harju M, Tuominen S, Summanen P, Viitanen M, Pöyhönen M, Nikoskelainen E, et al. Scanning laser Doppler flowmetry shows reduced retinal capillary blood flow in CADASIL. Stroke. 2004;35(11):2449–52.

38. Lim G, Lim ZW, Xu D, Ting DSW, Wong TY, Lee ML, et al. Feature isolation for hypothesis testing in retinal imaging: an ischemic stroke prediction case study. Proc AAAI Conf Artif Intell. 2019;33(01):9510–5.

39. Dai G, He W, Xu L, Pazo EE, Lin T, Liu S, et al. Exploring the effect of hypertension on retinal microvasculature using deep learning on East Asian population. PLoS One. 2020;15(3):e0230111.

40. Zhang L, Yuan M, An Z, Zhao X, Wu H, Li H, et al. Prediction of hypertension, hyperglycemia and dyslipidemia from retinal fundus photographs via deep learning: a cross-sectional study of chronic diseases in central China. PLoS One. 2020;15(5):e0233166.

41. Mitani A, Huang A, Venugopalan S, Corrado GS, Peng L, Webster DR, et al. Detection of anaemia from retinal fundus images via deep learning. Nat Biomed Eng. 2020;4(1):18–27.

42. Boris Babenko AM, Traynis I, Kitade N, Singh P, Maa A, Cuadros J, Corrado GS, Peng L, Webster DR, Varadarajan A, Hammel N, Liu Y. Detecting hidden signs of diabetes in external eye photographs. arXiv. 2020.

43. Benson J, Estrada T, Burge M, Soliz P, editors. Diabetic peripheral neuropathy risk assessment using digital fundus photographs and machine learning. 2020 42nd Annual International Conference of the IEEE Engineering in Medicine & Biology Society (EMBC), 20–24 July; 2020.

44. Wong TY, Xu D, Ting D, Nusinovici S, Cheung C, Shyong TE, Cheng C-Y, Lee ML, Hsu W, Sabanayagam C. Artificial intelligence deep learning system for predicting chronic kidney disease from retinal images. IOVS. 2019;60:1468.

45. Sabanayagam C, Xu D, Ting DSW, Nusinovici S, Banu R, Hamzah H, et al. A deep learning algorithm to detect chronic kidney disease from retinal photographs in community-based populations. Lancet Digit Health. 2020;2(6):e295–302.

46. Kang EY HY, Li C, Huang Y, Kuo C, Kang J, Chen K, Lai C, Wu W, Hwang Y. A deep learning model for detecting early renal function impairment using retinal fundus images: model development and validation study. JMIR Med Inf. 2020.

47. Cheung CY, Xu D, Cheng CY, Sabanayagam C, Tham YC, Yu M, et al. A deep-learning system for the assessment of cardiovascular disease risk via the measurement of retinal-vessel calibre. Nat Biomed Eng. 2020.

48. Son J, Shin JY, Chun EJ, Jung K-H, Park KH, Park SJ. Predicting high coronary artery calcium score from retinal fundus images with deep learning algorithms. Transl Vis Sci Technol. 2020;9(2):28.

49. Chang J, Ko A, Park SM, Choi S, Kim K, Kim SM, et al. Association of cardiovascular mortality and deep learning-funduscopic atherosclerosis score derived from retinal fundus images. Am J Ophthalmol. 2020;217:121–30.

50. Walsh JB. Hypertensive retinopathy. Description, classification, and prognosis. Ophthalmology. 1982;89(10):1127–31.

51. Detrano R, Guerci AD, Carr JJ, Bild DE, Burke G, Folsom AR, et al. Coronary calcium as a predictor of coronary events in four racial or ethnic groups. N Engl J Med. 2008;358(13):1336–45.

52. Ching T, Zhu X, Garmire LX. Cox-nnet: An artificial neural network method for prognosis prediction of high-throughput omics data. PLoS Comput Biol. 2018;14(4):e1006076.

53. Katzman JL, Shaham U, Cloninger A, Bates J, Jiang T, Kluger Y. DeepSurv: personalized treatment recommender system using a Cox proportional hazards deep neural network. BMC Med Res Methodol. 2018;18(1):24.

54. Gensheimer MF, Narasimhan B. A scalable discrete-time survival model for neural networks. PeerJ. 2019;7:e6257.

第 23 章

人工智能在人工晶状体度数计算中的应用

John G. Ladas, Shawn R. Lin

引言

如同其他领域一样,AI 和 ML 的应用将改变医学。在眼科领域,AI 已经被引入青光眼、视网膜及各种眼前节疾病,作为一种潜在有效的、准确的筛查和疾病分级的手段。这些进展大多涉及通过"模式识别"和大型数据集识别图像,诊断或预测结果[1,2]。

通常,AI 的工作原理是从大型数据集中学习多个变量之间的关系,并根据它们与特定结果或图像相关性给予它们相应的权重。这对于识别诊断模式、做出管理决策、对预后进行评分或对繁重的任务执行自动化非常有用。"模式识别"判断是医学中要求 AI 实现的首要任务之一。可以提出的另一项任务是观察一组可能随时间变化的因素,以帮助将干预措施引导到预期的结果。这可能是一个更有趣的应用,事实上,AI 也是一个动态解决方案,随着训练数据集变得越来越大,它会继续增长和改进。其优势在于其可扩展性、灵活性和可塑性。可扩展包括其他变量和复杂性。

白内障是眼科领域最常进行的手术。根据世界卫生组织的数据,截至 2020 年,每年进行约 3200 万例白内障手术[3]。虽然白内障手术的目标是改善患者的整体视觉功能,但适当考虑人工晶状体的选择可使其最终成为屈光性手术。这可以通过实现预期的屈光结果来实现。

此外,白内障手术和人工晶状体计算非常适合 AI 和 DL 的应用。这个过程是精确的,结果像是数学计算的一样,也许最重要的是,在几周内就知道了高度准确的结果或"基本事实"。用于白内障手术的算法或开发过程可能会转移到医学的其他领域。因此,这似乎是在医学中完善这些学习算法的完美试验场。

机器学习的类型

ML 有两类:监督学习和无监督学习。两者都可能适用于白内障手术和人工晶状体计算。无监督学习使用输入数据来发现数据集之间的相似性。例如,有了足够的数据,人们就可以尝试找出有可能导致屈光结果不理想的眼睛的具体特征。但是,这种学习无法帮助纠错。为了实现这一目标，就需要结果数据。

监督学习是 ML 的另一个分支，除了输入变量之外，它还利用结果数据来开发预测模型。监督学习可以进一步细分为分类和回归两个类型。例如，使用图像确定患者是否患有糖尿病视网膜病变就属于分类的例子。基于回归的监督学习是使用特定的算法来建立输入变量和结果之间的关系。如前所述，这就是为什么白内障手术，特别是人工晶状体计算非常适合这项任务。

应用人工智能诊断和分级

AI 在白内障的诊断和分级中的应用已被探讨。此类功能有可能在诊断社区病例和将适当的手术候选人转诊到医疗保健系统方面产生重大影响。

2010 年发表在《医学系统杂志》上的一项研究展示了 AI 训练的早期工作，即通过散瞳裂隙灯照片识别白内障、非白内障和人工晶状体眼患者。然而，本文中显示的示例中，白内障是致密的白色晶状体。这可能会限制这种方法的实用性[4]。发表在 IEEE Transactions on Biomedical Engineering 上的一篇论文描述了一种使用 CNN 对白内障进行分级的方法。该 CNN 建立在 5378 张散瞳裂隙灯照片的数据集上。该论文与专业评分员所建立的基本事实非常吻合[5]。最近发表在BJO上的一篇论文描述了另一种系统，该系统将裂隙灯图像和家庭手机照片的图像识别与问卷相结合，以识别需要转诊的白内障患者。作者估计利用该系统，一名眼科医生每年可监测和评估 40 000 例患者而非 4000 例患者。可使工作效率得以提高 10 倍[6]。

人工晶状体计算的历史

多年来，人工晶状体计算公式有很多的分类方式。最常见的是"迭代"。第一代公式包括完全基于线性回归的 SRK 公式。公式为人工晶状体度数=常数−2.5 AL−K。A 常数是通过数学计算获得的，并可以对公式进行微调[7,8]。第二代公式增加了根据眼轴长度的"校正"。第三代公式是为进一步提高晶状体有效位置的预测精确度而开发的理论公式。这些公式包括 Hoffer Q、Holladay 1 和 SRK/T [9-11]。

尽管以上公式各有不同，但它们均使用了 AL 和 K 值来预测人工晶状体有效位置（ELP）。其他公式包括有测量的前房深度（ACD）和晶状体厚度（LT），以增强对 ELP 的预测[9-11]。2015 年，随着人工晶状体"超级公式"概念的引入，AI 在人工晶状体计算中的整合已迈出了一大步[12]。虽然前几代人工晶状体公式被认为是二维代数方程，但是在方法学上，公式实际上是描述了三个维度。Ladas 等证实，这些公式可以用图形表示并组合起来，以便对这些计算的特定区域进行潜在的调整。现已公开应用的公式是整合 AI 的可靠支柱或框架。此外，它还提供了一个可延展的架构，即允许在公式内进行有针对性的改进。我们将在本章后面对此进行更多讨论。

在任意算法中需要考虑的输入变量

迄今为止，至少有 20 个潜在变量已用于帮助优化这些公式。除了最重要的 AL 和净 K 值外，其他变量还包括上述眼轴长度（LT）和 ACD。Holladay 纳入了 7 个变量，包括术前屈光状态、白到白距离和年龄[13]。这是在没有 AI 的情况下完成的。后来他确定需要根据 LT 进行调整[14]。根据这些思路，Haigis 也用三个常数调整了公式，这些常数将根据角膜曲率、LT、ACD 和晶状体的几何形状来改变度数预测曲线的形状。虽然这些不是 AI 完成的，但它强调了分解多个相互关联的变量的重要性。

其他已被提出或证实对人工晶状体度数计算有影响的潜在变量，包括角膜后表面屈光率、角膜的真实屈光率、前后表面曲率比值、人工晶状体度数及其设计，以及测量的晶状体赤道部位置、无晶状体眼的屈光率、种族、性别和年龄[7,9,10,13-18]。不巧的是，这些因素并不是孤立存在的，而是彼此密切相关的。这种情况或许非常适合使用 AI。

要使 AI 成功用于人工晶状体计算必须考虑很多因素。构建 AI 公式的一般步骤可以分为数据收集、清理和训练。在数据收集步骤中，输入的变量最好直接从信息来源处（生物测量设备）收集，数据转换越少越好。此外，还必须从病历档案中收集结果数据（术后屈光度）。由于数据本身是以数字格式存在的，不易被干扰，因此就晶状体度数计算来说，无须做太多的数据清理。但是，通常需要进行筛选。例如，仅选择达到特定屈光目标的眼，或没有并发症的眼，以确保最准确的输入数据。然后将这些数据输入到训练算法中。在本文发表时，最流行的 DL 工具集是 Google 的 TensorFlow。该算法被允以迭代运行的方式获得最接近的权重集，以使其输入信息与已知结果相匹配，而这些权重集又构成了新的透镜公式算法。

当前应用 AI 的公式综述

1992 年，Clarke 对神经网络的应用进行了首次讨论[19]。该研究局限性在于数据少：训练组 200，测试组 95。研究中没有对他创建的算法的描述。正如他所说，当时的主要不足是缺乏运行算法需要的"强大的计算能力和内存"。此外，当时研究中使用的输入数据是通过超声生物测量法测得的 LT 和 AL，其精确度低于目前的光学生物测量法。尽管如此，该研究还是引入了使用计算机来帮助调整公式的方法。除了这项早期研究之外，目前在同行文献中尚缺乏此类资料信息。

随着计算机能力的提高和更多数据的涌现，人们对在计算中运用 AI 产生了更大的兴趣。从理论上说，有两种方法可以解决这个问题。使用一组固定的数据，然后直接从此数据构建算法，或利用数据来调整现有算法。

Hill 报道了使用径向基函数来帮助从一组含 3445 只眼睛的样本中进行判断（版本 1）。虽然该公式本身从未发表过，但已在其他研究中进行了测试。Haag Streit 提供的白皮书将其描述为纯数据驱动的解决方案，最适合特定的生物测量仪及其衍生的人工晶状体（Len Star 900 和 SN60WF）[20]。归根结底，这是一个运用 DL 从已知数据集"反推"出预测结果的"回归"公式。它的另一个功能就是可以根据计算的可靠性，判定并描述结果为"在范围内"或超出范围。此后，该数据集已扩展到包括了 12 419 只眼睛（版本 2）。

另一种方法是调整现有公式。这是由

Ladas 及其同事引入的，现也一直应用在其最新版本的公式中。这种方法被称为 Ladas PLUS 方法，并在 ASCRS、ESCRS 和 AAO 上报道过[21-23]。该算法适用于任何公式，并能根据机器监督学习算法进行调整。这些算法是为了预测任何公式的预测结果与实际结果之间的误差而开发的。此外，我们最近证明，可以用此方法改进多代公式[24]。

由于缺乏关于这一主题的论文，很难报道其他人可能使用或不使用的具体方法。我们最近发表的方法是利用收集、过滤和清理机制来获得植入单一类型的人工晶状体的眼部资料，同时设定最佳矫正视力阈值，并排除患有并发症的眼睛。我们使用软件（Python 3.7 和 scikit-learn 包）来优化基线公式。测试的监督学习算法是支持向量回归（SVR）、极限梯度提升（XGBoost）和人工神经网络（ANN）。开发算法的重要步骤是确保获得的数据显示正态分布，我们是通过 ShapiroWilk 测试完成的。此外，防止模型过度拟合的步骤是通过在训练集合中执行五重交叉检验来完成的。这一步骤全部是在将数据随机分成 10 个相等的部分后，使用其中的 9 个来训练算法，并在剩余部分进行测试之后完成的。该步骤已相继完成了 10 次。

还有其他论文介绍了对现有公式进行调整的技术[25]。如 Sramka 等运用了监督学习技术，展示了与标准公式相同或更好的性能。Kane 也报道过在他自己的公式中应用了 AI 的元素，但他并没有描述他所采用的研究方法[26]，这些问题有多种详细的方法，超出了本章的讨论范围，我们团队最近的一篇发表论文概述了适用于人工晶状体计算的每个步骤的详细方法。

人工智能集成的挑战

有一些准则会影响采用新晶状体公式的速度。这包括数据的准确性、数量及其可信度。首先，较大的数据集可能允许某一算法对离散值进行解释，这在较小数据集中则很难呈现。现有的 ML 算法是在数以万计的眼上进行训练的。或许创建一个十万、百万，甚至更多眼的公共数据集可以帮助我们设计出更好的公式。本章的作者 ShawnR. Lin 正在创建高质量晶状体数据的公共数据集。使用该数据集可以更快地开发新公式，并根据已知的基准进行测试。此外，公共数据集将允许眼科以外的个人和组织研究该问题。

另一种获取大量准确数据的方法是使该过程自动化。事实上，AI 所依赖的结果数据 - 测出的屈光度通常不是最佳的，这是由于技术可变性、房间大小、患者的主观性，以及测量所需的时间不同所致。使用术后电脑验光或波前数据可能有助于消除 MRx 采集时出现的多数问题。然而，优化人工晶状体公式的 ARx 和 MRx 之间的相关性尚不清楚，目前仍在研究中。此外，随着"大数据"被存入在自动曲率计中，研究者们能够把眼标注为符合"标准"参数或者是"异常"参数的眼。因此，AI 可以在术前就突出那些可能存在术后屈光异常风险的眼，从而提醒术者特别注意对此类眼术前的人工晶状体计算。

输入变量和结果的数据积累将进一步推动该领域的发展。如同 Netflix 为创建更好的电影推荐算法而举办 1 000 000 美元的竞赛，一个名为 Kaggle.com 的网站也在举办类似的竞赛：通过提供数据集，让 ML 研究人员互相竞争,以获得最佳算法。

最后,临床医生要看到足够的临床证据才会相信并采纳新的算法。在某一领域中,我们可以通过提供更大的数据集来提高信任度,研究人员可以通过该数据集将新算法与现有算法进行比较。例如,如果临床医生知道某个新算法已在有 100 万只眼的公共数据集中和过去算法进行了比较,那么该新算法的广泛采用可能会更快。全球公共数据集不仅可以提高算法的准确性,还可以使临床医生能够通过添加自定义数据来扩展其患者群体的基本算法,从而实现区域性微调。

AI 或 ML 算法成功的一个关键因素是输入和结果数据的质量,以及样本的数量。当前由现代生物测量设备测出来用于晶状体公式的输入数据已经非常准确了,然而随着更精确测量方法的持续开发,以及新型测量方法相互结合形成的优势将使这一领域得以持续发展。这种大数据和"集思广益"的方法最终可以使用数百万个数据点来达到非常高的精确性。这种方法可能会随着时间的推移而发展,并成为一种"活的公式",即随着新数据的添加而不断改进。

结论

AI 与人工晶状体计算的这种整合将继续发展,而且其积累的可靠的数据在未来几年内将呈指数级增长。此外,在我们现在生活的世界中,比较公式和结果的网络效应将永远改变公式的开发和比较方式。

(杨月 译)

参考文献

1. Heath Jeffery RC, Smith M. Artificial intelligence in ophthalmology: current applications and emerging issues [published online ahead of print, 2020 Jan 23]. Clin Exp Ophthalmol. *Stevenson CH, Hong SC, Ogbuehi KC. Development of an artificial intelligence system to classify pathology and clinical features on retinal fundus images. Clin Exp Ophthalmol. 2019;47(4):484–9.

2. Hogarty DT, Mackey DA, Hewitt AW. Current state and future prospects of artificial intelligence in ophthalmology: a review. Clin Exp Ophthalmol. 2019;47(1):128–39.

3. World Health Organization. Blindness: vision 2020—control of major blinding diseases and disorders. http://www.who.int/mediacentre/factsheets/fs214/en/. Accessed Jan 2020.

4. Acharya RU, Yu W, Zhu K, et al. Identification of cataract and post-cataract surgery optical images using artificial intelligence techniques. J Med Syst. 2010;34(4):619–28.

5. Gao X, Lin S, Wong TY. Automatic feature learning to grade nuclear cataracts based on deep learning. IEEE Trans Biomed Eng. 2015.

6. Wu X, Huang Y, Liu Z. Universal artificial intelligence platform for collaborative management of cataracts. Br J Ophthalmol. 2019;103(11):1553–60.

7. Olsen T. Calculation of intraocular lens power: a review. Acta Ophtalmologica Scandinavica. 2007;85(5):472–85.

8. Olsen T, Thom K, Corydon L. Theoretical versus SRK I and SRK II calculation of intraocular lens power. J Cataract Refract Surg. 1990;16(2):217–25.

9. Barrett GD. An improved universal theoretical formula for intraocular lens power prediction. J Cataract Refract Surg. 1993;19(6):713–20.

10. Haigis W. Kongreß d. Deutschen Ges. f. Intraokularlinsen Implantation. In: Schott K, Jacobi KW, Freyler H, editors. Strahldurchrechnung in Gauß'scher Optik zur Beschreibung des Sustems Brille-Kontaktlinse-Hornhaut-Augenlinse (IOL). Berlin: Springer; 1991. p. 233–46.

11. Olsen T. Prediction of the effective postoperative (intraocular lens) anterior chamber depth. J Cataract Refract Surg. 2006;32(3):419–24.

12. Ladas JG, Siddiqui AA, Devgan U, Jun AS. A 3-D "super surface" combining modern intraocular formulas to generate a "super formula" and maximize accuracy. JAMA. 2015;133(12):1431–6.

13. Mahdavi S, Holladay J. IOLMaster 500 and integration of the Holladay 2 formula for intraocular lens calculations. Eur Ophthal Rev. 2011;5(2):134–5.

14. Wang L, Holladay JT, Koch DD. Wang-Koch axial length adjustment for the Holladay 2 formula in long eyes. J Cataract Refract Surg. 2018;44(10):1291–2.

15. Cooke DL, Cook TL. Approximating sum-of-segments axial length from a traditional optical low-coherence reflectometry measurement. J Cataract Refract Surg. 2019;45(3):351–4.

16. Olsen T, Corydon L, Gimbel H. Intraocular lens power calculation with an improved anterior chamber depth prediction algorithm. J Cataract Refract Surg. 1995;21(3):313–9.

17. Yoo YS, Whang WJ, Hwang KY. Use of the crystalline lens equatorial plane (LEP) as a new parameter for predicting postoperative IOL position. Am J Ophthalmol. 2019;198:17–24.

18. Olsen T. The Olsen formula. In: Shammas HJ, editor. Intraocular lens power calculations. Thorofare, NJ: Slack; 2004. p. 27–38.

19. Clarke GP, Burmeister JB. Comparison of intraocular lens computations using a neural network versus the Holladay formula. J Cataract Refract Surg. 1997;23(10):1585–9.

20. Hill-RBF Method. Released: October 2017/V2.0. Haag-Streit AG Koeniz, Switzerland. https://www.haag-streit.com/fileadmin/Haag-Streit_Diagnostics/biometry/EyeSuite_IOL/Brochures_Flyers/White_Paper_Hill-RBF_Method_20160819_2_0.pdf. Accessed April 2020.

21. Siddiqui AA, Ladas JG, Nutkiewicz M. Evaluation of new IOL formula that integrates artificial intelligence. Paper presentation at: American Society of Cataract and Refractive Surgery (ASCRS) annual meeting, Washington, DC, April 2018.

22. Ladas JG. Artificial intelligence and big data in IOL calculations. European Society of Cataract and Refractive Surgeons (ESCRS) Annual Meeting, September 14, 2019.

23. Ladas JG. Artificial intelligence in ophthalmology. American Academy of Ophthalmology (AAO) Annual Meeting, Spotlight Session, October 13, 2019.

24. Ladas J, Ladas D, Lin SR, Devgan U, Siddiqui AA, Jun AS. Improvement of multiple generations of intraocular lens calculation formulae with a novel approach using artificial intelligence. Trans Vis Sci Tech. 2021. (In Press).

25. Sramka M, Slovak M, Tuckova J, Stodulka P. Improving clinical refractive results of cataract surgery by machine learning. July 2, 2019. PubMed 31304064. www.Peerj.com/articles/7202/. Accessed April 2020.

26. Connell BJ, Kane JX. Comparison of the Kane formula with existing formulas for intraocular lens power selection. BMJ Open Ophthalmol. 2019;4:e000251. https://doi.org/10.1136/bmjophth-2018-000251.

第 24 章

人工智能在人工晶状体计算公式中实施的实际考量

Guillaume Debellemanière, Alain Saad, Damien Gatinel

发展史

使用 AI 和线性算法（PEARL）预测术后等效球镜（SE）的项目由本章作者在 Roth-schild 基金会的前节和屈光手术部门发起。这项不断发展的工作旨在评估 AI 在人工晶状体计算领域的潜力，确定基于 AI 公式的最佳架构，以及光学在其中的残余作用，并解决在特定的情况下基于 AI 公式计算人工晶状体中遇到的常见问题，如人工晶状体常数调整、术后屈光度计算、使用新的人工晶状体模型时。研究项目获得了一系列人工晶状体计算公式，命名为"PEARL-DGS"，DGS 代表作者姓氏的首字母。PEARL 项目的最终目标是源代码的开源发布，允许步骤可重复、方便公式开发和算法训练。

关于 AI 的几个普遍观点

一个提醒

AI 可以被定义为"计算机学科中有关设计智能计算机系统的部分，即能表现出人类行为中与智力相关特征的系统"[1]。自 2012 年以来，随着 DL 的出现及图像识别技术的进步，这一充满前景的研究领域重新激发了人们的兴趣。虽然 DL 技术确实在某些领域，如计算机视觉、语音识别、图像和视频生成、自动翻译、自然语言处理等行业已发生了革命性的变化，但我们必须认识到，AI 也常被利用作为一种营销工具。因此，对于每一位医生来说，了解这项技术目前的局限性是很重要的。

关于 AI 的一些常见错误概念

－AI 算法通常不会持续不断"学习"。算法必须通过有效和经检验过的数据进行训练，结果模型的性能必须在使用前进行评估。AI 模型当然可以定期被优化，但通常它们不会根据提供的每一个新例子进行学习。

－AI 工具可以利用之前的经验准确预测未来的结果。其需要包含有预测因素（特征）和结果的有效数据。预测性能的好坏取决于输入数据。虽然现代算法可以充分利用训练数据集中所包含的信息，但任何数字超级智能都无法提取或猜测"额外的信息"。

–即使是最复杂的 ML 回归算法也与标准的线性回归没有本质上的不同。在不同的算法之间,训练和预测过程背后的数学运算和它们对复杂数据集的预测性能是不同的,尤其是在处理非常大量的预测因子或训练示例时。每一种回归算法的目标都是利用以往的经验数据预测一个连续的目标值,并且只能与输入数据一样精确。没有一种算法本质上优于另一种算法,它们的性能取决于当前的问题类型。事实上,使用复杂算法解决简单问题通常会导致过度拟合。这意味着虽然在训练时其表现良好,但在外部数据和真实世界中其结果却可能会令人失望。

基于机器学习的人工晶状体公式体系结构

纯粹基于 AI 的公式:

ML 算法可根据既往的经验数据预测数值目标。在人工晶状体计算时可以确定各种公式体系结构。在纯 AI 的人工晶状体公式中,术后屈光结果的预测不依赖于光学假设。该计算使用术前生物计量参数经统计推断预测术后屈光度(等效球镜)。有效晶状体位置(ELP,从角膜前表面到人工晶状体主平面的距离,用于薄透镜公式)和(或)ALP(角膜前表面到人工晶状体前表面的距离,用于厚透镜公式)均没有进入这些公式的计算过程。虽然 Hill-RBF 公式尚未发表,但在计算器网站[2]上将其描述为"完全数据驱动"的。其基本算法为径向基函数(RBF)网络,即在构成其隐层的神经元中使用了非线性 RBF 激活函数的神经网络。

> ML 回归算法是一项复杂的回归技术,但其在本质上与一般线性回归没有什么不同。后者可以看作是同类算法中最简单且应用最广泛的。SRK 公式[3,4]是最成功的回归公式之一,但公式中与角膜曲率计和眼轴相关的系数是固定的(分别为 0.9 和 2.5),并不能根据不同的人工晶状体类型进行调整和"再训练"。因此它只能通过改变回归的偏移量进行预测调整。

在人工晶状体计算中,给定的人工晶状体模型和眼植入人工晶状体的度数和术后屈光度几乎完全呈线性相关。因此理论上可以设计纯 AI 的人工晶状体公式,根据给予的人工晶状体度数预测术后屈光度(图 24.1a),或者根据目标术后屈光度推测人工晶状体度数(图 24.1b)。由于人工晶状体度数和术后屈光度结果之间必然存在对应关系,因此必须将人工晶状体度数或术后屈光度作为输入参数之一。生物特征参数本身只提供人工晶状体术后物理位置的信息。如果不使用光学公式,那么人工晶状体度数或术后屈光度则必须是预测参数之一。这个信息也可以是隐含的(可通过使用其他公式对给定的人工晶状体度数进行预测,如在 Ladas[5]公式中)。

然而,现实中预期的屈光度结果常为正视或轻度近视,因此任何人工晶状体算法都必须避免使用术后屈光度结果作为预测因素(见下表)。因为这个值本身包含了给定眼的不典型的间接信息,尤其是术后屈光度为远视时。因此,纯 AI 公式应该只设计以植入的人工晶状体度数作为输入参数预测术后的屈光度。

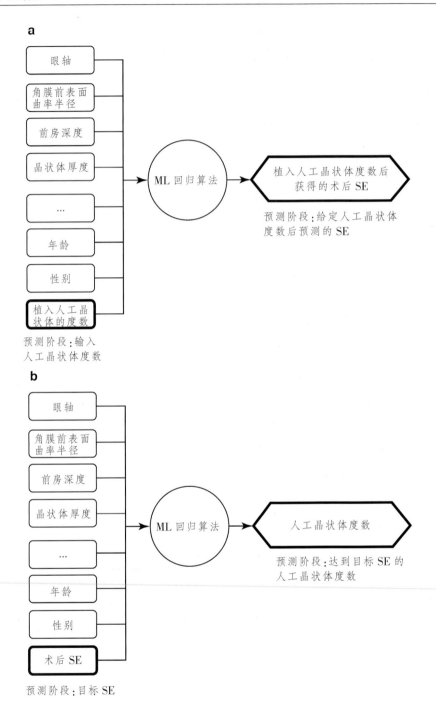

图 24.1 纯基于 AI 的公式结构。结构(a)可通过一组生物特征参数和人工晶状体度数预测术后 SE 值,结构(b)可通过一组生物特征参数和术后 SE 推测已植入的人工晶状体度数。由于设定的术后 SE 不会是远视,而术后 SE 具有眼的隐藏信息,因此不应该使用结构(b)。

选择用于训练算法的特征必须具有与训练过程与现实生活中完全相同的信息。人工晶状体计算中一个特别相关的例子是使用术后等效球镜度数作为预测人工晶状体度数(或人工晶状体物理位置)的特征。让我们考虑以下情况:一名外科医生被要求根据患者的生物测量和屈光结果来盲猜应植入的人工晶状体度数。外科医生注意到有些患者有远视度数。由于他知道屈光目标一般都不会是远视状态,因此他为这些患者选择的人工晶状体度数的目标不是远视,而是要达到正视——他这样考虑是对的。当样本量足够大时,即使对白内障手术一无所知,细心的观察者也会注意到这种现象,并提高预测植入人工晶状体度数的准确性。能够获得术后结果的强大算法也将以同样的方式运行。

反之则并非如此:已知植入人工晶状体的度数并不能提供任何关于术后 SE 的隐藏信息。利用术后结果输入预测算法来设计人工晶状体公式很有诱惑力。这些公式将非常准确地(但却是盲目地!)通过回顾性数据来预测人工晶状体度数,并错误地将术后真实的 SE 与屈光目标同等化。如果在现实中应用这些公式,其结果将是有害的。因为目标和实际的屈光结果不同。因此,评估人工晶状体公式应根据它们通过给定的人工晶状体度数盲测术后结果的表现,如果实在需要在人工晶状体公式中用“目标”(实际上是真实的屈光结果)来预测人工晶状体度数(即盲测),医生也应谨慎考虑。

由于纯 AI 公式不是基于光学假设,因此其优点是不易受到基于光学假设的公式中使用的未经测量（如角膜后曲率半径,PRC)或误测(例如,极端眼轴[6,7])参数的影响。其缺点之一是纯 AI 方法不允许直接调整人工晶状体常数,这使得这些公式可能更难适应其他人工晶状体的类型。

人工智能强化的光学公式

AI 也可以和光学结合运用。眼睛是一个光学系统,其折射遵循可预测的物理定律。根据定义,物理定律是预测物理现象的最有效方法。因此,作者认为,任何公式中的预测过程都应限定于那些无法测量的或计算的内容。在人工晶状体公式中不使用光学相当于让算法“重新发明”物理定律。

ML 算法可用于预测特定光学公式中的参数,前提是:

(1)它们通常不会在术前被测量或知道(因此与预测不相关)。

(2)它们的值与术前已知或测量的其他参数相关,可作为模型中的特征。

(3)它们的值在术后也能被精确地测量或计算,并用于确定模型。

术后人工晶状体位置和角膜后表面半径是满足所有这些要求最适当的参数。角膜、房水和玻璃体的折射率能直接用于计算人工晶状体眼折射率的光学公式中,因此理论上也可以进行预测。晶状体的折射率会间接影响眼轴长度测量[6-9]。满足条件 1 是因为目前的生物测量仪无法测量它们。眼各部分的折射率可能会随着晶状体及玻璃体的厚度/长度、患者年龄[10-12]和(或)角膜或视网膜手术史[13]而变化,因此理论上可以根据术前已知参数进行推测(条件 2)。但目前尚没有可执行的金标准,因此导致折射率测量困难,从而阻碍了算法训练的目标确定。

角膜后半径和 ALP 可以分别通过角膜地形图或术后使用生物测量仪精确测量,它们也可以通过眼的其他光学参数进行反向计算[14]。在后面这种情况下，结果值代表了测量中的近似值或其他所有参数的预测值。PEARL-DGS 公式是基于对理论晶状体位置(TILP)的预测。TILP 定义为角膜后表面和人工晶状体前表面之间的理论距离，由术后数据反算得出。

人工晶状体公式中使用的光学公式能根据眼轴长度及镜面位置计算眼的等效球镜度，能计算角膜和人工晶状体的几何特征、角膜与人工晶状体距离，以及眼前节和人工晶状体的折射率。AI 强化的薄透镜光学公式的内部工作如图 24.2 所示。

薄透镜光学公式通过忽略术后眼(角膜和人工晶状体)的厚度简化计算，从而消除了主平面位置的概念；仅考虑透镜的屈光度。对于前后曲半径对称的人工晶状体，这种粗略估算接近实际度数。但在处理前后表面半径不对称的人工晶状体时会产生误差[8]。厚透镜光学公式不能使用这种简化。

Haigis 公式[14,15]用一个修正量(a0)和两个系数(a1 表示 ACD，a2 表示 AL)确定二元线性回归，其在替代传统的人工晶状体常数方面是独一无二的。人工晶状体常数在其他已发布的经典薄透镜公式(Holladay 1，Hoffer Q，SRK/T)中充当一个简单的修正量。在其单一的优化版本中，a1 和 a2 是固定的，a0 作为标准人工晶状体常数。Haigis 还可计算"理想薄透镜 ELP"，将该值和术前角膜曲率、眼轴和植入人工晶状体度数输入薄透镜光学公式可得出真实的术后屈光结果。三重优化版的 Haigis 公式能经线性回归算法训练来预测该值，从而确定一个新的修正量和两个新系数。Haigis 公式的三重优化版本可以被视为能够使用数据进行完全重新训练的第一个光学人工晶状体公式。其没有用硬编码算法来预测 ELP，因而不同于其他开源的薄透镜光学公式(图 24.3)。

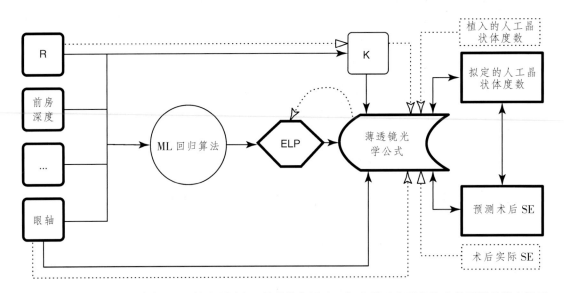

图 24.2　AI 增强光学公式应用 ML 算法预测人工晶状体位置[和(或)角膜后表面半径]和将预测的值应用于光学公式中。图中使用薄透镜光学公式。实线为计算过程、虚线为利用 ELP 反计算法计算训练集中眼目标值的过程。三重优化的 Haigis 公式是这种公式的一个特殊情况，其 ELP 预测值仅限于 ACD 和 AL。ML 算法是线性回归法。

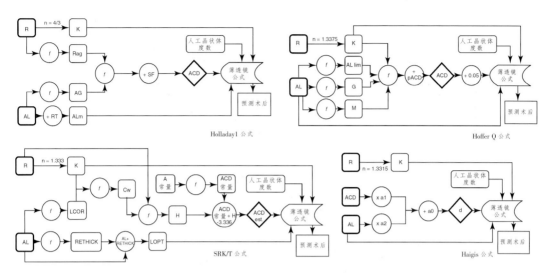

图 24.3　4 种经典薄透镜光学公式的工作原理[15-21]。图表中使用了原文的首字母缩写，与乘法或加法不同的任何变换都由图上的"f"（"函数"）圆形单元格表示。ACD，解剖学上从角膜上皮到晶状体的前房深度；AG，角到角的前房直径；ALm，改良的 AL;Cw，计算的角膜宽度；H，角膜高度；K，角膜屈光度；LCOR，矫正 AL;RETHICK，视网膜厚度；RT，视网膜厚度。Haigis 公式中，a1 和 a2 分别作为多元回归中 ACD 和 AL 的加权系数，a0 为截距值。在三重优化模式下，对新数据重新进行多元回归拟合。该公式中没有硬编码 ELP 预测规则。(Reprinted with permission from Debellemanière et al.: The PEARL–DGS formula: development of an open–source machine learning–based thick IOL calculation formula, 2021, American Journal of Ophthalmology, in press)

数据质量控制和准备

在构建公式过程中之前,必须先清洗数据集。这种数据的清洗可以基于原始数据(生物特征参数)和处理过的数据(反向计算的 ALP)。

基于生物特征参数的数据清洗

出现不合逻辑或不可能的生物特征值的眼睛应该被排除。这种情况甚至在高质量的数据集中也可能发生(如在硬棕色白内障中可能会遇到不真实的低晶状体厚度值)。一些生物测定仪会显示每个测量参数的质量指数。有测量误差的眼睛也应该被排除。识别和排除生物特征参数中存在异常值眼睛的有效方法是为每个参数创建一条分布曲线,并直观确定要应用的范围(图 24.4)。也可以通过将超过生物测量平均值一定数量的(通常为 3)标准差的值作为异常值眼睛排除。如果选择一种积极的异常值消除策略,必须谨慎地评估此公式是否适合那些具有极端 AL 和角膜半径的眼睛。与其尝试用训练算法预测那些不典型眼睛的结果(无论是术后人工晶状体位置还是术后 SE),还不如手动调整给出的公式,反而更容易、更快地适应其异常数据。

基于 TILP 反算的数据清洗

有一种能在大数据集上检测出异常值的方法,就是根据角膜半径、理论角膜后表面半径、IOL 参数(已知/估计)和眼轴长反算出 TILP。这可以通过使用厚透镜光学方式来实现[22,23]。TILP 极高或极低的眼睛可被视

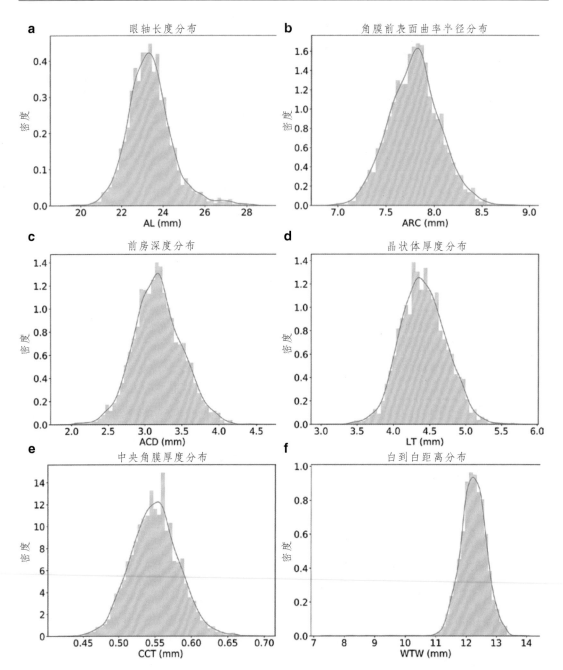

图 24.4 6 个经典生物特征参数在一个未见整理数据集中的分布。ARC,角膜前表面曲率半径;AL,眼轴长度;ACD,前房深度;LT,晶状体厚度;CCT,中央角膜厚度;WTW,白到白距离。可为每个参数设置下限和上限。极短 AL 值有时可以提示视网膜脱离;极短的 LT 值可见于白内障术后(如果数据集中错误地包含了术后生物特征测量)或棕色白内障。较薄角膜可能为角膜屈光术后,而极厚角膜可能继发于角膜失代偿。极小的 WTW 值常无法代表真实的解剖数据,应被舍弃。

为异常值。TILP 的分布图(图 24.5)有助于选择要应用极值。还可创建一个将 TILP 显示为眼轴函数的散点图(图 24.6),以检测明显的离群值。

数据集大小

虽然很难评估开发一个公式所需要的最少的眼睛数量,但我们可以确定,对于使

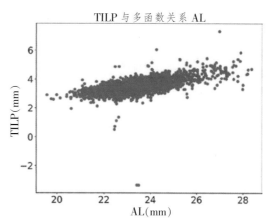

图 24.6 在一个未经整理的数据集中,以反向计算的内透镜理论位置(TILP)与眼轴(AL)的函数关系的散点图示例。异常值很容易被发现和消除。

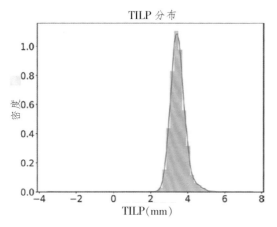

图 24.5 反向计算的内透镜理论位置(TILP)在一个未经整理的数据集的分布。应舍弃"不可能"值。

用基本多元回归算法的厚透镜光学公式,使其平均预测误差(PE)的 SD 开始达到稳定约为 2000 只眼(图 24.7)。

一般来说,尽可能获得大的数据集固然好,但不应该牺牲数据的质量。在人工晶状体公式设计中使用的数据集中,不应将数量

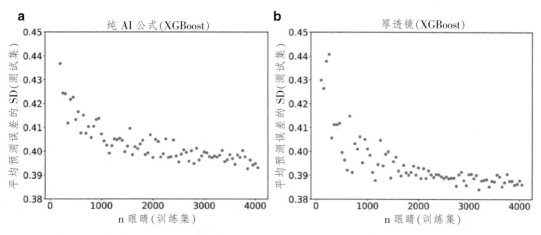

图 24.7 在训练集中使用两个通用公式中平均 PE 的 SD 值(从 700 只眼的测试集获得)作为眼睛数量的函数示例。纯 AI 公式是一个 XGBoost 模型,经过训练可以使用 6 个生物特征参数+植入人工晶状体度数作为输入来预测术后 SE,而无须进行超参数优化。厚透镜+XGBoost 公式是一种 XGBoost 算法,经过训练可以使用 6 个生物特征参数作为输入来预测 TILP 值,并将该值用于厚透镜光学公式。请注意,公式(b)的 SD 下降得更快,并且低于公式(a)的 SD 值。

置于质量之上。任何术检测到的异常值都容易增加最终公式平均预测误差的标准差。值得注意的是，在一个特定的数据集中，异常眼睛的数量比眼睛总数更为重要，尤其在 AL 方面。因此，虽然 AL<22mm 和>26mm 的眼睛在一个典型数据集中所占比例不足20%，但人工晶状体公式却会常规在异常眼睛上进行测试评估[24]。AL与术后IOL位置之间的关系是非线性的，其特征表现在对异常 AL 值的阈值效应上（图 24.8）。有假设认为在眼轴过长的眼睛中玻璃体的折射率可能不同[25]。在统计学上异常眼睛也与异常的人工晶状体度数相关，其特征是异常的人工晶状体形状，例如，低/负人工晶状体度数对应的新月形;极高人工晶状体度数对应的双凸非对称形。因此，需要有足够数量得异常的 AL 眼睛，以使公式能适应异常情况。

训练集/测试集构成

理想情况下，测试集应该完全独立于训练集。理想情况是有两个(或更多)来自不同中心的数据集。这在实践中并不永远可行。如果测试集和训练集来自同一个中心，为避免数据污染，要避免患者同一只眼睛出现在两个数据集中。在测试集中，每例患者最好只纳入一只眼睛[24]。但我们没有发现在训练集中纳入双眼数据的缺点。因此，我们建议采用以下 3 个步骤来构成数据集:

  • 将主数据集随机分为训练集和测试集。

  • 找出在两组中都有同一只眼睛的患者，将他们的两只眼睛数据移到训练组中。

  • 找出在测试集中有两只眼睛的患者，并随机删除其中一只眼睛的数据，不将它包括在训练集中。

人工晶状体设计多样性的管理

不同设计的人工晶状体前后曲率半径、厚度、屈光指数和襻类型不同。对于特定的人工晶状体度数，不同的人工晶状体设计的这些特性是不同的,这些参数在特定设计的人工晶状体度数范围内的变化方式也是特定的。因此，我们认为无论人工晶状体的基本结构是什么，都不建议在同一个人工晶状体公式开发数据集中混合使用不同人工晶状体的眼睛数据。

机器学习模型的输入

标准的生物特征参数

目前，常用的生物测量包括:角膜前曲率半径（ARC）、眼轴长度（AL）、前房深度（ACD）、晶状体厚度（LT）、角膜中央厚度（CCT）和角膜直径（白到白,WTW）。图 24.9 显示了它们在 TILP 预测中的相对重要性。AQD 代表前房空间深度（ACD-CCT），VCD 代表玻璃体腔深度 [AL-（CCT+AQD+LT)]。AQD 和 VCD 优于 AL 和 ACD，可以减少变量之间的共线性，以便于对重要特征性的研究。

需要注意的是，当为角膜屈光术后/角膜移植术后眼睛开发公式时，不要使用角膜半径和角膜厚度预测术后人工晶状体位置，因为这些术后改变的值已不再对预测人工晶状体位置有用。基于同样原因，接受放射状角膜切开术的眼睛也必须谨慎考虑 ACD 的值。LT 在统计学上与 ACD 密切相关，但仍能提高术后人工晶状体位置预测的准确性。角膜厚度和角膜直径的作用更具争议，Kane[27]和 EVO[28]公式仅使用前者，而 Barrett

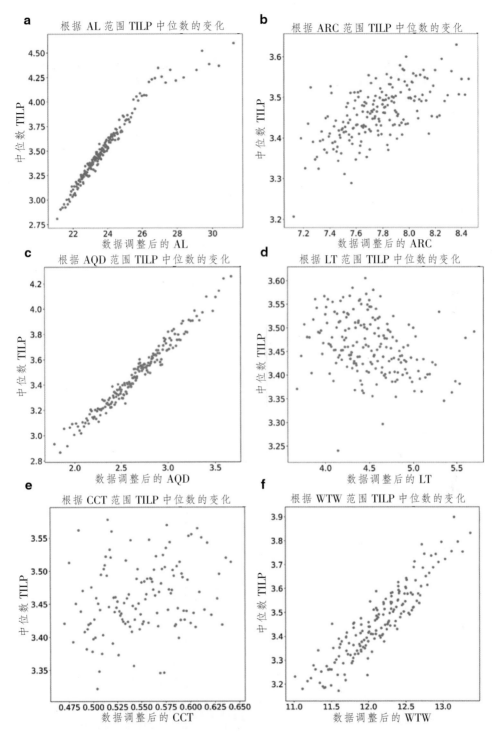

图 24.8　TILP 中位数 6 个经典生物特征有效的参数范围值的变化。根据每个参数值对眼睛进行分类。以 100 只眼睛为一组计算其平均生物特征参数值，并用于后 500 只眼睛并确定该组的 TILP 值。可以清楚地发现 AL 阈值为 27mm。AQD 代表前房内深度（从角膜后表面到晶状体前表面的距离）。

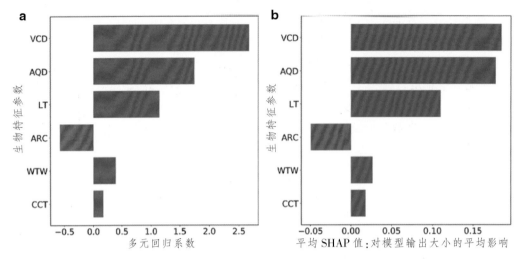

图 24.9　对两种算法的特征重要性进行研究，这两种算法经过训练可以在通用厚透镜光学公式中预测 TILP。(左图)使用标准化数据训练多元回归模型可以直接比较多元回归系数。(右图)利用 SHapley Additive explanation(SHAP)值来研究梯度提升树算法的特征重要性[26]。尽管这些算法及其重要性的研究方式不同，但它们在特征重要性排序、大小和符号方面有很好的一致性。

Universal Ⅱ(BU Ⅱ)公式则仅使用后者[29]。

角膜后表面半径

　　直到最近，生物测量仪才开始测量角膜后表面半径。它的光学重要性是显而易见的，有希望在评估角膜屈光度时使用真实的测量数据而不是角膜曲率指数。若角膜屈光度是被计算而非被估算出来的，由于所选公式中使用的角膜曲率值不同，这两种方法可以产生不同的结果(对于特定患者和给定人群的平均数)。所以必须将人工晶状体公式中人工晶状体位置预测算法用新的反向计算的术后人工晶状体位置值进行重新训练。在以前基于角膜曲率指数的公式中，测量的总角膜屈光度不能"现成的"用于预测晶状体位置。

　　据我们所知，PRC 预测术后人工晶状体位置的作用尚未被评估。可以假设由于 ARC/PRC 的强相关性，该值可增强角膜屈光手术后眼睛术后的人工晶状体位置预测，其中 ARC 已被改进，但 PRC 仍然代表着自然的角膜形状。

与患者相关的参数

　　患者的年龄、术前屈光度、性别和种族已被用于人工晶状体公式，也可考虑输入 ML 模型。

新的生物特征参数

　　OCT 的出现使人们定义了新的生物特征参数，如人工晶状体赤道部位置[30]、人工晶状体子午线参数、晶状体前后部分的厚度，以及眼前节长度[31]。这些参数虽不能直接用于公式的光学部分，但有利于更准确地预测人工晶状体的位置。

建立预测模型

算法的选择：

　　没有任何算法或算法族可以被认为是

普遍优于其他算法或算法族的。特定算法的性能取决于要解决的问题类型、数据集大小、预测特征的数量及其他参数。这种现象被称为"无免费午餐定理"[32]。在实证上,我们通过梯度提升树、神经网络、多元回归和支持向量回归获得了良好的结果。

超参数优化

超参数可以调整算法,定义其架构,从而控制学习过程。它们可以被视为算法的"控制旋钮"。基本线性回归或多元回归是可被设计的、最简单的回归算法,因此是唯一没有任何超参数的回归算法。在梯度提升树中,超参数包括每棵树的最大深度、采样到每棵树的观察分数,以及控制何时创建新叶和(或)新树的标准。在神经网络中,超参数还控制着层的数量、进入每层的神经元数量,以及最大迭代次数等。

超参数不能被预先选择。对于特定的算法,必须搜索它们的最佳组合,通常使用交叉验证。交叉验证是将训练集分为 n 组(通常约为 5 组)的过程,每组用作临时测试,而其他组则训练为使用选定的超参数集预测目标。然后,计算子组预测性能的平均值。这一过程对每一组的超参数均重复,直到达到研究人员定义的极限。

永远不要使用测试集超参数优化,因为这样做会立即导致过度拟合,并影响现实生活中的最终结果。同样,交叉验证也不是评估给定模型最终性能的有效方法。

什么是过度拟合?我们可以以学生为例来解释该现象。如果学生不是通过理解课程而是通过提前获得答案,并死记硬背去应付测试。那么他一次考试成绩可能非常好,其结果具有欺骗性。同理,ML 算法如果在特定数据集上做过于复杂和过度的训练,很容易导致变成"背诵"数据集。虽然在该特定数据集上能获得非常好的结果,但在真实世界中的结果却表现的差。通过避免给模型增加不必要的复杂性,以及用其他中心的新数据来评估算法(和公式)的性能(理想情况用盲法),可以防止过度拟合。

模型训练与评估

一旦选择了超参数,就可以使用整个训练集对算法进行训练,并最终在测试集上评估其性能。如果性能评估结果令人不满意,重新开始整个过程看似很有诱惑力,但这将导致过度拟合。因此,应该避免这种情况发生。理想情况下,测试集应该只能使用一次。如果数据集足够大,则可以辅助创建一个测试集(仅使用一次)和一个验证集(可经常地使用,如测试特定公式的不同迭代)。

由公认的科学权威机构构建的参考数据集有助于人工晶状体公式评估标准化。该数据集将包括有关术前生物特征参数和生物特征测量设备类型、人工晶状体模型和植入度数信息,以及整个数据集的术后平均屈光度信息,并允许对公式常数进行调整。还应该包括患者的年龄、性别和种族的信息。应对个人术后屈光度进行保密,并由持有数据集的参考机构独立进行公式评估。此评估不应过于频繁(例如,可一年两次),以避免故意过度拟合。出于同样的原因,任何公式的发明者都不应再使用此数据集的眼睛资料。

当前的 PEARL-DGS 公式的描述

总则

PEARL-DGS 公式[22,23,33]是基于 TILP 预测的厚透镜光学公式。该参数(TILP)是根据术后数据反推得出角膜后表面和人工晶状体前表面之间的理论距离。这是一个理论解剖距离,与人工晶状体主平面位置和角膜厚度无关。用分段[6]轴长之和来代替眼轴长度,近似于 Cooke[9]修正的眼轴长(Cooke-modi-fied AL:CMAL)。当与眼部和人工晶状体的其他光学参数一起输入厚透镜光学公式时,其对应的是产生实际术后 SE 的值。使用各种 ML 算法进行预测,包括常规多元回归、支持向量回归、梯度提升树和神经网络。在公式的开发过程中,除了根据经验确定角膜折射率外,其余均使用了 Atchinson 模型眼[34]的折射率。在理想情况下,开发过程中使用人工晶状体的真实几何参数;另外,可以使用理论人工晶状体参数(例如,双凸对称)来推导公式,并建议研究推荐的人工晶状体度数范围内平均 TILP 预测误差。

在一篇描述 PEARL-DGS 公式并对其

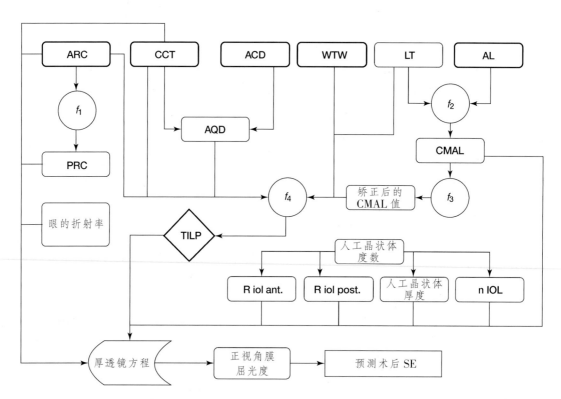

图 24.10　PEARL-DGS 公式预测过程概述。PRC 由 ARC(f1)推导。AL 和 LT 用于计算 CMAL(f2)。对 CMAL 进行矫正后用作预测 TILP(f3)的输入。原始 CMAL 值用于公式的光学部分。ARC 和 CCT 用于公式的光学部分,也用作预测 TILP 的输入。WTW、AQD 和 LT 仅用于预测 TILP。然后使用 6 个生物计量参数作为输入,在集成方法(f4)中组合的各种 ML 模型中预测 TILP。(Reprinted with permission from Debellemanière et al.: The PEARL-DGS formula: development of an open-source machine learning-based thick IOL calculation formula, 2021, American Journal of Ophthalmology, in press)

在 677 只和 262 只眼睛的两个测试集上的性能进行评估的文章中,PEARL-DGS 公式得出了第一个集的最低 SD(±0.382D),其次是 K6 和 Olsen(±0.394D),EVO 2.0(±0.398D),RBF 3.0 和 BU Ⅱ(±0.402D),以及第二个集的最低 SD(±0.269D),其次是 Olsen(±0.272D)、K6(±0.276D)、EVO 2.0(±0.277D)和 BU Ⅱ(±0.301D)[23]。

不同的独立同行评估研究比较了 PEARL-DGS 公式,以及其他第四代人工晶状体计算公式。在 7 项研究中的 3 项[35,36,37],PEARL-DGS 排名第一,其中位绝对误差(MedAE)为 0.190~0.310,74%~87.1% 的眼睛术后屈光度误差<0.5D。在 Wendelstein 等[35]对 AL 较短患者的队列研究中,PEARL-DGS、Okulix、Kane 或 Castrop 公式的 MAE 最低(分别为 0.260、0.300、0.300 和 0.270)。Rocha de Lossada[38]对 171 只眼睛的屈光结果进行了评估,发现 Barrett 和 PEARL-DGS 对 AL 适中患者的屈光效果最好(MAE 分别为 0.237 和 0.263;术后屈光度误差<0.5D 的眼睛占比分别为 89.34% 和 86.89%)。

(李九可　译)

参考文献

1. Barr A, Feigenbaum EA. Chapter I – Introduction. In: Barr A, Feigenbaum EA, editors. The handbook of artificial intelligence. Butterworth-Heinemann; 1981. p. 1–17.
2. Hill W. Hill-RBF Formula 3.0 [Internet]. Hill-RBF Calculator Version 3.0. https://rbfcalculator.com/. Accessed 3 Feb 2021.
3. Sanders D, Retzlaff J, Kraff M, Kratz R, Gills J, Levine R, et al. Comparison of the accuracy of the Binkhorst, Colenbrander, and SRK implant power prediction formulas. J Am Intraocul Implant Soc. 1981;7(4):337–40.
4. Sanders DR, Retzlaff J, Kraff MC. Comparison of empirically derived and theoretical aphakic refraction formulas. Arch Ophthalmol. 1983;101(6):965–7.
5. Ladas JG, Siddiqui AA, Devgan U, Jun AS. A 3-D "Super Surface" combining modern intraocular lens formulas to generate a "Super Formula" and maximize accuracy. JAMA Ophthalmol. 2015;133(12):1431–6.
6. Wang L, Cao D, Weikert MP, Koch DD. Calculation of axial length using a single group refractive index versus using different refractive indices for each ocular segment: theoretical study and refractive outcomes. Ophthalmology. 2019;126(5):663–70.
7. Cooke DL, Cooke TL, Suheimat M, Atchison DA. Standardizing sum-of-segments axial length using refractive index models. Biomed Opt Express. 2020;11(10):5860–70.
8. Haigis W. Intraocular lens calculation in extreme myopia. J Cataract Refract Surg. 2009;35(5):906–11.
9. Cooke DL, Cooke TL. Approximating sum-of-segments axial length from a traditional optical low-coherence reflectometry measurement. J Cataract Refract Surg. 2019;45(3):351–4.
10. Bahrami M, Hoshino M, Pierscionek B, Yagi N, Regini J, Uesugi K. Refractive index degeneration in older lenses: a potential functional correlate to structural changes that underlie cataract formation. Exp Eye Res. 2015;140:19–27.
11. Kasthurirangan S, Markwell EL, Atchison DA, Pope JM. In vivo study of changes in refractive index distribution in the human crystalline lens with age and accommodation. Invest Ophthalmol Vis Sci. 2008;49(6):2531–40.
12. Dubbelman M, Van der Heijde GL. The shape of the aging human lens: curvature, equivalent refractive index and the lens paradox. Vision Res. 2001;41(14):1867–77.
13. Patel S, Tutchenko L. The refractive index of the human cornea: a review. Cont Lens Anterior Eye. 2019;42(5):575–80.
14. Haigis W. Intraocular lens power calculations. In: Shammas HJ, editor. SLACK Incorporated; 2004.
15. Haigis W, Lege B, Miller N, Schneider B. Comparison of immersion ultrasound biometry and partial coherence interferometry for intraocular lens calculation according to Haigis. Graefes Arch Clin Exp Ophthalmol. 2000;238(9):765–73.
16. Retzlaff JA, Sanders DR, Kraff MC. Development of the SRK/T intraocular lens implant power calculation formula. J Cataract Refract Surg. 1990;16(3):333–40.
17. Retzlaff JA, Sanders DR, Kraff MC. Development of the SRK/T intraocular lens implant power calculation formula: Erratum. J Cataract Refract Surg. 1990;16(4):528.
18. Hoffer KJ. The Hoffer Q formula: a comparison of theoretic and regression formulas. J Cataract Refract Surg. 1993;19(6):700–12.
19. Zuberbuhler B, Morrell AJ. Errata in printed Hoffer Q formula. J Cataract Refract Surg. 2007;33(1):2; author reply 2–3.
20. Hoffer KJ. Errors in self-programming the Hoffer Q formula. Eye. 2007;21(3):429; author reply 430.
21. Holladay JT, Prager TC, Chandler TY, Musgrove KH, Lewis JW, Ruiz RS. A three-part system for refining

intraocular lens power calculations. J Cataract Refract Surg. 1988;14(1):17–24.

22. Gatinel D, Debellemanière G, Saad A, Dubois M, Rampat R. Determining the theoretical effective lens position of thick intraocular lenses for machine learning based IOL power calculation and simulation. Transl Vis Sci Technol. 2021.

23. Debellemanière G, Dubois M, Gauvin M, Wallerstein A, Brenner LF, Rampat R, et al. The PEARL-DGS formula: development of an open-source machine learning-based thick IOL calculation formula. (under review).

24. Hoffer KJ, Savini G. Update on intraocular lens power calculation study protocols: the better way to design and report clinical trials. Ophthalmology [Internet]. 2020. https://doi.org/10.1016/j.ophtha.2020.07.005.

25. Wang L, Shirayama M, Ma XJ, Kohnen T, Koch DD. Optimizing intraocular lens power calculations in eyes with axial lengths above 25.0 mm. J Cataract Refract Surg. 2011;37(11):2018–27.

26. Lundberg S, Lee S-I. A unified approach to interpreting model predictions [Internet]. arXiv [cs.AI]. 2017. Available from http://arxiv.org/abs/1705.07874.

27. Kane JX. Kane formula calculator [Internet]. Kane Formula. https://www.iolformula.com/. Accessed 15 Mar 2021.

28. Yeo TK. EVO formula [Internet]. The Emmetropia Verifying Optical (EVO) formula. https://www.evoiolcalculator.com/. Accessed 1 Feb 2021.

29. Barrett G. Barrett Universal II Calculator [Internet]. Barrett Universal II. https://calc.apacrs.org/barrett_universal2105/. Accessed 15 Mar 2021.

30. Martinez-Enriquez E, Pérez-Merino P, Durán-Poveda S, Jiménez-Alfaro I, Marcos S. Estimation of intraocular lens position from full crystalline lens geometry: towards a new generation of intraocular lens power

calculation formulas. Sci Rep. 2018;8(1):9829.

31. Yoo Y-S, Whang W-J, Kim H-S, Joo C-K, Yoon G. New IOL formula using anterior segment three-dimensional optical coherence tomography. PLoS One. 2020;15(7):e0236137.

32. Wolpert DH. The lack of A Priori distinctions between learning algorithms. Neural Comput. 1996;8(7):1341–90.

33. Debellemanière G, Saad A, Gatinel D. PEARL DGS calculator [Internet]. IOL Solver. www.iolsolver.com. Accessed 14 Mar 2021.

34. Atchison DA. Optical models for human myopic eyes. Vision Res. 2006;46(14):2236–50.

35. Wendelstein J, Hoffmann P, Hirnschall N, Fischinger IR, Mariacher S, Wingert T, et al. Project hyperopic power prediction: accuracy of 13 different concepts for intraocular lens calculation in short eyes. Br J Ophthalmol [Internet]. https://doi.org/10.1136/bjophthalmol-2020-318272. Accessed 27 Jan 2021.

36. Diogo H-F, Maria EL, Rita S-P, Pedro G, Vitor M, João F, Nuno A. Anterior chamber depth, lens thickness and intraocular lens calculation formula accuracy: nine formulas comparison. British Journal of Ophthalmology:bjophthalmol-2020-317822.

37. Leonardo T, Kenneth JH, Piero B, Domenico S-L, Giacomo S. Outcomes of IOL power calculation using measurements by a rotating Scheimpflug camera combined with partial coherence interferometry. J Cataract Refract Surg 2020; 46:1618–23.

38. Rocha-de-Lossada C, Colmenero-Reina E, Flikier D, Castro-Alonso F-J, Rodriguez-Raton A, García-Madrona J-L, et al. Intraocular lens power calculation formula accuracy: comparison of 12 formulas for a trifocal hydrophilic intraocular lens. Eur J Ophthalmol. 2020;1120672120980690.

索　引